伤寒浅析：

师徒临证问答实录

万鹏　郭铁　聂慧　主编

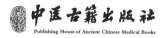

中医古籍出版社

Publishing House of Ancient Chinese Medical Books

图书在版编目（CIP）数据

伤寒浅析：师徒临证问答实录 / 万鹏，郭铁，聂慧
主编 . —北京：中医古籍出版社，2021.12
ISBN 978-7-5152-2328-5

Ⅰ . ①伤…　Ⅱ . ①万…　②郭…　③聂…　Ⅲ . ①《伤寒
论》—问题解答　Ⅳ . ① R222.29-44

中国版本图书馆 CIP 数据核字（2021）第 178272 号

伤寒浅析：师徒临证问答实录
万　鹏　郭　铁　聂　慧　主编

责任编辑	刘　婷	
特约编辑	张　威	
封面设计	韩博玥	
出版发行	中医古籍出版社	
社　　址	北京市东城区东直门内南小街 16 号（100700）	
电　　话	010-64089446（总编室）010-64002949（发行部）	
网　　址	www.zhongyiguji.com.cn	
印　　刷	廊坊市鸿煊印刷有限公司	
开　　本	880mm×1230mm　1/32	
印　　张	10.5	
字　　数	236 千字	
版　　次	2021 年 12 月第 1 版　2021 年 12 月第 1 次印刷	
书　　号	ISBN 978-7-5152-2328-5	
定　　价	52.00 元	

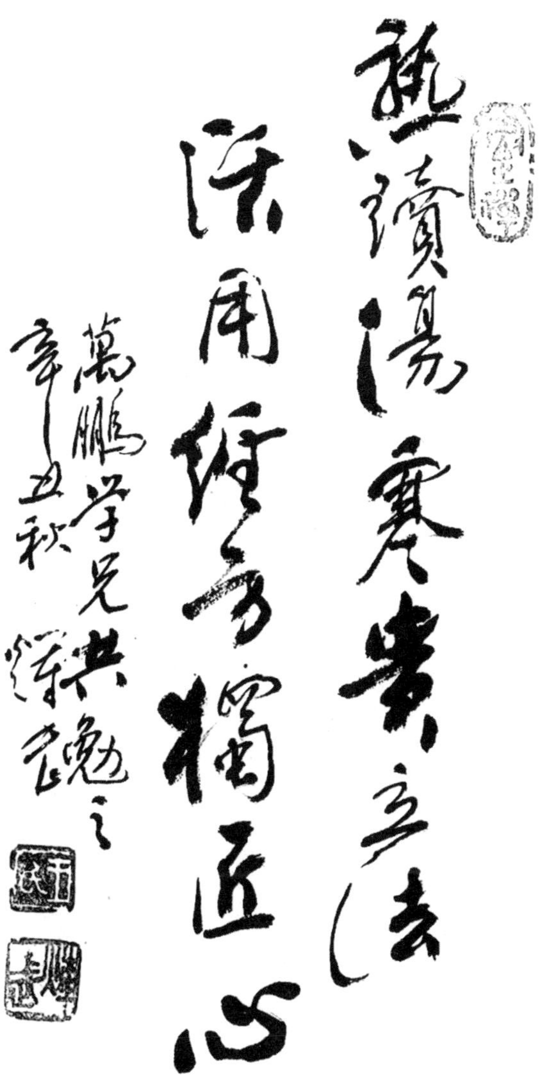
活用經方獨匠心
萬鵬學兄共勉之
辛丑秋
輝武書

首届全国名中医王辉武先生题字

李序

　　我是在第五届国际经方班上认识万鹏大夫的，当时他是承办方重庆市北碚区中医院的副院长，那一届国际经方班办得非常成功。当时万鹏大夫的交流题目是《临床质难与伏邪思辨》，内容很有深度，给我留下了深刻的印象。据我了解，万鹏大夫一直热爱中医，热爱研究经典，即使是在担任行政职务后仍然坚守在临床一线工作。按照"读经典，跟名师，做临床"的中医人才成长路径，他先是跟随国医大师郭子光先生学习，之后又到广州随我跟师。他谦虚好学，善于从中医经典理论中汲取精华，理论功底扎实，能熟练运用伤寒学六经辨证和温病学伏邪理论治疗疑难杂症。2016 年 7 月，万鹏大夫受我邀请，在台北第六届国际经方班进行了学术交流，获得与会专家、学者的一致好评。此外，他还热衷于中医经典教学，勤于笔耕，在繁忙的临床工作中抽出时间完成了这部《伤寒浅析：师徒临证问答实录》，实属难能可贵。我在仔细阅读之余，发现此书在沿袭、传承的基础上颇有创新之处。

　　作者在序言中就"为什么要学习经典"这个问题展开讨论，其中的一些观点我是非常赞同的。我认为学习中医经典不应是简单地学习、理解原文，更重要的是培养一种中医思维。有部分学生认为，如果将来从事骨科、外科工作，学习《伤寒论》好像没有太大的用处。我觉得这就是一个思维误区，学中医的人必须想明白这个问题。

《伤寒论》和今天的中医临床各科到底有什么样的关系？事实早已说明了这一点。我校伤寒教研室在医院有自己管理的病区，即内分泌科。张仲景当然并没有说过内分泌科跟《伤寒论》有什么关系，而我们正是把《伤寒论》中的理论用于内分泌科的临床工作中，并取得了很好的疗效，也得到了中西医同行的认可。其实，几乎所有的疾病都可以结合《伤寒论》找到它们的诊疗规律，内分泌科只是一个示范窗口而已。《伤寒论》的理论跟临床各科以及各个学术层面是源和流、局部与整体的关系，也是最基本、最包容的辨证体系，其核心是六经辨证，这也是本书作者构建的中医诊疗模式之一。

六经辨证模式以《黄帝内经》为理论依据，对人体感受寒邪后出现的各种症状进行分析、归纳、提炼，并进行相应治疗，观察治疗效果，从而总结出的一套辨治方法。六经辨证体系能够对疾病定位、定性、定向、定量，因此构建了一个诊断体系。一般来说，三阳病是以腑病为主，强调邪实而正气不衰，故多以实证为主；三阴病是脏病为主，病位较深，病情较重，邪气可能还很盛，但是正气已经衰竭，是疾病的后期阶段，故多以虚证或虚实夹杂为主。六经病之间还可相互影响和传变，其发展趋势有阴证转阳、阳证转阴。阴证转阳体现了病情的好转，阳证转阴体现了病情的恶化。

本书中，作者多次从"伏邪"的角度分析阐释"六经传变"的规律，是对六经辨证的进一步延伸，具有一定的临床价值。我们在临床上经常会遇到这种情况，病人一直表现为虚寒状态，吃了几剂温补药后却出现了发热，其实这可能不是感冒发热，而是服药后正气充盛，邪气由里达表，即阴证转阳，是正常现象。这时可以继续原来的治疗方法，或者再加上三阳经的药物，帮助驱邪外出。这就是《伤寒论》中所体现"托邪外出"的理念。我在攻读硕士研究生期间，就曾发表过温肾解毒法治疗乙型肝炎以及温阳退黄法治疗胆汁淤积型肝炎的相关论文。

《伤寒论》六经辨证模式构建了外感疾病的病理模型，它与西医以病毒、细菌等外因为主的诊疗模式有着根本性区别。同样是感受病毒，因为机体正气强弱有别，所以反应性也有所不同，因此同一个疾病在不同病人身上呈现了不同的发展过程。

西医所说的流行性传染病多数都与中医外感有关。新型冠状病毒肺炎肆虐全球至今，来自临床一线的实践证明，不论是轻症或是重症，也不论是预防方面还是康复方面，中医中药在抗疫全过程中均发挥了重要作用。而这些成功的中医临床解决方案很多都是从《伤寒论》里找到方法和思路的。2020年疫情期间，万鹏大夫作为重庆市抗疫医疗专家组成员全程参与抗疫。据我所知，他们在救治过程中广泛使用经方，创造了一个又一个奇迹，充分显示了经方"方小效宏"的优势，得到西医同行及行业主管部门的肯定。

中医经典是中医的根，根深才能叶茂！中医离不开经典，就如同中华民族离不开中华文化！中医的生命力扎根于临床，而经典的魅力正在于推动中医临床疗效的提高和辨证思维的拓展。经典的传承与创新不仅属于过去，更属于现在和未来！希望与本书作者有共同愿景的铁杆中医们继续实践经典，弘扬经典，推广经典，这大概是我们中医人的历史责任和神圣使命吧！尚之，为之。

广州中医药大学　李赛美
辛丑年中秋于广州

自序

　　学生们常问我，为什么要学习中医经典？首先，这是一个知识大爆炸的时代，要学的东西太多。走进书店，各种书籍浩如烟海，使人不知从何下手，而真正在选择时又觉得有用的书籍太少。因此，只有从中医经典学起，才能提高学习效率。其次，医学是门大学问，中医更是如此。与现代医学不同的是，中医流派众多，所用的方剂更是成千上万。所以中医入门都难，更不要说成为中医大家。所以，只有中医经典才能成为领路人，为中医学子指点迷津。如果医生想在行业内有所建树，那就必须不断磨炼自己的核心技术。只有在传承中医经典的基础上不断创新，才能在学术道路上不断进阶。

　　本书是我在临床工作之余，带领学生们一起学习《伤寒论》的完整记录。为了保持学习方向正确，我要求自己以及学生们在名家的解读下进行学习。学生们需要在学习《胡希恕讲伤寒论》以及《刘渡舟伤寒论讲稿》的基础上提出问题，并通过 PPT 汇报，教师再用点评答疑的方式进行交流。

　　中医学习者通过学习一些较难理解的中医固有名词，

并结合自身的临床案例及学术思想，可以剖析出独特的学术见解。例如，从"伏邪"的角度分析"风家（第10条）""喘家（第18条）""淋家（第84条）""疮家（第85条）"的基本病理，再结合第19条讲述为什么部分患者服用桂枝汤后会咯血，以及太阳病如何演变成结胸证及痞证。

在学习中，我会把《伤寒论》的明线与暗线穿插起来讲解，告诉学生在无字之处读出有字的感觉。如讲到第51条"脉浮者，病在表，可发汗，宜麻黄汤"，引申出"可""宜""主之"的含义区别，以及病在表是否可以发汗、脉浮是否一定是表证等一系列问题，启发学生们在学习中医经典时反向思考。另外，对比法也是中医经典学习中常用的方法。比如在讲到第36条麻黄汤治喘时，我们会对比联系到桂枝加厚朴杏子汤，讲桂枝加葛根汤时就要联想到葛根汤与麻黄汤的区别。

此外，我还通过条文讲解，告诉学生对复杂病机如何掌握"分治"与"合治"的基本治疗原则及先后次序。如分析条文第29条及第30条，阴阳素虚的患者由于误治或失治后出现阳明腑证，这种复杂局面单用下法、清法、补法都不行，那么临床上该怎么处理呢？这时候除了仲景条文中提到的"分治法"，还可以用"合治法"，之后结合自身亲历的病案，来说明合治法如何使复杂而危急的病例化险为夷。

《伤寒论》与《金匮要略》均出自张仲景之手，所以在解读条文时，我常常把两本书中的相关内容串联起来讲解，使知识体系更全面，对经方的理解更透彻。如讲到第40条、第41条小青龙汤条文时，我会结合《金匮要略》痰饮病篇中记载患者服小青龙汤后的一系列变化，详细讲解小青龙汤的加减运用，再结合《金匮要略》奔豚篇详细讲解小青龙汤"拔肾根"的不良反应及防范措施。

通过学习，我还注重教导学生如何古为今用，合理借鉴古人误治经验并且用于当今的临床工作中。如通过对第43条太阳病用下法的临床误治分析，讲述中医补救法的现实意义，由第47条"自衄者愈"联想到放血疗法的现实意义。

在学习中，我还广泛结合现代医学讲述一些较难理解的中医术语，如在讲到第54条"患者脏无他病，时发热，自汗出而不愈者，此卫气不和也"时，借用更年期女性的"阳浮阴弱"病理模型，说明由于妇女雌激素水平随生理规律自然下降，本体呈"阴弱阳浮"状态。"阴弱"表现为绝经、脱发、盗汗等，"阳浮"表现为潮热、烦躁易怒等。在讲到小青龙加石膏汤时，认为石膏的作用在于防止疾病的传变，截断肺部继发性细菌感染。这样加深了学生对重点方剂的理解。

通过一年多的学习讲解，我深深体验教学相长的作用。与学生共同学习中医经典，一方面可加深我对中医理论的理解，另一方面也促进我在临证中尽量用经方。我在本书最后另附十则经方临床医案，目的是为后学者提供一些借鉴。现在的年轻医师经常会开一些大处方，每张方子将近三四十味药。对于年轻医师来讲，这种合方、大方多难以驾驭，药味众多很难配平兼顾，因此还是建议年轻医师多用经方、小方，这样更能观测疗效，提高自己的中医临床水平。

本书采用师徒问答的模式学习《伤寒论》，一方面考虑到临床实习（规培）学生普遍对经典学习比较陌生，不知从何入手，更不知如何与临证结合。通过本书的阅读，可以让学生掌握一些学习经典的方法，同时也能激发部分学生对中医经典学习的兴趣，为逐渐培养中医思维打好基础。另一方面也考虑到部分临床医师忙于事务，疏于对经典的学习，通过阅读本书，可为中医临床工作者提供"经方思维"，也为部分疑难杂症提供"经方解决方案"。

我院为国家级中医师临床规培基地，目前国内尚无针对规培生的《伤寒论》学习用书，该书出版后可作为规培生教学用书，对于培养中医人才具有一定现实意义。下一步，我将以此为方向，继续完成《金匮要略》及《温病条辨》的临证解析，为中医经典传承及人才培养尽微薄之力。

万鹏

2021 年 10 月于重庆北碚

目录

辨太阳病脉证并治上 ……………………………… 001

辨太阳病脉证并治中 ……………………………… 032

辨太阳病脉证并治下 ……………………………… 125

辨阳明病脉证并治 ………………………………… 161

辨少阳病脉证并治 ………………………………… 211

辨太阴病脉证并治 ………………………………… 218

辨少阴病脉证并治 ………………………………… 223

辨厥阴病脉证并治 ………………………………… 248

辨霍乱吐利病脉证并治 …………………………… 278

辨痉阴阳易差后病脉证并治 ……………………… 285

经方实践病案示例 ………………………………… 289

辨太阳病脉证并治上

太阳之为病，脉浮，头项强痛而恶寒。（1）

【提问】脉浮是否皆为表证或太阳病的表现？

【回答】脉浮并非皆为表证或太阳病的表现，原书中即可找到反例。如阳明病篇"阳明病，脉浮而紧者，必潮热，发作有时；但浮者，必盗汗出"，结胸病篇"问曰：病有结胸，有藏结，其状如何？答曰：按之痛，寸脉浮，关脉沉，名曰结胸也"，太阴病篇"太阴病，脉浮者，可发汗，宜桂枝汤"，还有太少两感证也会出现脉浮之象。《金匮要略》虚劳篇中亦载有脉浮之象。

【提问】提纲三证不全具备者，是否为太阳病？

【回答】太阳病为提纲三证皆具备者，但见一证者，非太阳病也。如脉浮者亦可为阳明病、虚劳病，如"阳明病，脉浮，无汗而喘者，发汗则愈，宜麻黄汤"。上一问题中已经列举大量条文，此处不再列举。单一头项强痛者也可能是其他疾病。

【提问】太阳经证的分类是什么？

【回答】这一条文为太阳病的总纲，主要描述的是太阳经证。太阳经证应当分为"太阳伤寒"与"太阳中风"两大类，下面的条文会详细讲述太阳伤寒与太阳中风的内容，两病都应当包含在太阳病总纲之中。

太阳病，发热，汗出，恶风，脉缓者，名为中风。（2）

【提问】太阳中风为典型的桂枝汤证，而桂枝与肉桂在仲景时代未做区分，这两味药应该如何运用？

【回答】结合实际药物和经文来看，仲景所用的应是肉桂。原文描述桂枝有去皮的处理，但实际上只有肉桂才会进行去皮处理。

【提问】太阳中风的实质是什么？

【回答】太阳中风就是典型的桂枝汤证。一提到桂枝汤证，我们就会想到它的核心：营卫不和，卫强营弱。但是，还有一个更简练、更能准确表达其本质的描述：阳浮而阴弱。这是素有太阴脾虚之人又外感风寒之邪，发为太阳中风。病邪以风为主，故而其人恶风重于恶寒。太阴脾虚的主体加上外来风寒之邪的客体，机体在出现相应病理变化后所作出的抗病反应就是太阳中风的实质。想要出现这一结果，主体、客体是一定不能有改变的。类似于数学上的公式，变量发生改变，所得出的结果也会跟着发生改变。其实六经辨证的实质就是通过一系列的临床表现来反推出主体和客体，然后给予精准的治疗。

太阳病，或已发热，或未发热，必恶寒，体痛，呕逆，脉阴阳俱紧者，名曰伤寒。（3）

【提问】如仅有寸口脉紧，或是只恶寒不发热，是否还为太阳伤寒？

【回答】如果出现这种情况，应当考虑少阴热气不足，难以维持身体发热。此乃是寒邪已入少阴，证属太少两感，并非单纯太阳病。

【提问】太阳伤寒与太阳中风的"发热"有什么不同？

【回答】伤寒与中风的客体都是风寒之邪，但中风以

"风"为主，伤寒以"寒"为主，寒邪有收引的特性，所以伤寒的"发热"较中风来说有所延迟。

【提问】恶寒、恶风的区别是什么？

【回答】伤寒、中风皆为太阳经证，但一个以恶寒为主，一个以恶风为主。伤寒之人恶寒，因寒邪袭于表，即可引起正邪之间的斗争，故而用麻黄汤。麻黄其实是一味收缩血管的药物，但却可以发汗，此为何故？麻黄先令血管收缩，之后产生反馈性扩张，同时借桂枝扩血管之力相助，达到发汗的目的。中风之人恶风，因其卫强营弱，体内营分需要用于增强卫分，人体如关门留缝，有隙可寻，故而用桂枝汤出汗达表，调和营卫，逐邪外出。

【提问】为什么会出现体痛、呕逆、脉阴阳俱紧？

【回答】脉阴阳俱紧主要是指寸、关、尺三部脉都呈现出紧脉之象，出现在这里主要是做鉴别诊断之用。中医也是有鉴别诊断的，而且特别重视鉴别诊断，《伤寒论》一书中便有许多这样的例子，后续会一一讲解。这段条文主要是为了鉴别太阳伤寒与太少两感，太少两感时尺脉不会表现为紧脉。体痛则是寒邪所致，寒邪的主要特点是寒冷、凝滞、收引，常可令邪气附着之部位气血不畅，然后出现不通则痛的表现。现代医学也有研究表明，干扰素的分泌会引起身体疼痛，呕逆也是因为干扰素增加而引起的胃肠反应。

伤寒一日，太阳受之，脉若静者，为不传；颇欲吐，若躁烦，脉数急者，为传也。（4）

伤寒二三日，阳明、少阳证不见者，为不传也。（5）

【提问】传经之间，少阳在前还是阳明在前？

【回答】这个问题从古至今颇具争议。太阳之症头项强痛，少阳之症口苦咽干，阳明之症胃家实，传经断无入里而复出外之理。从开阖枢机的理论来看也应少阳在前，从截断理论来看亦是少阳在前。且条文中言"颇欲吐""躁烦"也符合少阳之症"心烦喜呕，或胸中烦而不呕"。

【提问】结合临床实际情况，如何截断传经？

【回答】在目前的临床疗法中，伤寒派以少阳截断为主要的治疗手段。其一因病之伏邪转出少阳，故在少阳截断；其二因病程已近收尾，在少阳予以截断，防止疾病再次复发。

太阳病，发热而渴，不恶寒者，为温病。若发汗已，身灼热者，名曰风温。风温为病，脉阴阳俱浮，自汗出，身重，多眠睡，鼻息必鼾，语言难出。若被下者，小便不利，直视失溲；若被火者，微发黄色，剧则如惊痫，时瘛疭，若火熏之。一逆尚引日，再逆促命期。（6）

【提问】《温病条辨》是如何对温病进行分类的？

【回答】《温病条辨》将温病分为上焦、中焦、下焦三大类，细分为风温、温热、温疫、温毒、冬温、暑温、伏暑、湿温、寒湿、温疟、秋燥等，其实这是参照季节时间顺序而分类的。

【提问】在《伤寒论（桂林古本）》中，温病被分为春温、秋温、冬温，如何理解？

【回答】温病需要内外感召而为病，常常是人体素有伏邪藏于内，又受外界感召而为病。故而温病有季节性的特点，也符合《温病条辨》中的时间分类规律。

【提问】风温与伤寒、中风有什么区别？

【回答】伤寒是或已发热，或未发热；中风是发热；风温是发热而渴。因温邪本伤阴，而寒邪、风邪不伤阴，故伤寒中风用麻黄、桂枝之流发汗可解，而风温发汗即误，但非不能用麻黄之流，方中加入顾护阴分之药（麦冬、生地黄等），掌握妥当即可。此条开始言太阳病，意为其形似太阳病，但非是实质太阳病。结合《温病条辨》来看，并无太阳温病之说，最后一句也说出了温病的特点，不可轻易用下法，因下法伤津，更不可用火攻之法，不然必成逆证。

病有发热恶寒者，发于阳也；无热恶寒者，发于阴也。发于阳七日愈，发于阴六日愈，以阳数七、阴数六故也。（7）

【提问】发热恶寒与无热恶寒的本质区别是什么？

【回答】"发于阳"是指病在三阳经，"发于阴"是指病在三阴经。大部分人都会病发于阳，这是因为病邪侵犯机体无法绕过三阳经这道人体屏障，故而呈现恶寒发热。还有一部分人病邪不经过三阳直入三阴，这是因为患者本身三阳不足或遭到破坏，也就是体质比较虚弱，所以在病邪侵体时人体屏障不能发挥作用，直接病发于阴，例如太少两感。

【提问】什么样的人容易病发于阴？

【回答】简单来讲，免疫力低下的人可具体细化为两类：第一类是少阴阳虚之人，阳气无法达表，无法构成正常的防线，如太少两感；第二类则是太阴脾虚之人，感受外邪后不会出现咽喉症状，而表现为腹泻、呕吐等症，也就是胃肠型感冒。若是脾虚没那么严重，还具备抵抗力的患者则会表现为桂枝汤证，全无表证则更适合用柴胡桂枝干姜汤类处方。这就像乙肝病毒第一次进入人体内，大多数人其实不会出现症状。因此感染乙肝病毒后，多数人只是病毒携带者，少部分人才会出现相应症状，原因就在于太阴脾虚与否。病发于阴的特点为缓慢、隐匿，病发于阳则是急性的状态。

太阳病，头痛至七日以自愈者，以行其经尽故也。若欲

作再经者，针足阳明，使经不传则愈。（8）

【提问】"针阳明"对于临床用药是否具有指导意义？

【回答】"针阳明"主要还是针刺足三里以强胃气，壮己身正气以抵抗外邪，故而临床上我们可以借鉴此法，就好像李东垣应用补中益气汤治疗外感病一样，用于胃气本虚者最为合适。平时我们也可采用守太阴、壮阳明之法先行截断病程或是预防疾病，也可用于疾病收尾阶段以及膏方调理。这对于儿科体质虚弱反复感冒的患儿非常有临床价值。

太阳病欲解时，从巳至未上。（9）

【提问】如何在临床中运用"六经欲解时"的规律进行治病？

【回答】太阳欲解时即上午9点到下午3点，为自然界阳气最盛之时。人应天时，体内阳气亦是最充沛之时，故我们可用麻黄开太阳经气，而少阴为太阳底气，因此同时应温养少阴。故可选麻黄附子甘草汤或麻黄细辛附子汤进行治疗，再配上升提之药即是八味回阳饮，同时借助天时（欲解时）之力壮太阳经气，也可用灸法达到相同目的。

风家，表解而不了了者，十二日愈。（10）

【提问】如何理解风家？

【回答】此处风家应当理解为太阳中风证。

【提问】前文有六日愈、七日愈，此处为何言十二日愈？

【回答】"中"之一字比"伤"之一字程度更深。风中于内，入营分，入肌肉，直抵太阴，且中风之主体为脾虚体质之人，所以需要的恢复时间更长，也可以在治疗过程中加入健脾养胃药来缩短病程。

病人身大热，反欲得衣者，热在皮肤，寒在骨髓也；身

大寒，反不欲近衣者，寒在皮肤，热在骨髓也。（11）

【提问】临床中呈一派寒象的患者，服药之后出现发热，这样的情况是好还是坏？

【回答】此条文讲述的是真寒假热证与真热假寒证，也就是俗称的"火包寒"与"寒包火"。"寒包火"的患者出现这种情况是病情好转的迹象，因为患者在服药后体内的火邪可以缓缓外出，在临床中需要仔细观察。

夏天的时候，民间中暑之后常服"十滴水"。中暑看似一派热象，当以寒药和之，但十滴水的成分其实是一派温药，如干姜、小茴香、肉桂等，此是为何？其实夏日中暑是火包寒的现象，人体阳气宣布于外，故体表温度高而不下，而人体阳气外调之后其内自虚，温阳之力弱而自成寒在内，故而以温药内服以解此证。

"春夏养阳，秋冬养阴"的道理与此相同。春夏气候温热，为何还要养阳？因其阳在外而不内守，体内阳虚故而养阳。反之，秋冬之季气候寒冷，阳气从表入里，使在内之阴相对不足，内现阴虚之象，故需养阴。

冬至为阴阳转化之分界，参考后天八卦图解，坎卦在下，属肾属少阴，代表节气之中的冬至，卦象为两个阴爻中间夹一阳爻，此乃"冬至一阳生"。冬至夜长而昼短，之后白昼慢慢变长而黑夜缩短，因此冬至实为阴阳转化之机，转化之后即是阳气从太阳逐渐生发，此为阳气之始。后天八卦即是阳气一年以内的轮转，亦可体现为一月或一日内的轮转。了解这些之后，我们不仅可以知道每年何时养何气，更可知一月内何时养何气，一天内何时养何气。

如有阴盛格阳，通脉四逆汤可主之，通脉四逆汤实为四逆汤倍加干姜而成。为何倍加干姜？此方的主药是附片，但附片只可温下焦，如想把阳气调动于全身，主要是依赖于脾阳，所以需要大量干姜壮大脾阳。真正能够体现阴盛格阳的治法的方子还是童便汤。请思考一个问题：四逆汤中为何甘草为君？

太阳中风，阳浮而阴弱。阳浮者热自发，阴弱者汗自出。啬啬恶寒，淅淅恶风，翕翕发热，鼻鸣干呕者，桂枝汤主之。（12）

桂枝汤方：

桂枝三两（去皮）　芍药三两　甘草二两（炙）　生姜三两（切）　大枣十二枚（擘）

上五味，哎咀。以水七升，微火煮取三升，去滓，适寒温，服一升。服已须臾，啜热稀粥一升余，以助药力，温覆令一时许，遍身漐漐，微似有汗者益佳，不可令如水流漓，病必不除。若一服汗出病差，停后服，不必尽剂；若不汗，更服，依前法；又不汗，后服小促其间，半日许，令三服尽；若病重者，一日一夜服，周时观之。服一剂尽，病证犹在者，更作服；若汗不出者，乃服至二三剂。禁生冷、粘滑、肉面、五辛、酒酪、臭恶等物。

【提问】"阳浮而阴弱"究竟是指什么？

【回答】"阳浮而阴弱"并非是脉象这么简单，仲景在这里说的应是一种病势或病机。书中后面还有"阳微阴弦"的描述，也是此义。我们在临床有个病例：一名更年期的患者，因灼口综合征前来就诊，这就是一个典型的阳浮而阴弱的患者。

更年期女性的雌激素水平生理性地下降，机体也呈阴弱的性质，而阳浮体现在她的"灼口"症状上。阳浮于上，因而灼于上，表现为口腔内强烈的烧灼感，总体呈现阳浮阴弱之象。满足这一重要条件之后，那我们是否可以使用桂枝汤来治疗呢？答案是肯定的，当时我用的是二加龙牡汤合小柴胡汤。

其实临床上有很多阳浮而阴弱的患者，他们大多是身有痼疾而又患新病。痼疾者阴弱，新病者阳浮。我们可以构思一个病理模型：一个长期熬夜的人，突然出现心率加快的症状，这是不是阳浮而阴弱呢？肯定是的。长期熬夜的身体早就是虚弱之体，因阳气浮于上而心率加快。事实上，桂枝汤的应用范围很广，绝非一个"太阳中风"所能概括。凡是涉及阴阳之疾，桂枝汤皆可治疗，但要满足阳浮而阴弱的前提。临床上体现为虚性疾病，如之前所说的更年期灼口综合征，还有像交感神经虚性亢奋引发的失眠，都是阳浮阴弱的典型疾病。体虚之人患上感冒后，大多会表现出肌肉酸痛的症状，《伤寒论》原文就有解决的办法："发汗后，身疼痛，脉沉迟者，桂枝加芍药生姜各一两人参三两新加汤主之。"根据这些内容，我们可以推断出哪些人属于容易患上更年期综合征的人群——符合桂枝汤证的患者。

从啬啬恶寒到鼻鸣干呕，这后面一段是讲太阳中风之人的一些临床表现。这些知识可运用到我们的望诊之中，啬啬恶寒的患者通常会比常人多穿两件衣服，裹得严严实实；"淅淅恶风"的患者一般是在正常人身体露出来的地方裹上东西，比如围巾、帽子；"鼻鸣干呕"的患者经常鼻子出现点小问题，如鼻塞流涕等。这些特征一联系起来，我们一眼就可以看出这是桂枝汤证的患者，像免疫力低下以及过敏性鼻炎的患者都是很符合的。

【提问】桂枝汤是以汗出为目的，那如果患者本身自汗严重，我们需不需要对桂枝汤做一些调整？

【回答】这个问题非常有价值，其实古书中已经有人考虑到了这种情况，并给出了一个调整之后的方子——二加龙牡汤，《小品方》云："虚弱浮热汗出者，除桂加白薇、附子，名曰二加龙牡汤。"可运用于更年期盗汗的治疗。

【提问】麻黄汤和桂枝汤的发汗机制是什么？

【回答】麻黄汤是发大汗，桂枝汤是发微汗。桂枝汤中用桂枝以发汗，而麻黄汤中是以麻黄配桂枝来发汗，如果单用一味麻黄是不会大量发汗的。现在的临床中很多人都忌用麻黄，认为其发汗太强，事实上大家可以放心用。

【提问】关于《伤寒论》剂量问题，我们通常将一两折合成3g，但有科研结果认为一两应是13.8g，我们应该怎么用？

【回答】桂枝汤方后附的服法占了大量的篇幅，大致讲述的意思就是中病即止，患者身有微汗出后马上停用，若不汗则谨慎加量到汗出即停，所以我们平时一般用3g，这也符合仲景的思想，以小剂量药物试探之后慢慢累加，风险更小，对患者较为负责任，同时也是为自己规避医疗风险。

太阳病，头痛，发热，汗出，恶风，桂枝汤主之。（13）

【提问】桂枝汤是否只能运用于太阳中风证？

【回答】此条文的实际意义是在于扩大桂枝汤的使用范围。"头痛、发热、汗出、恶风"，此处想表达的是"但见一证便是"，即患者得了太阳病，这几个症状只要有其中任意一个就可以用桂枝汤。桂枝汤历来被冠以群方之首的称号，它的运用绝非仅仅局限在太阳中风，桂枝汤可调解阴阳，对于体温中枢具有调节作用，适用于临床上的一些低热患者；还可针对虚人的各种疾病，像更年期综合征、虚人外感等，因其可作用于太阴；桂枝汤还有平冲之用，后面的条文中会提到在"其气上冲"之中的应用；桂枝汤还有解肌之功，凡在肌肉之病，都可运用。桂枝汤的方子组成阴阳兼顾，桂枝、甘草是为阳，芍药、甘草是为阴，去桂则用其阴柔之力，可加阿胶、生地、麦冬等；去芍则用其阳刚之力，可加干姜、附片等。如前所说，一切涉及阴阳的疾病，都可以用桂枝汤、桂枝类方去治疗，这是和法的一个重要体现！

太阳病，项背强几几，反（及）汗出恶风者，桂枝加葛根汤主之。（14）

桂枝加葛根汤方：

葛根四两　桂枝三两（去皮）　芍药三两　生姜三两（切）　甘草二两（炙）　大枣十二枚（擘）

上六味，以水一斗，先煮葛根减二升，去上沫，内诸药，煮取三升，去滓，温服一升。复取微似汗，不须啜粥，余如桂枝法将息及禁忌。

【提问】为何要加个"反"字？

【回答】同治"项背强几几"的还有一张方子叫作葛根汤，与此方的不同之处在于葛根汤中有麻黄，而桂枝加葛根汤中无麻黄。葛根汤是以麻黄汤作为基础方加减而来，其条文为"项背强几几，无汗，恶寒"，此乃伤寒本证麻黄汤证。故而此处加"反汗出恶风"加以鉴别两者不同。

【提问】桂枝加葛根汤中葛根多达四两，桂枝和葛根究竟谁是君药？

【回答】这张方子从名字上就可以体现出君药，它是一个以桂枝汤为基础方进行加减化裁得出的处方。桂枝汤中桂枝为君，所以它也是桂枝为君。我们一定要抛弃药量大为君的想法，这是经不起仔细推敲的。

太阳病，下之后，其气上冲者，可与桂枝汤。方用前

法，若不上冲者，不得与之。（15）

【提问】条文中提到"下之后"，为什么要下？外感病到底可不可以用下法？

【回答】外感病肯定是可以用下法的。打个比方，一个食物中毒的人会在早期用吐法治疗，但如果耽搁了时间，已经吸收了一部分毒素的人会怎么处理呢？改用下法。所以，下法可以用于外感病的治疗，但一定要把握好时机，要在里证明显时使用。要是里证不明显或是没有，这个时候用下法就是用早了，用早了会出现另外一个情况——"其气上冲"。我们临床中也有实例，蒿芩清胆汤加大黄就是外感病用下法的具体体现，但要注意体弱的患者千万不可以这样用。

【提问】我们应该怎么理解"其气上冲"？打嗝算不算？呕吐算不算？头痛、心悸算不算？

【回答】打嗝、呕吐、头痛、心悸都可以是"其气上冲"的体现，总的来说，这句话主要还是针对病势进行描述。人体出现气机升降失司，此时需要继续祛邪，所以原文说继续用桂枝汤发汗。

气冲也可以从伏邪的角度去看，可以把它看作一种排病反应的表现。排病反应一般会发生在两种情况中，一为药物用反，医者误治；二为激励正气，以抗邪气。

不上冲的患者就不可以再用桂枝汤治疗了，这是因为在应用下法之后，病邪已经入里传变，不属于太阳病，不属于桂枝汤证。

【提问】"可与"似乎是一种可商量的语气，那是不是还可以用别的方子呢？

【回答】当然可以。我们不一定要死板地局限在桂枝汤这一张方子中，《伤寒论》给我们更大的提示是"方法"，桂枝法里包括很多方子，所以其他的桂枝类方也可以使用。

【提问】这里的"气上冲"与"奔豚"有什么区别？

【回答】两者虽然都是气上冲，但病位已经不同了。刚才说过，桂枝汤的"气上冲"是一种排病反应，此时还需继续祛邪，所以要应用桂枝汤发汗，这个时候病位在外，如果应用下法之后不再"上冲"就变成了邪气入里。奔豚之气上冲病位原本就在里，属于少阴病，而且是少阴夹饮证。临床上奔豚患者可见"上冲"的全是水饮，如清稀涎液等，治疗则可选用苓桂术甘汤这类方子。

太阳病三日，已发汗，若吐，若下，若温针，仍不解者，此为坏病，桂枝汤不中与之也。观其脉证，知犯何逆，随证治之。桂枝本为解肌，若其人脉浮紧，发热汗不出者，不可与之也。常须识此，勿令误也。（16）

【提问】这里的"坏病"应该怎么理解？

【回答】结合前面条文，"三日"代指一段时间。在患太阳病这一段时间内，医师用了汗法、下法、吐法、针法，病情都没有得到缓解，这是为什么呢？因为太阳病持续一段时间后就已经不再是太阳病了，此时再用治太阳之法必然没用。综合来看，"坏病"在此处的意思大致是非太阳之病，所以不可以再用桂枝汤了。仲景给的提示是让我们"观其脉证，知犯何逆，随证治之"。

后半段描述的是不可以用桂枝汤的情况，实际上这是麻黄汤证。按理说桂枝汤也发汗，只是力度不如麻黄汤强，那么为何不能用呢？因为麻黄汤证是太阳伤寒，桂枝汤证是太阳中风，对比两者的病位，中风更深于伤寒，也就是说麻黄汤证的邪气还停留在卫表，桂枝汤证的邪气已入营阴。若是麻黄汤证患者用了桂枝汤，必定引邪入阴。前文也有"风家十二日方愈",亦可印证中风之病位更深。

【提问】怎么理解休克患者出现大汗？

【回答】休克患者是要分期来看的。休克早期的患者必是大汗出，因其体内血管充盈，血压升高。休克后期的患者一般无汗，因早期汗出之后必然出现血压急剧下降，然后无汗出，这已经是将脱的表现了。从现代医学角度分析，麻黄得桂枝发汗的机理与休克早期很类似，桂枝可以扩血管，麻黄可以增加心率并提高心输出量，两者联合使血管充盈，机体开始发汗。

若酒客病，亦不可与桂枝汤，得之必呕，以酒客不喜甘故也。（17）

【提问】若酒客患太阳中风证，该用何方？

【回答】酒客指的就是长期饮酒的人，这类人体内的状态事实上已经发生了一些改变，与正常人并不相同。酒客大多脸红，有酒糟鼻，因他们本身气血就处于一个上涌的状态，整体气机偏升于上，桂枝汤同样是升发之性。两者相碰，得之必呕！

条文中讲了酒客不能用桂枝汤，所以太阳中风证必须要兼顾酒客的特殊体质去用方，可以采用《温病条辨》的方子，如二加减正气散等。

【提问】桂枝汤其性升发，为何又说它能平冲？桂枝汤可以发汗，桂枝加附子汤为何又可止汗？

【回答】前文我们也讲了桂枝汤是群方之首，是和法的重要体现，它可以达到双向调节的目的。《伤寒论》中的很多方子都可以通过调整达到双向调节的作用，在此不一一列举，这也是我们中医的神奇之处，外行难以理解。

喘家作，桂枝汤加厚朴杏子佳。（18）

【提问】如何理解《伤寒论》中的风家、喘家等？

【回答】原文的某某家多为伏邪患者，如前文有风家，此处有喘家。喘家是指有喘病的患者常有伏痰在内；酒客、淋家一般是湿热之邪内伏；风家一般无单独伏风之证，因风善行数变，常夹湿、热等邪致病；疮家一般为血热之邪伏内。

喘病患者多伏痰饮在其内，桂枝厚朴杏仁汤的作用在于帮助患者排出伏邪，也体现了治病于未然的中医特色。临床中常患咳嗽的患者一般认为是有伏饮、伏痰在内为病，在疾病康复后常用柴胡桂枝汤等清除体内伏邪，防其再次发病。

凡服桂枝汤吐者，其后必吐脓血也。（19）

【提问】吐脓血对于患者来说究竟是好事还是坏事？

【回答】很多患者缺乏专业的知识，对于一些症状并不知其内情，我们作为医生应该了解其中的机理。就这一条文分析，吐脓血有时是病势转佳的一种体现。脓血在体内的形成必然是经过很长一段时间，脓是不可能在一瞬间或者服桂枝汤后突然形成，所以也可以把脓血看作是一种伏邪潜藏在体内。服用桂枝汤后，脓血被吐出来，这是排出伏邪，可视为治未病的一种方式。若不吐出脓血，久蕴于内，将来疾病肯定会更加严重。从条文来看这个描述特别像支气管扩张的患者，我们可以先选择桂枝汤，之后等到患者开始排脓时桂枝汤则不再适合，需要更换其他处方，比如千金苇茎汤合小陷胸汤。

太阳病，发汗，遂漏不止，其人恶风，小便难，四肢微急，难于屈伸者，桂枝加附子汤主之。（20）

【提问】太少两感一般应用麻黄细辛附子汤治疗，为什么说桂枝加附汤是一张治疗太少两感的方子呢？

【回答】桂枝加附汤确实是治疗太少两感的方子，表证不发热者邪入少阴，为太阳少阴两感之证。太少两感需分虚实两种，就如太阳表证有麻黄汤、桂枝汤之分，传入到少阴偏实的用方则为麻黄细辛附子汤，虚人太少两感则用桂枝加附子汤。

条文言太阳病发汗后出现漏汗即用桂枝加附子汤，这种情况其实就是桂枝汤证患者误用麻黄汤发汗后或是用大剂量桂枝汤大汗后才会出现漏汗。

【提问】桂枝加附子汤证既亡阳又伤阴，为何不补阴？

【回答】阳化气，阴成形，补阴是属于形质上的弥补，起效慢。如果选择这个时候去补阴，就相当于在水池漏水时不去补好缺漏，反而向水池注入水源。这样做得不偿失，没能解决当务之急！这也是"急则治其标，缓则治其本""有形之质不能速复，无形之气当先急固"的重要体现。

太阳病，下之后，脉促胸满者，桂枝去芍药汤主之。（21）

桂枝去芍药汤方：

桂枝三两（去皮） 甘草二两（炙） 生姜三两（切） 大枣十二枚（擘）

上四味，以水七升，煮取三升，去滓。温服一升。本云，桂枝汤今去芍药。将息如前法。

【提问】此处的"脉促"有医家认为是关脉以上浮，关脉以下沉；也有医家认为"促脉"即使不是指脉数一息六至以上，也应是脉搏较快之意，为何出现促脉？

【回答】促脉属阳脉，邪气已经由表到胸，心胸阳气起而抗邪，故而脉来数，反映阳气尚能与邪气作斗争。可以看到，此处所说的脉促与平时"数中一止"之促脉的意义是不同的，我们在阅读《伤寒论》文本时应注意到其中之差别。

"胸满"一句，胡希恕先生认为由于用了下法后导致气上冲，出现上实下虚，故而脉见关脉以上浮，关脉以下沉，说明脉证对应。

"去芍药"一句，胡希恕先生认为：①芍药治疗腹满而痛，本证为腹气虚，不像对症。②芍药有碍桂、姜辛散之性，桂枝可治疗气上冲，芍药妨碍其发挥作用。刘渡舟先生认为：①芍药味酸，入血分和阴分，不利于胸阳之气，"胸为阳，腹为阴""所以去芍药者，乃避阴以救阳也"。②芍药妨碍桂枝的宣发、振奋心胸阳气的作用。总的来说桂枝汤在发挥"刚性"时，比如振奋心阳胸阳，要去芍药；桂枝汤在发挥"柔性"时加芍药，甚至去桂枝。

【提问】白芍之性是偏补还是偏泻？临床上的应用又是怎样的？

【回答】白芍是入血分、阴分的药物，此条文说的是胸满，应当不是腹满，《伤寒论》还有条文提到"腹满时痛者，桂枝加芍药"，此时就当加用白芍。加芍药作用是止痛，那桂枝汤何时当加用白芍，何时又当减去白芍呢？我们应当清楚：胸为阳，腹为阴，而白芍又是一味养阴且专入血分之药，当胸阳被邪气所犯以致胸阳不振时，如若加用白芍，恐抑制胸阳畅达，妨碍胸中阳气，此时就当在用药时去除白芍；而若是腹满，腹为阴，此时加用白芍。《伤寒论》中如桂枝去芍药加麻黄细辛附子汤、桂枝去芍药加蜀漆牡蛎龙骨救逆汤均是去掉芍药，这两方均为阳虚之证，桂枝汤去掉芍药，是取其"刚性"之用，倘若考虑到宜"刚柔并济"之时，芍药就不应当去。

【提问】"脉促胸满者"在临床上如何治疗？

【回答】临床上治疗胸满（病机为胸阳不振），多是选用瓜蒌薤白桂枝汤一类，方中瓜蒌能通心阳，而该方则可看作桂枝汤类方。从这里可以认识到，临床上在治疗胸痹时可以将桂枝汤作为一个治疗思路，治疗气上冲所致的胸满，譬如我们最常见的更年期综合征见心慌、胸闷，即可考虑用桂枝加桂去芍药汤。因此，对于芍药的应用也不应过于拘泥，白芍本有解痉、平肝的作用，故而在使用上也可酌情加用。临证中可以对桂枝及芍药的权重剂量做调整，也能达到调和阴阳的目的。正如前文所说桂枝汤可以存刚而去芍药，也可存柔去桂枝，也可并用阴阳互调。

若微寒者，桂枝去芍药加附子汤主之。（22）

桂枝去芍药加附子汤方：

桂枝三两（去皮）　甘草二两（炙）　生姜三两（切）　大枣十二枚（擘）　附子一枚（炮，去皮，破八片）

上五味，以水七升，煮取三升，去滓。温服一升。本云，桂枝汤今去芍药加附子。将息如前法。

【提问】此处到底是"微寒"还是"微恶寒"？

【回答】一派观点认为"微寒"意为微陷于阴寒证，不是微恶寒，倘若是微恶寒，加用附子就不对了。另一派观点则认为此处应是"微恶寒"，微恶寒说明不但胸阳不振，而且阳气也已虚衰，此时是为阳虚而恶寒，故加用附子，增强振奋胸阳之力。桂枝温心阳，附子温肾阳，仲景用桂枝汤去芍药加附子是用桂枝汤的刚性，后面桂枝汤加芍药就是用桂枝汤的柔性，从此可理解桂枝汤作为群方之首的阴阳属性。实际上桂枝汤是治疗太少两感的方子。

太阳病，得之八九日，如疟状，发热恶寒，热多寒少，其人不呕，清便欲自可，一日二三度发，脉微缓者，为欲愈也。脉微而恶寒者，此阴阳俱虚，不可更发汗、更下、更吐也。面色反有热色者，未欲解也，以其不能得小汗出，身必痒，宜桂枝麻黄各半汤。（23）

桂枝麻黄各半汤方：

桂枝一两十六铢（去皮） 芍药 生姜（切） 甘草（炙） 麻黄（去节）各一两 大枣四枚（擘） 杏仁二十四枚（汤浸，去皮尖及两仁者）

上七味，以水五升，先煮麻黄一二沸，去上沫，内诸药，煮取一升八合，去滓，温服六合。本云，桂枝汤三合，麻黄汤三合，并为六合，顿服。将息如上法。

臣亿等谨按：桂枝汤方，桂枝、芍药、生姜各三两，甘草二两，大枣十二枚。麻黄汤方，麻黄三两，桂枝二两，甘草一两，杏仁七十个。今以算法约之，二汤各取三分之一，即得桂枝一两十六铢，芍药、生姜、甘草各一两，大枣四枚，杏仁二十三个另三分枚之一，收之得二十四个，合方。详此方乃三分之一，非各半也，宜云合半汤。

【解析】此条当看作太阳病演变的三种情况。第一种情况是"太阳病，得之八九日……脉微缓者，为欲愈也"，病之八九日是为疾病的转归或恶化的关键点，有一分恶寒就有一分表证，我们以恶寒的轻重多少而来验证表证之进退有无。"其人不呕"说明邪气未传少阳，"清便欲自可"说明邪气未传阳明，"脉微而缓"说明邪气已经衰败（脉若静者为不传，脉若急者为传），此时提示疾病即将痊愈。第二种情况是"脉微而恶寒者"，提示表里俱虚的阴寒证。第三种情况是"面色反有热色者"，提示阳气闭郁导致汗不得出。

【提问】太阳病的"如疟状"，其病机为何？有时间规律可循吗？

【回答】太阳病的"如疟状"与疟疾的发作一样，会有每日定时的发作，太阳经对应一天的时辰是在早晨9点到下午3点，《伤寒论》中也曾提到"太阳病欲解时，从巳至未上"，由此可见，太阳病的发病应当是有规律可循的，可以自愈的。

【提问】若脉微而寒，是否为太少两感证？

【回答】脉微而寒，不可过于拘泥其中之义。见到脉微而寒，应当有以下几种情况：①太少两感，这时候可以用桂枝去芍药加附子汤、麻黄附子细辛汤等。②表里俱虚（外邪直中少阴或者太阴）。③病欲解。

【提问】桂枝麻黄各半汤属于小发汗剂，临床上如何运用？

【回答】桂枝麻黄各半汤，其实就是桂麻合剂，而临床上有许多桂麻合剂，譬如最常用的小青龙汤，还有五积散等等。《伤寒论》还有许多有发汗作用的汤剂，如越婢汤、桂枝二麻黄一汤、桂枝二越婢一汤，其发汗力度各不相同，其中桂枝麻黄各半汤发汗力最弱，其他方剂的发汗力由强到弱依次为越婢汤、桂枝二麻黄一汤、桂枝二越婢一汤。桂枝麻黄各半汤虽说是为小发其汗，但在临床时也应慎用，主要还是用于治疗汗不出导致身痒之症，使其微微汗出而痒自止。桂枝麻黄各半汤可以用来治疗营卫不和的皮肤瘙痒症，比如荨麻疹。

太阳病，初服桂枝汤，反烦不解者，先刺风池、风府，却与桂枝汤则愈。（24）

【提问】桂枝汤证本有"烦"，只是并不严重。请问桂枝汤证的"烦"是何病机？

【回答】桂枝汤本为治疗太阳中风表虚证，除表证之外，还有烦的症状。桂枝汤证患者一般都有太阴脾虚，脾虚之人外感之后往往出现一系列心烦浮躁的症状，病机可理解为阳浮而阴弱，最常见于更年期综合征患者，感冒以后心烦症状会尤显突出。

【提问】既然为肌不和，为何针刺风池、风府二穴？选用二穴的真正用意为何？

【回答】临床上治疗疾病时，倘若条件允许，针药并用是再好不过。服用汤剂的同时加用针刺疗法，可有效减少服药量，俗话说"是药三分毒"，这样可避免药物过量而产生不良反应。针灸应当以祛邪为主，其祛邪作用是明显强于汤药的。有些患病之人，可能针刺一次就可达到治愈的效果，起效十分迅速。桂枝汤虽兼有扶正祛邪之功，扶太阴之正气而祛太阳之风邪，但其扶正祛邪作用相对较弱，故在临床上可在用桂枝汤的同时加用针灸做泻法操作，以加强桂枝汤的祛邪作用。风池穴属于少阳经，少阳又为人体阴阳的枢机；风府属于督脉，可振奋阳气。因此针刺此二穴，能调和阴阳，振奋阳气以祛邪。

服桂枝汤，大汗出，脉洪大者，与桂枝汤，如前法。若形似疟，一日再发者，汗出必解，宜桂枝二麻黄一汤。（25）

桂枝二麻黄一汤方：

桂枝一两十七铢（去皮）　芍药一两六铢　麻黄十六铢（去节）　生姜一两六铢（切）　杏仁十六个（去皮尖）　甘草一两二铢（炙）　大枣五枚（擘）

上七味，以水五升，先煮麻黄一二沸，去上沫，内诸药，煮取二升，去滓，温服一升，日再服。本云，桂枝汤二分，麻黄汤一分，合为二升，分再服。今合为一方，将息如前法。

　　臣亿等谨按：桂枝汤方，桂枝、芍药、生姜各三两，甘草二两，大枣十二枚。麻黄汤方，麻黄三两，桂枝二两，甘草一两，杏仁七十个。今以算法约之，桂枝汤取十二分之五，即得桂枝、芍药、生姜各一两六铢，甘草二十铢，大枣五枚。麻黄汤取九分之二，即得麻黄十六铢，桂枝十铢三分铢之二，收之得十一铢，甘草五铢三分铢之一，收之得六铢，杏仁十五个九分枚之四，收之得十六个。二汤所取相合，即共得桂枝一两十七铢，麻黄十六铢，生姜、芍药各一两六铢，甘草一两二铢，大枣五枚，杏仁十六个，合方。

　　【提问】桂枝汤可否出现脉洪大？与阳明病的脉洪大当如何鉴别？

　　【回答】胡希恕先生认为"脉洪大"是错的，当是脉浮，即服用桂枝汤大汗出后，若表证仍未解，可再服桂枝汤。刘渡舟先生则认为此处仍是太阳中风证，但是脉象已经变为洪大脉，提示药后大汗，阳气仍盛于外，还可用桂枝汤治疗。桂枝汤是治疗太少两感之方，太阴虚会出现脉大、重按无力，这与阳明病的脉大而有力是有根本区别的。

　　阳明病的特点是四症兼备，即脉洪大、口大渴、汗大出、身大热。阳明病的脉洪大是脉大且应指有力的，而桂枝汤出现洪大之脉是脉大而无力的，这也正是阳浮而阴弱的临床表现。因此，不可局限认为洪大脉象仅可见于阳明证，这在临床上需仔细鉴别。

　　服桂枝汤，大汗出后，大烦渴不解，脉洪大者，白虎加人参汤主之。（26）

　　白虎加人参汤：

　　知母六两　石膏一斤（碎，绵裹）　甘草二两（炙）　粳米六合　人参三两上五味，以水一斗，煮米熟汤成，去滓，温服一升，日三服。

【解析】"大汗出后，大烦渴不解，脉洪大者"一句，胡希恕先生认为白虎汤证本可不见口渴，若津液大伤，方见大烦渴，所以加用人参安胃生津止渴；刘渡舟先生则认为此证当是阳明气分热盛兼有气阴两伤，加用人参当是益气生津之用。

【提问】该证型既为津液大伤，胃中虚热，为何用石膏、知母等寒凉碍胃之品？为何不用滋阴之药，达到养胃阴、热自除的效果？

【回答】石膏辛寒，能清热，还能除烦止渴；知母苦甘寒，能滋阴润燥，生津止渴。两药常作为药对配伍使用，达到清热除烦的功效。此处证属阳明热盛兼伤津液，出现烦渴之症是虚中夹实之象，加用石膏、知母，正是对症用药。且方中加用粳米、甘草护胃，不致过于寒凉伤胃。可见，仲景在选方用药时是精心考量的，方中药物的选用都十分合适。如果感受温热之邪，那么可以加麦冬、生地、川牛膝，拟用玉女煎。

【提问】白虎汤与白虎加人参汤的区别是什么？

【回答】当服桂枝汤证之人，病从太阳转入阳明，可转用白虎加人参汤，人参起到调太阴脾虚的作用。太阴脾虚之人，得了阳明病用此方。而当服麻黄汤证之人，病从太阳转入阳明后，可用白虎汤。以此类推：若是体型壮实之人，病转入少阳后，应当予以大柴胡汤；而体型羸瘦者，则应给予柴胡桂枝干姜汤。

太阳病，发热恶寒，热多寒少，脉微弱者，此无阳也，不可发汗，宜桂枝二越婢一汤。（27）

桂枝二越婢一汤方：

桂枝（去皮）　芍药　麻黄　甘草（炙）各十八铢　大枣四枚（擘）　生姜一两二铢（切）　石膏二十四铢（碎，绵裹）

上七味，以水五升，煮麻黄一二沸，去上沫，内诸药，煮取二升，去滓。温服一升。本云，当裁为越婢汤、桂枝汤合之，饮一升。今合为一方，桂枝汤二分，越婢汤一分。

臣亿等谨按：桂枝汤方，桂枝、芍药、生姜各三两，甘草二两，大枣十二枚。越婢汤方，麻黄二两，生姜三两，甘草二两，石膏半斤，大枣十五枚。今以算法约之，桂枝汤取四分之一，即得桂枝、芍药、生姜各十八铢，甘草十二铢，大枣三枚。越婢汤取八分之一，即得麻黄十八铢，生姜九铢，甘草六铢，石膏二十四铢，大枣一枚，八分之七弃之。二汤所取相合，即共得桂枝、芍药、甘草、麻黄各十八铢，生姜一两三铢，石膏二十四铢，大枣四枚，合方。旧云桂枝三，今取四分之一，即当云桂枝二也。越婢汤方见仲景杂方中，《外台秘要》一云越脾汤。

【提问】如何理解此处的"无阳"？

【回答】"此无阳也"一句，胡希恕先生认为，无阳是指没有津液了，因为发汗最为耗伤津液，没有津液后就不可再发汗。刘渡舟先生则认为，无阳是指没有伤寒表实证，故不能再用麻黄汤发汗了，此当是表郁生热轻证。结合临床来看，考虑表郁伴轻度里热集聚，取小剂量麻杏甘石汤之意，但肺气尚未受损，可以不用杏仁。这里热多寒少，代表这个病已经热化了，但又没有完全变成里证，而是"有一分恶寒便有一分表证"。

服桂枝汤，或下之，仍头项强痛，翕翕发热，无汗，心

下满微痛，小便不利者，桂枝去桂加茯苓白术汤主之。（28）

桂枝去桂加茯苓白术汤方：

芍药三两　甘草二两（炙）　生姜（切）　白术　茯苓各三两　大枣十二枚（擘）

上六味，以水八升，煮取三升，去滓，温服一升，小便利则愈。本云，桂枝汤今去桂枝，加茯苓、白术。

【提问】为何此处要去掉桂枝？

【回答】胡希恕先生认为，"头项强痛，翕翕发热，无汗"说明表证未解（小便不通，里气闭塞，则表不能解）；"心下满微痛，小便不利"是由于小便不利、汗不出导致气上冲。本方当是去掉芍药而不是去桂枝，本是表邪未解，且出现"心下满"，表邪未解桂枝就不应去掉，不然何以解表；而"心下满""小便不利"提示气上冲，此时若不去芍药，就不对了。

刘渡舟先生认为"小便不利"才是辨证关键，小便不利是为气化不利，水邪内停，因此汗法、下法都不是正治，应当桂枝汤去桂加白术、茯苓健脾利水。且方后注解"小便利则愈"，也印证了本方作用是通利小便。

结合临床，此处比较同意刘渡舟先生的观点。结合患者先有"下之"，而后出现翕翕发热而无汗，考虑病势有下行趋势，方中去桂就拟把方药向下引。去掉了桂枝后，芍药就作为君药，加用白术、茯苓利水，取真武汤之意，使得水邪从小便而走，若加用桂枝的话，则用药方向与病势不符。临床用药我们要顺病势而为。

【提问】可否用五苓散（留桂枝）治之？

【回答】五苓散可治疗太阳蓄水证，它的作用范围比较广泛，可作用于全身范围。五苓散中也有桂枝，桂枝重在发汗而利水；而桂枝去桂加茯苓白术汤重在苓、术利水，利水与发汗均为水邪而设。其作用主要向下，作用范围局限，可以更好地到达病所。

【提问】五苓散与真武汤的鉴别要点是什么？

【回答】五苓散作用范围明显比真武汤更为广泛，五苓散可作用于全身。五苓散的核心药物是桂枝，可温心阳，治太阳夹饮偏上，这是桂枝汤用阳法的代表；真武汤的核心药物是附片，能温肾阳利水，治太阳夹饮偏下，这是桂枝汤用阴法的代表。实际上这还是桂枝作为君药与芍药作为君药的区别。临床上五苓散和真武汤往往可以合用。

伤寒脉浮，自汗出，小便数，心烦，微恶寒，脚挛急，反与桂枝欲攻其表，此误也。得之便厥，咽中干，烦躁吐逆者，作甘草干姜汤与之，以复其阳；若厥愈足温者，更作芍药甘草汤与之，其脚即伸；若胃气不和，谵语者，少与调胃承气汤；若重发汗，复加烧针者，四逆汤主之。（29）

甘草干姜汤方：

甘草四两（炙） 干姜二两

上二味，以水三升，煮取一升五合，去滓，分温再服。

芍药甘草汤方：

芍药　甘草　各四两（炙）

上二味，以水三升，煮取一升五合，去滓。分温再服。

调胃承气汤方：

大黄四两（去皮，清酒洗） 甘草二两（炙） 芒硝半升

上三味，以水三升，煮取一升，去滓，内芒硝，更上火微煮令沸。少少温服之。

四逆汤方：

甘草二两（炙） 干姜一两半　附子一枚（生用，去皮，

破八片）

上三味，以水三升，煮取一升二合，去滓，分温再服。
强人可大附子一枚、干姜三两。

【解析】这个条文实际上讲的是太少两感、少阴阳虚之
人得了感冒后使用了错误的治法，出现了这几种情况该怎么
处理。这种太少两感、少阴阳虚的患者本来该用桂枝加附子
汤来治疗，不应该纯用桂枝汤。用了桂枝汤发汗后阳气更
虚，患者出现厥冷、阳虚烦躁、吐逆，这时候纠错就要用甘
草干姜汤来恢复阳气。阳气来复，手足转温，为什么又要用
芍药甘草汤呢？芍药可以滋阴舒筋，结合前面的"脚挛急"，
后面的服药后"其脚即伸"，说明这个患者除了阳虚还有阴
虚，是个阴阳两虚的人。在治疗上应当先顾及阳再顾及阴。
"若胃气不和，谵语者，少与调胃承气汤"又说明了什么
呢？其实这个患者的核心是"外邪"，他本来是个里证患者，
病邪可能已经到了阳明。一个阴阳俱虚的患者大便变少，这
里"小便数"意味着大便少，加之又用错了药。我们反推这
个患者其实是阴阳素虚，或者用了下法后阴阳不足，但大便
不解，又稍有发热。

调胃承气汤是治疗阳明腑实证的，那么这个患者就是个
阳明腑证合并阴阳俱虚。在临床上该怎么处理呢？单用下
法、清法、补法都不行，这时候除了仲景的"分治法"还可
以用"合治法"。我曾使用附子理中汤合调胃承气汤，治疗
一个类似的患者颇有功效。附子理中汤合调胃承气汤其实就
是甘草干姜汤、芍药甘草汤、调胃承气汤、四逆汤的合方。
张仲景针对用桂枝汤攻表的错误，按次序选用甘草干姜汤、
芍药甘草汤、调胃承气汤进行纠正；针对误用烧针导致阳气
更损的情况，选用更加温热的四逆汤来急救，之后再根据病

情用甘草干姜汤、芍药甘草汤、调胃承气汤来收尾。因此，本条就是在讲这两项误治的纠正方案。

附：王某医案

王某，女，53岁，因咳嗽、咳痰伴喘累、气促8天，于2020年1月26日入某医院治疗。入院前CT检查提示双肺纹理增多，见散在磨玻璃模糊影，肺多叶感染病灶。新型冠状病毒核酸检测（咽拭子）结果阳性，体温在36.5～38.5℃之间波动。入院后查血常规示：中性粒细胞比例80.80%，淋巴细胞数 $0.83×10^9$/L，淋巴细胞比例14.60%，C反应蛋白175.10 mg/L；生化检查示：谷丙转氨酶（ALT）66 U/L，肌红蛋白21.94 ng/mL，血糖18.3 mmol/L，降钙素原0.077 ng/mL，脑钠肽（BNP）194.2 pg/ml；血气分析示：pH 7.55，二氧化碳分压（PCO_2）36 mmHg，氧分压（PO_2）81 mmHg，乳酸（Lac）1.6 mmol/L，氧饱和度（SaO_2）97%，氧合指数162。入院后病情逐渐加重，出现血压及指脉氧下降，氧合指数降至82。专家组评估患者病情为重度ARDS，立即给予气管插管并连接有创呼吸机辅助通气，去甲肾上腺素及多巴胺维持血压，同时加强抗炎、抗病毒等综合治疗。2月4日诊断为新型冠状病毒肺炎（危重症），脓毒性休克，细菌性肺炎，急性成人呼吸窘迫综合征，多器官功能衰竭，2型糖尿病，继发性免疫功能低下，低蛋白血症，电解质紊乱。

患者于2月10日开始出现腹内压力增高，测膀胱压最高23cmH$_2$O，数日未解大便，插管后体温波动在38.0～40.3℃之间，氧合指数波动在100～150之间。考虑脓毒血症导致肠道屏障功能损伤，腹压增高导致胃肠管肠内营养无法供给，患者机体严重虚弱，心肺功能随时可能衰竭。2月12日经中医专家组讨论,决定扶正与祛邪兼顾,在大剂量扶正基础上适当通腑泄热,拟用附子理中汤合大承气汤加减:附片15g(先煎),干姜10g,生白术20g,甘草10g,生晒参15g,生大黄15g(后下),枳实10g,芒硝10g,胃管注入;同时予以大承气汤:生大黄25g,芒硝15g,枳实15g,进行保留灌肠,每日2次。

经上述处理2天后,患者大便每日2～3次,腹压明显降低,测膀胱压16 cmH$_2$O,PICOO有创监测提示循环功能明显改善,体温亦有明显下降,氧合指数波动于150～250之间。后续治疗中医以扶正为主,结合西医抗炎及辅助通气等综合治疗,患者最终成功治愈出院。

按语:患者入院后病情呈进一步加重趋势,氧合指数进一步下降,考虑为脓毒性休克伴重度ARDS。西医给予气管插管连接有创呼吸机辅助通气,同时加强抗炎、抗休克治疗。患者全身炎症控制不佳,体温仍然波动较大,数日无大便,腹内压进行性增高,考虑存在肠源性脓毒血症。关于脓毒血症,约1/3的患者的体内始终找不到原发感染灶,但经血培养可发现血中存在与肠道常驻菌相似的细菌,即存在"肠道细菌移位现象"。中医认为"肺与大肠为表里",通腑泄热法不但能截断脓毒血症及多器官功能衰竭的进一步发展,还可降低炎症反应水平,改善肺通气功能及肠道屏障功能,调节肺肠黏膜免疫应答。针对本案患者,在扶正的基础上选用攻下之法,既能通腑泄热,又能保障患者生命安全。同时给予中药灌肠,内外联合,使大便得下,津液得通,体温下降,氧合指数上升。纵观诊治整个阶段,西医插管及有创呼吸机的使用对维持患者生命起到了重要作用,中医的攻下法对阻断患者炎症因子风暴、避免病势恶化起到了关键性作用。

问曰：证象阳旦，按法治之而增剧，厥逆，咽中干，两胫拘急而谵语。师曰：言夜半手足当温，两脚当伸。后如师言，何以知此？答曰：寸口脉浮而大，浮为风，大为虚。风则生微热，虚则两胫挛，病形象桂枝，因加附子参其间，增桂令汗出，附子温经，亡阳故也。厥逆，咽中干，烦躁，阳明内结，谵语烦乱，更饮甘草干姜汤，夜半阳气还，两足当热；胫尚微拘急，重与芍药甘草汤，尔乃胫伸；以承气汤微溏，则止其谵语，故知病可愈。（30）

【解析】 条文中所描述的是个阴阳俱虚合并阳明内结的患者，这是以举例形式论述了伤寒夹虚误汗的变证及随证救治的方法。

结合第29条，胡希恕先生对此的看法是："脉浮，微恶寒"说明仍有表证；"自汗出，小便数"说明体自虚，汗自出；胃虚弱，不能制水，则小便频数，不可更发汗；"心烦"说明胃不和；"脚挛急"说明津液大伤，筋脉不养。

刘渡舟先生对此的看法是："脉浮，微恶寒"说明表有寒邪；"自汗出，小便数"说明阴阳气血俱虚之人复感外寒，阳不摄阴；"心烦"说明阴血不足，心神失养；"脚挛急"说明阴血虚少，筋脉失滋。

本条文中所提到的甘草干姜汤、芍药甘草汤、调胃承气汤、四逆汤为我们在临床治疗疾病时提供了思路。我们可以认识到，临床用药时应当注意灵活变通，不可拘泥，当"观其脉证，随证治之"。

【提问】 大汗、大渴、大热，平素怕冷、便溏，出现发热、大便干结的患者，应如何处理？

【回答】 汗出过多，伤及阴液，阴阳本互根互用，而汗出过多后又易损伤人体阳气，此时治疗倘若分而治之，很容易出现次序上的错误，容易影响病情，耽误救治，所以，当临床上不能明确区分时，我们可以采用合治的方法，这才是安全之策。

辨太阳病脉证并治中

太阳病，项背强几几，无汗，恶风，葛根汤主之。（31）

葛根汤方：

葛根四两　麻黄三两（去节）　桂枝二两（去皮）　芍药二两（切）　甘草二两（炙）　生姜三两（切）　大枣十二枚（擘）

上七味，㕮咀，以水一斗，先煮麻黄葛根，减二升，去沫，内诸药，煮取三升，去滓，温服一升，复取微似汗，不须啜粥，余如桂枝法将息及禁忌。

【提问】"太阳病"究竟指的是太阳伤寒还是太阳中风？后文的"无汗"提示是伤寒的情况，为何又不用麻黄汤？

【回答】这个问题很好。葛根汤是在桂枝汤的基础上加入麻黄、葛根而形成的方剂，我们要明确桂枝加葛根汤、葛根汤、麻黄加葛根汤三者的区别。前面我们已经讲过桂枝加葛根汤，它与葛根汤的主要区别是不含麻黄。针对项背强几几、反汗出恶风的情况，如果有汗，就用桂枝加葛根汤。葛根汤是桂枝汤加麻黄、葛根，与麻黄加葛根汤的主要区别在于芍药。麻黄汤本为实人所用之方，其效力强劲，因此麻黄加葛根汤方的发散之力同样很强。加入芍药之后形成葛根汤，可缓和发散之力，使药力不过于强盛。至于适应证方面，两者的主要区别是有无恶风。

如此分析之后，临床上我们就可以知道去芍、加芍的时间点。就诊患者为实证或是感外邪之力太重，如寒重、高热等，我们可以去掉方中的芍药，主要着力于散邪。若是虚人感病或是常人感病时，我们则可以用葛根汤进行稳妥治疗。

这两个方子的运用体现了临床常见的单治与合治之法。单治法又被称为"单刀"，例如桂枝去芍汤，当去掉芍药之后桂枝等药物的通阳之力更强、更专，如单刀直入一般直达病位；更强者可去芍而加附，也可以不去芍而加桂，同样为单刀之意。合治法的考虑更为全面周到，方中配比周全则往往不能速效，但重在用药安全，患者不易出现不良反应。回到本方，我们取单刀之意时可去芍，也可不去芍而重用麻黄。年轻的医生在接诊初期难以获取患者的信任，可适当地在保证安全的情况下采取单刀之法以速效，这样才可以收获患者的信任。

【提问】关于葛根汤的病因病机，究竟是"寒"还是"湿"造成了"项背强几几"？

【回答】对于这个问题，我们首先要明确葛根的药用功效，葛根有祛湿、滋阴、解表之用。我个人认为，不管是寒还是湿，或者寒湿同时致病，都可用葛根汤而解之。如是寒邪致病的话，葛根汤的组成包括去掉杏仁的麻黄汤，自然可以祛寒；如是湿邪致病的话，葛根本身就有祛湿之用。即使是寒湿共同致病，葛根汤同样可以解决。

【提问】对于葛根汤证，如果我们不能使用葛根汤，可否用九味羌活汤来代替？

【回答】这里用九味羌活汤并不是一个合适的选择。李东垣认为，九味羌活汤的原型为王好古的代表方神术汤，更擅长治疗头痛，且发汗之力极强。葛根汤证中的"项背强

"几几"也有可能是因为津伤而出现，所以九味羌活汤是不太适合的，改用羌活胜湿汤的话会更合适一些。葛根汤与九味羌活汤最大的区别在于葛根可以祛湿并顾护阴液。

【提问】我们应该如何处理痉病？例如小儿惊风、高热痉挛等等。

【回答】小儿高热痉挛一般见于急诊，在这种情况下我们可以从中医角度去思考，但是不适合去用中药治疗，因为要考虑病情的紧急性。一般的痉病，中医分为刚痉、柔痉，张仲景在《金匮要略》中做过详细的阐述且给出了处方，如刚痉用瓜蒌桂枝汤，柔痉用本条文的葛根汤。

太阳与阳明合病者，必自下利，葛根汤主之。（32）

太阳与阳明合病，不下利但呕者，葛根加半夏汤主之。（33）

葛根加半夏汤方：

葛根四两　麻黄三两（去节，汤泡去黄汁，焙干称）生姜三两（切）　甘草二两（炙）　芍药二两　桂枝二两（去皮）　大枣十二枚（擘）　半夏半斤（洗）

上八味，以水一斗，先煮葛根、麻黄，减二升，去白沫，内诸药，煮取三升，去滓，温服一升，复取微似汗。

太阳病，桂枝证，医反下之，利遂不止，脉促者，表未解也。喘而汗出者，葛根黄连黄芩汤主之。（34）

葛根黄芩黄连汤方：

葛根半斤　甘草二两（炙）　黄芩二两　黄连三两

上四味，以水八升，先煮葛根，减二升，内诸药，煮取二升，去滓，分温再服。

【提问】如果是下利兼有表证、汗出的情况，应该用什么方？

【回答】葛根汤证的条文讲的是无汗出的情况，我们需要思考汗出在临床中是否真的这么重要。如果患者表述自己有汗或无汗，那么医生能不能完全相信他所说的话？其实，现在临床上我们很少把有汗或无汗作为问诊的一个重要内容，因为患者很少会关注这个问题，有时他自己说有汗或者无汗并不完全可信，甚至会误导医生的用方。因此，医生可以在切诊的时候注意触摸患者的手部，一般就可以判断是否有汗了。其实，日本医学界在这方面做得比我们要好，他们会应用一个独特的腹诊手法。此腹诊手法与西医的腹部触诊不同，而是有一套特有的理论，通过腹诊的方式判断患者是什么证、该用什么方。当然这个办法在内地还没有推行，可能是因为诊治异性患者时不太方便，与中国礼教观念不合。《伤寒论》第32条、33条描述的是典型的胃肠感冒症状，出现腹泻就用葛根汤，出现呕吐的就用葛根加半夏汤。对于有汗出的患者，前面我们就讲过三方对比，这种情况我们就可以用桂枝加葛汤，或者是将麻黄减量后的葛根汤。对于有无汗出的判断，更重要的还是判断患者的虚实情况，所以我认为关键点并不一定在是否汗出。如果患者非常瘦弱，这个时候医生就向虚人用方的方向靠拢；如果患者非常健壮，医生就应该向实人用方的方向靠拢。

葛根芩连汤是《伤寒论》中非常重要的处方，现在将这张方子应用在糖尿病以及心肌炎上的疗效非常好。这个方其实还可以针对太阳、阳明的合病，不过条文中没有明言，只是给了一定的线索。此方也可以看作是伤寒、温病的分水岭，很多人都通过葛根芩连汤来解决一些温病问题，不过前提是湿热的情况。

【提问】太阳病可不可以有湿邪？

【回答】可以，如典型的葛根汤证、羌活胜湿汤证中都存在湿邪。但湿热之邪一般还是积于中焦太阴阳明之中，太阴脾虚则湿生，阳明胃实则热重，湿热内生必定要寻路外出，主要的出路在太阴、阳明，有时也可通过少阳等传出去，比如我们临床中常用三仁汤治湿热，用之不效则转用甘露消毒丹收效者，就是典型的湿热从少阳出。我们也可以这样来理解：太阳有风、有寒、有湿，没有热，如果一旦化热，就是入了阳明，出现太阳阳明合病。湿要化热的主要方式有两种，一是入阳明，二是入少阳，如肝胆湿热，这时候就可以使用甘露消毒丹。

葛根芩连汤的运用主要在于除阳明湿热，湿重者增加葛根，热重者增加芩、连的用量。此方用在糖尿病上效果好是有前提的，前提就是证属湿热，不是因湿热而成的糖尿病用之不效，心肌炎亦是如此。前面说了本方适用于太阳阳明合病，用这个方一般是将阳明的湿热从太阳这条路引出，而患者多是湿热体质又得了太阳病，太阳病发展入内变为太阳阳明合病，这个病程的典型体现就是感冒最后发展成心肌炎的患者。我们有个患者就是湿热体质而外感，反复发热，输液都输了很多次，没有任何的缓解，最后用了甘露消毒丹，有了明显的疗效。一个湿热体质的人患感冒多是太阳阳明合病，用葛根芩连汤；如果是太阳少阳合病夹湿，就选用甘露消毒丹。葛根芩连汤为什么能治疗心肌炎？我考虑一是因为心肌炎湿热者多，二是葛根可以解肌，对于治疗皮肌炎也有作用。

【提问】条文中还有一个"喘而汗出"的症状，为什么会出现喘？

【回答】主要因为患者体内存在湿热之邪，湿热之邪往上走的时候患者就会出现喘的情况，往下走的话则行于肠，患者就会出现一些肠性症状。在葛根芩连汤中，葛根作用于上可以解肌，作用于下可以升阳。

【提问】葛根芩连汤可不可以加半夏？可不可以加麻黄、桂枝？

【回答】加半夏是没有问题的。本方主治湿热病，加半夏是正合适的，但是麻、桂不可以加，加进去方子的格局就变了，不再是一个治阳明湿热的方，变得不伦不类。葛根汤加入麻、桂，是因为它虽是主治太阳阳明合病，事实上更偏向于治疗太阳的病证，所以用麻、桂没有问题；本方也是主治太阳阳明合病，但是更偏向于主治阳明的病证，不再适合加入麻、桂。这个方还可以加上五苓散一起用，但是切记去掉桂枝，前文已经讲过湿热最不喜得桂枝。比如腹泻患者可在葛根汤中加五苓散，取分消水液之意。

太阳病，头痛发热，身疼，腰痛，骨节疼痛，恶风，无汗而喘者，麻黄汤主之。（35）

麻黄汤方：

麻黄三两（去节）　桂枝二两（去皮）　甘草一两（炙）杏仁七十个（去皮尖）

上四味，以水九升，先煮麻黄，减二升，去上沫，内诸药，煮取二升半，去滓，温服八合，复取微似汗，不须啜粥，余如桂枝法将息。

【提问】麻黄汤的应用要点在于两个字"无汗"，是不是一定它当作第一指征或者标准来应用？

【回答】并不是。我们用麻黄汤应该重在望诊，用望诊来区分实人、虚人，这样更准确。南京中医药大学的黄煌教授曾制定了一套经方体质划分标准，他把不同经方体质的人按照外在特征、面相脸型等加以详细阐述，用以区别实人、虚人用方，比问患者汗出与否更加准确。本条前世医家已阐述太多，且大家观点比较一致，我们不再重复讨论，只是需要注意麻黄汤的麻、桂、草比例一定要保持在3∶2∶1。

太阳与阳明合病，喘而胸满者，不可下，宜麻黄汤。（36）

【提问】如果不是胸满而是腹满，应该如何处理？

【回答】首先我们要确定一个问题，腹满会不会喘？腹满也是可以喘的，腹满而喘的用方其实在前文中已经出现过了，就是针对"喘家作"的桂枝厚朴杏仁汤。

【提问】此处没有表现出任何的阳明证的症状，用方也是麻黄汤，为什么要在开头写上"太阳与阳明合病"？

【回答】这是为了方便鉴别，并不是说这个条文针对太阳阳明合病的情况，而是在提醒我们去鉴别太阳与阳明的情况。这里的喘如果与阳明无关，那么就是用麻黄汤；如果与阳明有关，腹压升高会导致气喘，那么就是太阳阳明合病，"喘而腹满者，可下"，选用厚朴杏子汤。

太阳病，十日以去，脉浮细而嗜卧者，外已解也。设胸满胁痛，与小柴胡汤；脉但浮者，与麻黄汤。（37）

【提问】疾病的病程日久之后，是否一定会向他经传变？

【回答】本条文与上一条一样，它的重点在于提醒我们鉴别各种情况。首先"十日已去"代表的是病程发展，就是说得太阳病已有一段时间了，后面的一串文字主要想表达病程久了以后，病邪没有继续停留在太阳经这个地方不动。如果是胸满、胁痛的话我们就要开小柴胡汤。小柴胡汤是典型的少阳方，意思是有这两个症状的话，病邪就传到了少阳经了。条文结尾处在提醒我们，病程日久病邪也可能还在太阳经，"与麻黄汤"就阐述清了这个问题。并不是日程久了邪就不可以在太阳经，它仍然是可以在太阳经，留在太阳经则继续用麻黄汤。临床中常有外感患者，病程在二十天以上，但我们的处方开的是三拗汤，原因就在于此，因为邪留太阳，所以继续用麻黄剂。

【提问】是不是少阳病必呕、阳明病必渴？

【回答】并不是少阳病就必定有呕症，阳明病就必定有渴症，条文中的叙述其实是一种文学上的修辞手法，"呕"是为了提醒鉴别少阳病或者病邪到了少阳经的意思，"渴"则为提示病邪已至阳明经之意，并非实指。

太阳中风，脉浮紧，发热，恶寒，身疼痛，不汗出而烦躁者，大青龙汤主之。若脉微弱，汗出恶风者，不可服。服之则厥逆，筋惕肉瞤，此为逆也。（38）

大青龙汤方：

麻黄六两（去节）　桂枝二两（去皮）　甘草二两（炙）杏仁四十个（去皮尖）　生姜三两（切）　大枣十二枚（擘）石膏如鸡子大（碎）

上七味，以水九升，先煮麻黄，减二升，去上沫，内诸药，煮取三升，去滓，温服一升，取微似汗，汗出多者，温粉扑之。一服汗者，停后服。汗多亡阳，遂虚，恶风烦躁，不得眠也。

【提问】大青龙汤针对的是哪类患者？为何方中使用如此大剂量的麻黄？

【回答】本条是大青龙汤的条文，虽然字里行间没有明言，但仍然是一个太阳阳明合病的情况。大青龙汤与葛根芩连汤的不同之处就在于大青龙汤主攻外寒内热，葛根芩连汤主攻阳明湿热。这段临床表现所讲述的绝非是一个桂枝汤证，"脉微弱"实为少阴病脉微细之状，提示的是大青龙汤的禁忌证。少阴病患者绝对不能用大青龙汤，因为少阴病同样有烦躁症状，此为少阴之烦，用了大青龙汤后就会出现厥逆。

大青龙汤的药物组成涵盖了两张方子。一个是麻杏甘石汤，它是治疗外寒里热的基础方；另一个是越婢汤，主要作用在于利水，所以大青龙汤同样可以起到利水作用。一些有湿邪的患者，比如表现为水肿等等，这类人也是适合用大青龙汤的，可利水的原因在于方中应用了大量的麻黄。大青龙汤是峻猛重剂，方中用了六两麻黄，在行水方面有独到之处。现在的医生少用麻黄，原因是担心麻黄的发汗之力过强。其实我们前面已经讲过，麻黄的发汗功效更多的是依靠桂枝的帮助，如果单用大剂量麻黄会造成心率加快，一般不会过度发汗，因此针对健康人来说可以相对大胆使用。应用麻黄连翘赤小豆汤也是这个道理，如果麻黄剂量过少，此方是没有什么效果的。当然，我们也要留意患者的既往史，如果患者有心脏问题就一定要慎用麻黄。之前说了大青龙汤是峻猛重剂，所以也要留意患者的体型，实人方可使用。

【提问】如何鉴别大青龙汤与葛根汤？

【回答】这两个方子其实非常好鉴别。虽然它们的主治都属于太阳阳明合病的范畴，但葛根汤证还不具备明显热象，使用大青龙汤则需要患者有明显的里热之象才行。其实临床上运用大青龙汤的机会非常少，大部分时候我们都是用大青龙汤的变方——麻杏甘石汤。这是因为大青龙汤的药力太过峻猛，用了之后难免会有风险，但是麻杏甘石汤的药力相对缓和，用起来会更加安全。

伤寒脉浮缓，身不疼，但重，乍有轻时，无少阴证者，大青龙汤发之。（39）

【提问】"无少阴证"时用的是大青龙汤，若是少阴病患者，可选用何方治疗呢？

【回答】本条承接上一条继续讲大青龙汤。大青龙汤里的线索有两条，一是用麻杏甘石汤治疗"寒包火"，典型表现是医生触诊患者时感到躯体较凉，但用体温计测量就是高热不退；二是用越婢汤以行水，本条文中的"身重"其实就是有水在身的表现，同样是大青龙汤的证治范围。

条文后面仍然加了一句"无少阴证者"，来提示大青龙汤的禁忌证，即少阴病患者绝对不可用。如果病邪到了少阴，症状出现"脉微细，但欲寐"时，不能用大青龙汤，那么可以用什么方来治疗呢？其实，这是少阴病兼有水饮的情况，即为"少阴夹饮"，是典型的真武汤证，可以直接用真武汤解决。如果患者有水气，但尚未化热，这个情况就属于前面所讲的葛根汤主治范畴，可以在祛表邪的同时行水。其实《伤寒论》讲述的太阳病、阳明病等像是一条条公路，其中伤寒、中风或是其他某某汤证就像公路上的一个个站点，我们需要先判断站点属于哪条公路，才能决定合适的治疗方法及治疗方。

【提问】大青龙汤中的石膏发挥了决定性的治疗作用，但石膏仅仅是针对"烦躁"而设吗？我们应该如何应用石膏？

【回答】石膏绝非只是针对"烦躁"这么简单。从现代医学的角度来说，外感病多是病毒进入体内，之后"勾结"细菌，变为病毒加细菌作祟。伴发细菌这个时刻正好就是用石膏的时机，它可以截断病毒感染向严重细菌感染转变的过程。我们也可以在患者外感之初就加入石膏，提前预防疾病的传变，就好像在中间设立一堵墙，挡住病原体前进的脚步。如果医生有把握的话，也可以不加石膏，而是直接用三拗汤。在临床中，石膏用于预防继发性细菌感染、防止病势传变时，可以用至20g；在已有病情但并不严重时，可以用至30g；病情严重时，就用大于30g。

伤寒表不解，心下有水气，干呕，发热而咳，或渴，或利，或噎，或小便不利、少腹满，或喘者，小青龙汤主之。（40）

小青龙汤方：

麻黄三两（去节）　芍药三两　五味子半升　干姜三两　甘草三两（炙）　桂枝三两（去皮）　半夏半升（汤洗）　细辛三两

上八味，以水一斗，先煮麻黄，减二升，去上沫，内诸药，煮取三升，去滓，温服一升。

若微利者，去麻黄加荛花，如鸡子大，熬令赤色。若渴者，去半夏，加栝蒌根三两。若噎者，去麻黄，加附子一枚，炮。若小便不利，少腹满，去麻黄，加杏仁半升，去皮尖。

【提问】小青龙汤病机为表寒里饮，针对此类患者应用小青龙汤时应当注意哪些？小青龙汤是否可以久用？

【回答】小青龙汤是《伤寒论》中最重要的方剂之一，方子的应用范围非常广，呼吸科的疾病几乎都可以用小青龙汤搞定，所以像小青龙汤与小柴胡汤这种非常重要的方剂我们一定要背下来，方子、条文、加减法等一定要牢记。

首先我们分析条文，小青龙汤证的病机有二，一是伤寒表不解，二是心下有水气，也就是我们常说的表寒里饮。小青龙汤证的主症有3个：干呕、发热、咳；次症有5个：渴、利、噎、小便不利（少腹满）、喘。条文间虽未明言，但这个方主治的仍然是一个合病，即太阳与太阴合病。小青龙汤的患者往往是一个脾虚的人，这个病的根子在于体内的伏饮，当体内有伏饮的人得了外感，就是最典型的小青龙证。水饮一般都藏在脾的最深处，类比于西医概念可认为是免疫复合物。当没有外感的时候去查血，能看到少量免疫复合物；当已有外感后内外感召而发时再去查血，就可以看到大量免疫复合物，如白三烯、白细胞介素-1等炎症因子。此时患者就会咯吐大量的白色泡沫痰。

小青龙汤一般不可久用，短暂应用之后应该改用苓桂剂来调理，否则久用之后容易"拔肾根"，即出现冲气上逆的表现。还有就是刚才提到饮藏于脾，但水饮还有一小部分是藏在下焦里的，所以我们用一段时间消去中焦伏饮之后就要停用。如果久用，就会出现气上逆而冒的症状，这在《金匮要略》有完整的记录，小青龙汤服后而冒，用苓桂五味甘草汤、苓甘五味姜辛汤等治疗。但如果我们及时停方的话，后面就要用到张锡纯的一个专门用于小青龙汤服后的方子——从龙汤。

伤寒，心下有水气，咳而微喘，发热不渴。服汤已，渴者，此寒去欲解故也。小青龙汤主之。（41）

【提问】上一条小青龙汤条文中提到"或渴"，这条中又讲述"发热不渴"，到底是渴还是不渴？

【回答】渴与不渴正是小青龙汤的一个重要点，我觉得临床上大部分的患者应该是不渴，因小青龙汤病机"心下有水气"，水气在内所以不会渴，出现渴的人就是水饮已解。小青龙汤的核心其实是姜、细、味三药，后面我们会讲到小青龙汤的各种加减法，这些加减法中所有的药都有过变动，唯独姜、细、味是恒定不动的。干姜、半夏本身就有对于腺体的分泌抑制作用，抑制后就会感觉到口渴，口渴之后我们就会另换处方或是加减，原文中也有加减法，之前我们讲过小青龙汤不可以常用，因为会"拔肾根"。

【提问】小青龙汤在临床中用于喘、咳的治疗，那么它究竟是更适合喘还是咳？

【回答】实际上小青龙汤更适合咳症，而不是大家通常认为的喘症，条文中"咳而微喘"就是以咳为主，在临床上真正等到患者喘了之后用小青龙汤效果是不好的。此方还是主要针对伏饮，所以运用范围也是非常广泛，比如伏邪伏痰在内，可以用小柴胡汤去参、枣、草，加上姜、细、味，这就是小柴胡合小青龙汤，疗效是非常显著的。临床中可以看到小青龙汤证患者多咯吐大量的白色泡沫痰，但并不是说小青龙汤证必须有痰，伏饮在内并不是一定要通过痰的方式表现出来，还可以有很多别的表达方式，比如背心凉、过敏性鼻炎、关节积液，所有伏饮致病都属于小青龙汤的证治范围之内。《金匮要略》中言小青龙汤主要治疗的是溢饮，不过我们已经分析了伏饮之人皆可用之，只是要有加减变化，而加减中尤为注意方中三味主药定不可变，变了就不再是小青龙汤。小青龙汤的加减法很多，比如姜、细、味加柴、芩，虽都未用整方，但这就是小青龙汤合小柴胡汤的思路。祝谌予先生的过敏煎也可以在里面看到这一合方的影子，而这个方对于过敏性鼻炎非常有效。

【提问】小青龙汤不加减可不可以治疗发热？

【回答】是可以的，我们前面一直讲方中的核心药物姜、细、味，但不要忽略了它的原方仍然有麻桂合剂的成分，所以是可以不加减治疗发热的。

【提问】小青龙汤为什么不加杏仁？加减法中为什么可以去麻黄？

【回答】这个问题有争议。一部分人是非常不认同去麻黄的，他们认为麻黄在其中扮演着平喘的重要角色，我们前面说小青龙汤"拔肾根"，主要就在于这一味麻黄的作用。我以前在某医院进修时，看到很多医生将小青龙汤作为慢阻肺患者的主要用方，但后来他们发现有一部分患者用了小青龙汤之后痰饮不消，反而越来越多，最后只能转入 ICU 治疗。通过大量临床实践总结后，我们确认这就是小青龙汤"拔肾根"的结果。此痰由肾而生，自下而上，所以我们在加减中常常去掉麻黄，去掉麻黄的同时可以加上杏仁，仍然可以起到止咳之用。临床中碰到年龄很大、骨质疏松、血氧饱和度低的这类患者，一定不能草率"拔肾根"，而是要早早去掉麻黄，以防后患。"拔肾根"还有两种表现，一为呃逆，此情况在临床中常有发生，上一条文中也有提到"或噎"，原文中早已给出相应加减法，"若噎者，去麻黄，加附子一枚"；另一种表现是心慌，《金匮要略》中记载了服小青龙汤后的一系列病情及处方就是在详细阐述此种情况，"青龙汤下已……与茯苓桂枝五味甘草汤，治其气冲"，这就是对于心悸者的治疗办法。后面又有复咳之人，用桂苓五味甘草汤去桂加干姜、细辛治疗，方中看得出姜、细、味齐备，等于又回到了小青龙汤的思路。事实上桂苓五味甘草汤也是小青龙汤的一个变方，后面又言"复冒而呕"就再加半夏进去，服后若是有水肿则加杏仁进去，再服后若有"面热如醉"加大黄。这一系列完整的病程给我们提供了很多加减方法。看完之后我们应该明白，小青龙汤也是可以加大黄的。我非常佩服刘渡舟先生对于水证的辨别，他的见解非常独到，比如以水色、水斑等等辨其内有水气，我们临床中可以参考这套办法。

【提问】小青龙汤和大青龙汤的区别是什么？

【回答】我们分析方子首先对比药物，大青龙汤中麻黄用六两，小青龙汤中麻黄用三两；大青龙汤麻桂比例为3：1，麻黄汤中麻桂比例为3：2，小青龙汤中麻、桂、芍的比例则为1：1：1。芍药可以缓解麻黄的一部分力量，加上小青龙汤中麻黄的比例较低，因此它的麻黄之力较弱。最强的麻黄剂应该是大青龙汤，次之是麻黄汤，最弱是小青龙汤。这又是一个实人用方、虚人用方的区别，大青龙汤证实为太阳阳明合病，小青龙汤证实为太阳太阴合病。我们常讲实则阳明，虚则太阴，在这里就有具体体现。阳明线是麻杏甘石汤—大青龙汤，太阴线则是桂枝汤—阳旦汤—小青龙汤。

张锡纯外号张石膏，大家都说他是石膏之王，他常用的一个方子就是小青龙加石膏汤。这个方其实是一个过渡方，用于小青龙汤与白虎汤的中间过渡，兼有小青龙汤证和白虎汤证的患者就加石膏。小青龙汤的对立方是白虎汤，这是陶弘景的一个思想，以肾立极，此为五行立极法，左为小青龙汤，右为白虎汤，上应朱雀为黄连阿胶汤，下应玄武用真武汤。他的一系列思想主要体现在《辅行诀》中，此处不一一叙述了。张锡纯创立从龙汤，"从"即是跟从之意，就是专用在服过小青龙汤之后的一个方子，方中包含着石膏、龙骨、牡蛎。石膏在其中可以起到防止"拔肾根"的作用，龙骨、牡蛎能起敛气不敛邪的作用，这种用药思路在张锡纯的来复汤、既济汤中皆有体现。

太阳病，外证未解，脉浮弱者，当以汗解，宜桂枝汤。

（42）

【提问】前面一直在讲麻黄汤系列方，为什么这里突兀地出现一个桂枝汤？

【回答】条文中讲"外证未解"，我们通常认为这里描述的是患者已经经过了治疗，然后表证没有好转。太阳病用麻黄汤治疗后没有好转，那么还能不能再继续用麻黄汤？麻黄汤、桂枝汤的不同在于是否有汗，但我们也曾讲过关键要抓住实人与虚人之别。若是真要把汗当作第一指征，那就只能感受患者皮肤湿润度。皮肤湿润的人就是桂枝汤证的范畴，皮肤干燥的人就属于麻黄汤证的范畴。此外还要关注患者的脉象还浮不浮。最后条文中给的桂枝汤，在于提醒我们发汗重剂不可多用，用则一定要慎之又慎。

太阳病，下之微喘者，表未解故也。桂枝加厚朴杏子汤主之。（43）

【提问】太阳病为什么要用下法？此处的"下"是下法还是清法？什么情况应该用下法？现在下法还常用吗？

【回答】现在临床上很难见到下法的使用了，但是现代医学中很多常见的治疗方法可以起到下法的作用，例如输液治疗就可以看作是下法。因为药液寒凉，很多患者在输液后都会出现腹泻症状，像桂枝汤证的患者本就属于虚人，所以有时患者在输液后反而会加重哮喘，或者出现一进食就腹胀的情况。现代医学的普及程度更高，又是以输液为主要治疗方式，所以桂枝汤证的人误用下法的情况很多，这个时候就可以用桂枝加厚朴杏子汤进行治疗。这张方子同样适用于胃肠型感冒，可以加入大黄，适时以下之。很多患者心存怀疑，输液花了几百元甚至上千元都还没治好，而这张方子不过十几味药，花费几十块钱，就能治好病吗？我们千万不要觉得方小就一定效力差，其实方子小，药力反而就更加专注，更加迅速，前文讲述的单刀之法就是这个特点。条文中的"下"不单纯指下法，清法也包含在其中。

【提问】这种情况可不可以用理中汤治疗？

【回答】可以。理中汤加上桂枝就是桂枝人参汤，原书中就有这种化裁。

【提问】麻黄汤、大青龙汤、小青龙汤、桂枝厚朴杏子汤的主治都有喘息症状，如何进行鉴别？

【回答】麻黄汤治疗的喘证是一种外感表实的喘证，小青龙汤治疗的喘证是由内饮引动而喘，大青龙汤治疗的喘证是里有热而致喘，桂枝厚朴杏子汤治疗的喘证是脾虚外感而致喘。这里结合肺与大肠互为表里的理论更容易理解，不再赘述。

【提问】治疗伤寒为什么总要先解其表，再顾其内？

【回答】这是伤寒与温病的重要区别之一。我们常说伤寒重阳，汗药宜早，下药宜迟。因为下法用早了就会损伤身体阳气，伤寒多是因外感而来，阳为卫外，伤阳则防线崩溃不可抗邪。相反，温病则更侧重于阴，因为温病所述多是伏邪致病，由体内向外发展，内之热甚必伤及阴，所以一般会早用下法。吴又可云："承气本为逐邪而设，非专为结粪而设也。"在临床上，我们常用的蒿芩清胆汤加大黄就是典型例子。伤寒怕伤阳，所以即便需要用下法也要有诸多铺垫在前，此处可以参照调胃承气汤的条文，在应用调胃承气汤之前要先用好几张方子，就是为了避免伤及脾胃之阳。

太阳病，外证未解，不可下也，下之为逆。欲解外者，宜桂枝汤。（44）

【解析】这一条文承接上一条，继续阐述误用下法的严重性，临床上必须慎之又慎。若是遇到脾胃本虚的患者又该用下法，那应该如何处置呢？应当用桂枝汤加大黄，桂枝汤可保护脾胃，大黄可下邪，简单有效。

【提问】是否可以通过调脾胃来通便？

【回答】理论上是没有问题，但是我们要考虑一个问题：求医的患者多是数日没有大便，如果通过调脾胃来通便的话效果太慢，患者难以等待。所以可以先用桂枝汤加大黄迅速通便，之后再来慢慢调养脾胃。

太阳病，先发汗不解，而复下之，脉浮者不愈。浮为在外，而反下之，故令不愈。今脉浮，故在外，当须解外则愈，宜桂枝汤。（45）

【提问】是否可以通过脉象判断病邪是否还在表？

【回答】病邪侵犯人体之时，正邪发生斗争，此时病位一般在体表、在太阳经。下法是一种很伤正的攻法，容易导致正虚，之后患者的病机就不是单纯的太阳病了，可能存在多经合病。前文言"虚则太阴"，如肝炎患者早期症状像感冒，经过治疗后症状消失，但事实上已经进入了乙肝病毒慢性病期，病毒在体内复制，最后皮肤黄染的时候都已经到肝腹水的阶段了，这时该用柴胡桂枝干姜汤。所谓"实则阳明"，若是一个实人，经过一番治疗，表现就比较剧烈，其肝功指数会急速恶化，进入急性肝炎期，演变成一个大柴胡汤证。临床中肝炎的前期症状多像感冒，但医师不可能让每个患者都检查乙肝病毒和肝功能，所以要多多注意疾病的鉴别，仔细观察。若是使用了下法病位仍然在表，就可以使用桂枝汤治疗。

关于脉象，我认为更多在于表达病机、病势的状态。脉象有时候只能作为参考，并不能为主要诊治依据。浮脉不一定就是表证，沉脉也可能是表证的脉象。

【提问】"反下之，故令不愈"是代表疾病进入慢性期了吗？

【回答】是的。在使用下法的时候，"脉浮"说明仍有表证，疾病还未入里而使用下法的时机过早，就可能会伤及人体的正气，导致正气不能奋起抗邪，病程也会延长，进入慢性期。正气不能立即逐邪，而此时的脉还为浮、缓、弱脉，提示正气受损，此时的邪气还不弱，最好用桂枝汤治疗。举例而言，倘若感冒2周以上还未痊愈时，这时就不能用麻黄汤了，而应当选用桂枝汤治疗才对。

太阳病，脉浮紧，无汗，发热，身疼痛，八九日不解，表证仍在，此当发其汗。服药已微除，其人发烦目瞑，剧者必衄，衄乃解，所以然者，阳气重故也。麻黄汤主之。（46）

【提问】后世有医家认为此条不是伤寒，应当归属于温病，那么如果是温病又当考虑用何方呢？

【回答】在张仲景写《伤寒论》的时代，还没有后世的温病学理论，而这条介绍的是典型的温病情况。无恶寒只发热，用伤寒方去解病不得好转，条文提示病邪可能已经入血。如果强行用麻黄法，从血分转到气分跨度太大，患者身体必然出现一系列的排病反应，例如"发烦目瞑"，严重时还会鼻衄。温病本来就属热证，用麻黄汤系列方就是火上加油。

既然是温病，那我们能不能用温病方来进行治疗，避免这些排病反应呢？肯定是可以的，如银翘散就很合适。虽然我们是在学《伤寒论》，但学《伤寒论》的人一定不能排斥温病学理论，掌握温病学理论后可以避免很多麻烦。按条文来分析，患者很有可能用的是大青龙汤，而大青龙汤是麻黄重剂。为了避免应用麻黄汤后鼻衄不止，我们可以改用麻杏甘石汤，此方麻黄含量相对较少，可以减轻或是防止排病反应的发生；也可以将麻黄汤提前去桂。若排病反应已成，则有三种善后的方法：一是在麻黄汤中加入知母这类寒凉滋阴之品，效仿张锡纯的麻黄加知母汤，便可止住鼻衄；二是应用银翘散，去掉淡豆豉再加上丹皮、生地等，这是遵循《温病条辨》原文中的加减；三是用玉女煎，不过玉女煎虽是表里兼顾，但更偏向于里，其中以牛膝达到下血的目的。

太阳病，脉浮紧，发热，身无汗，自衄者愈。（47）

【提问】既然衄者可愈，那我们可不可以使用放血疗法？

【回答】这一条紧密承接了上条，讲述了排病反应。有排病反应不要太过着急，这是一种好事，代表着疾病将愈。

放血疗法是绝对可行的，不过需要考虑现代人的接受度，以及安全性是否有保障。例如大热之人，放血之后热邪尽退，继而患者体温骤降，发生其他危重情况；或是患者本身有其他疾病，被放血疗法诱发出来。所以我们务必要重视放血疗法的安全性。其实有一个更安全的疗法——刮痧。这种疗法非常安全，而且随时随地都可以操作，方便简捷。若是没有刮痧工具，可以用更简单的拍打疗法代替。双手拍打臂弯，在出痧后病情就可以缓解很多。这个方法还适用于醉酒之人，通常在出痧后酒就醒了。针对病未入血的患者，依然可以使用上述方法治疗，解表效果很好，不一定非要病入血分才可以使用。

【提问】通过放血带走血中之邪，但是表邪仍然没有解，但条文中却说是"愈"，那么表证是怎么愈的呢？

【回答】放血疗法的作用很强，要强于汗法和其他办法，表邪也会随着失血一起排出，所以痊愈。其实临床上很多高热患者，在住院后体温就迅速下降，这是为什么呢？就是依靠放血疗法。现在每个患者入院要做一大堆检查，要被抽掉好几管血，这也可以被视为是放血疗法，因此患者的症状就缓解很多，而且预后通常比其他不抽血的患者要好，好转速度也更快。

二阳并病，太阳初得病时，发其汗，汗出先不彻，因转属阳明，续自微汗出，不恶寒。若太阳病证不罢者，不可下，下之为逆，如此可小发其汗。设面色缘缘正赤者，阳气怫郁在表也，当解之、熏之。若发汗不彻，不足言，阳气怫郁不得越，当汗不汗，其人烦躁，不知痛处，乍在腹中，乍在四肢，按之不可得，其人短气但坐，以汗出不彻故也，更发汗则愈。何以知汗出不彻？以脉涩故知之也。（48）

【提问】如何把握太阳阳明并病的表现及治疗？

【回答】该条文揭示了太阳病转变的几种情况：一是太阳病转入阳明，表现为"汗出，不恶寒"；二是太阳阳明合病。此外还为我们讲述了治疗方法，一是可用葛根汤或桂枝汤小发其汗，二是发汗不彻时可用大青龙汤或麻杏甘石汤大发其汗则愈。

【提问】对于太阳阳明并病，可否用麻杏甘石汤治疗？

【回答】此条文开始讲述并病。并病一般有三种表现方式，一为一阴一阳并病，称为两感，例如太阳少阴两感；二为两阳并病，如太阳阳明并病；三则为两阴并病，这个就太常见了，三阴本就是递进关系，如治疗厥阴病的方中可以找到治疗太阴、少阴的药物。条文还提示是一个太阳阳明并病，可用前文中的大青龙汤，以及大青龙汤的变方麻杏甘石汤来治疗。"解之熏之"是外治的意思，可用来解决身体内部问题。太阳阳明的情况我们也可以用葛根汤来治疗，葛根汤与麻杏甘石汤的主要区别就在于葛根汤证更偏向于寒象，麻杏甘石汤证偏向于热象。若是太阳少阳并病，我们就可以用柴胡桂枝汤。对于这种并病的情况，像大青龙汤、麻杏甘石汤就更着重于表里双向同治，而葛根汤、桂枝汤这类就只强调单向作用于一经。脉涩是为了提示病机，而不是单纯让医生寻找涩脉的脉象。

脉浮紧者，法当汗出而解。若下之，身重心悸者，不可发汗，当自汗出乃解。所以然者，尺中脉微，此里虚，须表里实，津液自和，便自汗出愈。（49）

【提问】身重心悸之人，为何自汗出才能愈？可否用药物助其痊愈？

【回答】这一条开始讲述汗法的一些禁忌证和注意事项了。条文中明言身重心悸的这类患者是不可以用汗法的，只能等患者自己发汗才行，后面言是里虚，必须要"须表里实，津液自和"，这样的人才可能自己出汗让疾病好转，为填补里虚可用小建中汤。小建中汤是桂枝汤的升级版，桂枝汤本就是虚人用方，这点基本在医家中已达成共识。这里的心悸是由阴虚引起，条文中指明现在的情况就是要自己出汗才能好，但是现在患者处于里虚状态，出汗的条件要达成里实，所以是发不出汗的。津液已伤，阴已虚，尺中脉微也是表达了这一点，我们对这一类患者用小建中汤的时候就可以酌情增大芍药的量来促其阴复。

一般的虚人感冒在家里没有药应该怎么办？第一个办法是可以像桂枝汤服法那样喝热粥，盖被子；第二个办法可以把一般家里常备的卤料拿出来，挑出里面的肉桂，再切两片生姜一起熬汤喝，这就是一个简易的桂枝汤。如果没有卤料也可以用豆豉，同样是辛温之品。

脉浮紧者，法当身疼痛，宜以汗解之。假令尺中迟者，不可发汗。何以知然？以荣气不足，血少故也。（50）

【提问】汗法的禁忌证明确有阴虚证者不可发汗，但是阴虚是不是一定不可以发汗？如果要发汗怎么操作？

【回答】此条文紧接上条，继续讲述汗法的一些禁忌证。上一条我们分析出"身重心悸"是因为阴虚引起，这条表明"血弱"也是阴虚证的表现，同样不可发汗。其实这条禁忌证没有那么绝对，阴虚同样也可以发汗，加减葳蕤汤就是一个典型的滋阴解表法的代表方。

脉浮者，病在表，可发汗，宜麻黄汤。（51）

【提问】"可"与"宜""主之"的含义是否有区别？"病在表"可不可以不发汗？

【回答】"可"可以从两个角度去理解，第一个意思是"可以选择，也可以不选择"，提示病在表可不发汗。《伤寒论》中的汗法主要以麻黄汤和桂枝汤治疗为主，多是辛温之性。如果病在表，以辛凉之法治之，基本上就不会出汗，从而达到表证不从汗解的效果。在后世中，以治疗温病为主的医家雷少逸就擅长用辛凉解表法来针对表证治疗，这正是典型的表证不从汗解的例子。

第二个意思是可以发汗，但是又有一定的风险性，需要医师根据情况而决定。这涉及医师如何选择合适的方剂，因为条文中并没有给出详细的病证表现。例如临床上遇到一个营阴不足的患者，现在需要用麻黄汤，那么应该如何发汗还要顾护营阴不足？后世医书《外科全生集》中记载了阳和汤，可称之为阳和法，其中加入熟地黄来克制麻黄的功效，我们碰到此类患者就可以用阳和法进行发汗。

【提问】脉浮是否一定是表证?

【回答】脉浮的问题在之前的条文中提到过一两次,脉浮并不一定是表证。在《伤寒论》全书中有很多关于脉浮的条文,但并非都是表证,如阳明病篇、虚劳病篇皆有浮脉,同一本书里面的鉴别证据是最有效力的。我们可以在"阳浮阴弱"的病理模型上看到这一点,其人阳浮于外,阴弱于内,脉象基本属于浮脉状态,但可以一言决断其人为表证吗? 不能! 更年期综合征就是典型的阳浮阴弱,但肯定不属于表证的范畴。

【提问】我们应该如何去阅读古代医书?

【回答】越早成书的书籍,文字就会越简易。在早期没有造纸技术或是造纸技术并不完善的时候,书籍很难用得上纸,因此都以竹简的形式来记录文字,因为竹简笨重刻画不方便,故而行文都是简而言之。我们在阅读的过程中就应该反向去思考,例如本条文言"可发汗",就要去思考一定可发汗吗? 可不可以不发汗? "宜麻黄汤"就要去思考是不是一定非麻黄汤不可? 这样带着问题去阅读去思考,就能得出更多的信息。

脉浮而数者,可发汗,宜麻黄汤。(52)

【提问】若脉浮数,可不可以直接用银翘散?

【回答】此条文未说明患者的临床表现,只是说明了脉象。从脉象看,"浮数"完全可以被看作是外感风热的脉象,可以直接用银翘散治疗。所以就牵扯了另外一个问题:数脉是否一定是热象? 不一定。数脉也有主寒或其他的情况,并不一定显现于热象。若为寒象,用麻黄汤就肯定是没有错的,若是主热应该用什么方? 仲景时代,中医界还没有银翘散这张方子,此时若是还用麻黄汤会出现什么情况? 热证用辛温的麻黄汤，此为热者热之，反其治也！两热相并，最有可能出现的情况是麻杏甘石汤证。麻黄继续用，再加入石膏以牵制里热，也有部分患者在服用麻黄汤时就病解了。有人认为风热之邪在内，用辛温汗法"火郁发之"，最后同样可以病解。这个说法从原则上来说是错误的，因为这样虽能起到解表的效果，但风险极大。条文中也言"宜麻黄汤"而不是主之，由此可知并非用麻黄汤就能解决全部问题，它只能解决部分问题。

【提问】患者出现浮数脉，可不可以被看作是表里皆病？

【回答】肯定是可以的。麻杏甘石汤就已经是一张表里同治的方子，且现实临床中往往没有那么单纯的病证，标准的太阳病、表证、麻黄汤证等很少，患者更多情况是表里皆病、虚实夹杂的状态。

病常自汗出者，此为荣气和。荣气和者，外不谐也，以卫气不共荣气和谐故尔。以荣行脉中，卫行脉外，复发其汗，荣卫和则愈，宜桂枝汤。（53）

【提问】所谓"营行脉中，卫行脉外"，那么中医如何认识营卫以及营卫之间的关系？

【回答】条文中阐述的"荣气"即是"营气"的意思，中心问题就是"营"与"卫"，营卫之间出现了不和谐的状态，这是自汗出的问题所在，必须先弄懂"营"和"卫"之后才有能力来解决这个问题。

营卫可以从很多层面上解读，比如从阴阳的角度出发去理解营卫，卫是属阳的一方，营是属阴的一方，《黄帝内经》中有言："阴在内，阳之守也；阳在外，阴之使也。"卫气即可看作守阴之阳，营阴则是使阳之阴，条文中言及营卫现在属于不和谐的状态，卫气不能顾护营阴，营阴不能和卫气交汇，所以患者常常自汗。《黄帝内经》言："人受气于谷，谷入于胃，以传与肺，五脏六腑，皆以受气，其清者为营，浊者为卫，营在脉中，卫在脉外，营周不休，五十度而复大会，阴阳相贯，如环无端，卫气行于阴二十五度，行于阳二十五度，分为昼夜，故气至阳而起，至阴而止。"营卫本为一物，功能不同，两者从阴阳角度去解读应该是最合适不过。

条文言及卫行脉外，营行脉中。人体睡眠之时，阳气由睛明穴入至泥丸穴，从现代医学角度来说，松果体开始分泌褪黑素引导人们进入正常睡眠；接下来阳气就会行于心，行至心时还并不能够入眠，需要由心交于肾，最后阳气降于肾中，整个人就可以进入一个安稳的睡眠状态之中。由此可知，卫阳之气并非全是行于脉外，也有入脉中之时。

关于营卫我们也可以从气血角度去分析，就是我们常说的卫气营血概念。阳化气，阴成形，气者无形之物，血者有形之质。卫气在人体之中是看不见的，它代表的是人体的部分生理功能；血就是人体之中能够用肉眼或者设备观察到的物质，例如我们查血常规发现血红蛋白降低，正是"血"出现了一些问题。

条文中说"荣气不和，外不谐也"，那么有没有卫出现了问题而营没有问题的情况？从气血角度来分析，这个理论是可以成立的。人体出现了某些功能性症状但在有形之质的查验中却没有任何异常指标，很多功能性疾病都属于这个范畴之中。

条文的核心在于如何去正确看待营卫，明白了营卫的概念之后，我们就可以以营卫为核心来着手诊治疾病，在方剂的选择上也是用了桂枝汤。桂枝汤被医家们认为是"群方之首"，因其方中自成阴阳，可调和阴阳也可调和营卫，桂枝即是方中之阳，白芍即是方中之阴。

【提问】通常认为本条文是一个典型的"阳浮阴弱"案例，若是阴不弱又会变成什么情况？

【回答】其实阴弱与不弱并非很重要，因为阳浮的情况在，阴弱或是正常都会呈现出汗出的表现。举个例子，阴阳关系就像龙行水中，龙阳水阴，现在龙变大，水变浅，水不能蕴养龙，自然飞腾而上；那现在龙变大，水没变，水仍然是不足以再装下龙，最终结果是龙一样会飞腾而上，也就是人体形成自汗的表现。

【提问】为何患者自汗还要发其汗而愈？

【回答】前面说了这是一个"阳浮阴弱"的案例，患者汗出的主要原因是阳浮，解决的重点也在于如何改变阳浮的状态，中医理论中汗出伤阳，所以发其汗损其多余浮越之阳，使其回归于常态，如此汗出可止。除此以外，条文中叙述为自汗，自汗一般是微微汗自出之意，患者绝对不是大汗出、暴汗、阳脱等状态，更像是一个微微有汗、似发汗而不彻之状，如此医师就反而使患者发汗，使其汗出彻底，营卫可和谐而处，自然自汗可止。

桂枝汤是一张神奇的方子，它的理论在于阴阳平衡。阴阳是一个动态平衡的整体，两者不平衡则交融之态会出现停顿，桂枝汤则是使人体阴阳重新交融，让多余的阳或阴转移一点到对方，使阴阳重新达到平衡且交感互藏的状态，整个人体就可以呈现出"阴平阳秘"，自然不再有病证。

桂枝汤可以调和阴阳，也可看作是"开阖枢"中的"阖"，例如无汗症的治疗亦可选用桂枝汤。无汗症很多时候直接用发汗剂是没有用的，治法应该先阖，所以我们先用桂枝汤给患者调和营卫，让其身体满足可以发汗的条件，即调理为"阖"的状态；再用麻黄汤以"开"，自然就可以解决无汗症。开阖枢理论与和营卫理论一样可以作为核心思想来诊治诸多病证。和营卫的处方在《伤寒论》中并不是只有桂枝汤，炙甘草汤、小柴胡汤同样可以起到这个作用。

病人脏无他病，时发热，自汗出而不愈者，此卫气不和也。先其时发汗则愈，宜桂枝汤。（54）

【解析】此条文同上条连贯，互发其义，同样是针对卫气不和的问题。条文开头言患者脏无他病，事实上"阳浮阴弱"并非是一种病，而是一种生理状态的总结，发生在一些特殊时期之中，如更年期综合征、妊娠期都是典型的"阳浮阴弱"模型，可以把它看作是一种特殊体质，在临床上只要把握好这种状态去思考用药即可。医师要考虑到阴已弱，用药时切忌伤阴。

【提问】"时发热"的意思是定时发热还是时常发热？

【回答】是否定时发热的意义并没有那么重大，我们只要知道本病用桂枝汤去处理即可。至于定时与否，没有确切的答案，或许临床上部分患者是有定时的发热，另一部分患者是无定时的发热。关于用药上的考虑，有定时者先于其时服药即可，无定时者就按现代常规每日三次饭前服用即可。

【提问】此处说的是"宜桂枝汤"，那么临床针对此类患者还可用哪些方治疗呢？

【回答】桂枝汤用在患者身上是一个先扬后抑的状态，患者本自汗出，服药后汗出更强，然后慢慢地归于不再出汗的状态。治疗方面也不是用桂枝汤通治所有人，也要区分情况。如果遇到更年期综合征的患者，用逍遥散或许更加合适；碰到少阳体质的人，发汗在少阳欲解时，也应该考虑小柴胡汤；若是碰到一些老年患者或阴弱更甚的患者，用桂枝汤也并不合适，应转用六味地黄丸或是麦味地黄丸，也可以用六味地黄丸合桂枝汤，也就是金匮肾气丸加上白芍。

伤寒，脉浮紧，不发汗，因致衄者，麻黄汤主之。（55）

【提问】麻黄汤被认为是伤寒主方，患者寒邪外束，阳郁其内，那么为什么会出现衄血？

【回答】衄血在之前的条文中已经出现过了两次，同样是外感，前文是作为一种自愈方式的讲解，衄而病解。本条文未言病愈而需再用麻黄汤，其实衄血就是人体给出的信号，阳在内郁而不得发，必寻路外出，所以从血分出，用麻黄汤即是汗代衄解。伤寒不只可以通过衄解，还可以通过斑解，这也是一种从血分走的情况，只是在人体的表现方式不同。

【提问】血证是否就一定是病重情况？

【回答】现代教育体系下，很多中医教师告诫学生：疾病一旦入血分或发展为血证就进入了重病阶段，之后治疗会非常困难。但是，入血分就一定是病重吗？医院的 ICU 最怕患者在病程中出现上消化道出血、应激性溃疡等问题，病程发展到这个阶段大部分患者基本救治不回来了，这肯定属于血证；但条文之中的衄血也可以算作血证，明显属于轻症，两者之间大不相同。由此可知，血证也分轻重缓急，并非所有的血证都是病重的表现。

【提问】为什么表证要从血而解？

【回答】通常以为血证是病重、入阴的疾病表现，但是刚才我们阐述了血证也分轻重，现在要说明血证也并非全然在阴经，三阳经同样可以有血证的存在，例如太阳经血证用抵当汤治疗。血证有层次之别，轻重之分，而衄血更像一种自愈行为或排病反应。正如之前说桂枝汤发汗而自汗愈，整个过程先扬后抑。

【提问】是否可以不用麻黄汤，而用桂枝汤？

【回答】可以。桂枝汤的发汗效果在麻黄汤之下，麻黄汤是一个偏阳的方，桂枝汤是一个阴阳和合的方，而且衄解本来属于排病的过程，不用药也可以待其自复，用效力较弱的桂枝汤是不会错的。但桂枝汤力量有限，不如用麻黄汤更加合适。当然，并不是所有的衄血都可以用麻黄汤去解，一定是外感表证并有衄血的情况下才可以运用麻黄汤，没有外感表证时还是要辨证论治选择合适的方子。

伤寒，不大便六七日，头痛有热者，与承气汤。其小便清者，知不在里，仍在表也，当须发汗，若头痛者，必衄，宜桂枝汤。（56）

【解析】前面的条文都提到了汗，而在本条中就没有说汗的问题，选方也仍然是桂枝汤。太阳病开篇的条文提示无汗麻黄汤主之，有汗桂枝汤主之，而此处不再言汗与不汗，所以汗与不汗并非要用手摸是否出汗，更多的是把两个方剂进行了对比，一个用于表实无汗，另一个用于表虚有汗；一个发汗力强，另一个发汗力稍弱。

条文的阅读应当为"伤寒，不大便六七日，头痛有热者，其小便清者，知不在里，仍在表也，当须发汗，若头痛必衄，宜桂枝汤。"这样一调整，整个条文清晰明了。

【提问】文中说宜桂枝汤，那可不可以用麻黄汤？

【回答】此条文中出现衄证，头痛兼夹衄血，前面我们常说麻黄汤用于衄证是一种"火郁发之"之法，这里的衄并不是一种火郁其内的表现，兼夹头痛似是一种阳气上冲的表现，暗合"阳浮阴弱"的机理在其中，同时我们用方并不是单纯地解决衄，条文中出现了不大便、头痛、衄，用方应该兼顾三者才行。麻黄汤没办法通大便的，而桂枝汤是可以的。桂枝汤内含有白芍，可以加大白芍的用量到30～40g来通腑，也可以用桂枝汤加入大黄来通便，也就是本书中记载的桂枝加大黄汤。

【提问】条文还给了我们一个另外的提示，不解大便是不是一定就是阳明病？

【回答】答案是不一定。像本条文虽不解大便，但病在太阳而非阳明。临床中还有上下窍相互影响的情况出现，曾有一个小男孩几日不解大便，兼有鼻塞，上一个医生开具的处方中加入了30g生大黄，但是仍然没能通便；我们开具的处方中只用了6g酒大黄，但立刻给他把大便泻下来了，因为方中还加入了宣肺、通鼻窍的药，这正是肺气不降、腑气不通理论的体现。

伤寒，发汗已解，半日许复烦，脉浮数者，可更发汗，宜桂枝汤。（57）

【提问】此处为何要用桂枝汤，而不是用麻黄汤？

【回答】条文中说发汗已解，表示已经用过一次药了，患者患的是伤寒，应该用麻黄汤解决，现在又出现了一些临床表现，给出的解决方案是运用桂枝汤再次发汗。其实结合以前的条文来看"脉浮数"应该是属于麻黄汤的一个应用线索，此处改用桂枝汤，是想给我们传达用药须谨慎之意。麻黄汤属于峻猛之剂，不可久用于人，已用过麻黄汤，恐峻剂伤人，所以用发汗力更轻一些的桂枝汤，也可以选择桂麻各半汤一类方剂小发其汗。从桂枝汤的煎服法中，不难看出仲景对于用药把握得非常谨慎，提倡一种药不必尽剂的观念。

凡病若发汗，若吐，若下，若亡血，亡津液，阴阳自和者，必自愈。（58）

【提问】为何误治之后，阴阳还能够自和？

【回答】条文的重点在于阴阳自和。天地是一个阴阳整体，人体同样是一个阴阳整体，身体中的阴阳呈动态平衡，是一个完整的机制，可以自行调节身体出现的一些问题。我们使用中药的目的也并不是像现代医学一样见招拆招，如见疼痛就止痛，见病毒就抗病毒，见细菌就杀细菌等。我们的目的还是去调动、激发人体自身的抗病机制，让人体自身与疾病相抗衡，正是《黄帝内经》所言"正气存内，邪不可干""阴平阳秘，精神乃治"。所以阴阳自和的人不需要去做任何治疗，他是可以通过自我调节而愈的。阴阳自和的思想也可以体现在现代医疗之中，如一些患者在某些应激情况下血压偏高，如果立刻采取降压处理，患者很可能出现危急情况。因为人体阴阳会自行调整，当出现了较高的血压之后，自我调节可使血压有回落趋势，这个时候再加上降压药的作用可能变成一个低血压的危急情况。在观察各类化验指标的时候，看到阳性不要太过着急，因为测取的只是一天中的一个单一节点，应该再观测观测，或是分时间段来测取，要从全局层面去考虑问题。如果是正常的阴阳调和的情况，就不要贸然地去打破它。

大下之后，复发汗，小便不利者，亡津液故也，勿治之，得小便利，必自愈。（59）

【提问】如是临床遇到此类患者，我们当如何应对？

【回答】第59条及第60条皆是失治、误治的情况，本条文属于不需要用药的情况，但医师偏偏自作主张用药去治疗，这是一种多余的举动，然后导致了不良后果。下后又汗，导致津液之失。中医学发展至今出现了许许多多的派别，最为强调病邪伤阴的就是温病学派，而伤寒学派更强调病邪伤阳，但并非只言伤阳，同时也强调伤阴。

如刚才所说，这种情况不需要治疗，但患者已经有了临床表现，这时我们应该如何去处理呢？刘渡舟先生的意见是通过生活调理来消除这种临床表现，保持良好的生活状态使身体慢慢恢复，可谓是于不治中治之。但在现实生活中，门诊的患者已经挂了号，总不能直接叫他回家养着就行吧？在这种情况下我们可以从调理脾胃的角度开方，或是考虑促进其阴阳和合，如用柴胡桂枝汤等。

下之后，复发汗，必振寒，脉微细。所以然者，以内外俱虚故也。（60）

【提问】之前说过，后世的温病学派最强调病邪伤阴，一些温病学家在外感病的治疗上就强调早用清热解毒药，应用下法宜早，而本书中又多处强调忌讳外感用汗、下之法，因为用后疾病就会出现很多变数，那我们临床中到底应该如何把握？

【回答】学校的教材中常常会将疾病分为几个明确的证型，但模型过于标准，临床中往往没有这样的患者，这正是现有知识体系难以支撑临床工作的原因所在。例如一个阳虚的患者出现外感表证，我们需要用汗法治疗，阳虚却又忌汗出，我们应该如何处理？这些都是教材之上不会存在的一些东西，处理之时行补汗兼施之法即可，照顾好阳虚的同时去发汗。

下之后，复发汗，昼日烦躁不得眠，夜而安静，不呕不渴，无表证，脉沉微，身无大热者，干姜附子汤主之。（61）

干姜附子汤方：

干姜一两　附子一枚（生用，去皮，破八片）

上二味，以水三升，煮取一升，去滓，顿服。

【解析】条文中先言下后言汗，重点在于表里治法的先后顺序上。部分条文一直强调表里同病必先解表，而后面关于三阴经的部分条文中又称可先解里，那么究竟应该先解里还是先解表？以我们现在观点来看未必不可以行表里同治之法，像后世方剂中的双解汤就是典型表里双解的方剂之一，《伤寒论》亦有大柴胡汤等方剂，亦是双解之法的体现。

【提问】条文中"不呕不渴，无表证"如何解读？

【回答】条文的描述并非是指单纯的不呕、不渴、无表证这三个临床表现，而是作为三阳经病证的鉴别之意。呕即是少阳病之表现，渴即是阳明病之表现，表证即是太阳病之表现。条文中主要症状是烦躁，三阳经病证亦有烦躁症状，故而需提出鉴别之意。三阴经病证也有烦躁之症，脉沉微与身无大热也是意在鉴别。综合以上情况，本条文属于邪入三阴，是邪入三阴中的少阴烦躁。

【提问】干姜附子汤与四逆汤之间的区别是什么？

【回答】干姜附子汤的成分是干姜一两、生附一枚，四逆汤的成分是甘草二两、干姜一两半、生附一枚，很容易看出这两者之间剂量差距不算大，而重点在于有没有甘草。甘草有缓急之效，所以四逆汤比干姜附子汤的效力更加缓和，此处用干姜附子汤更偏重救急之用。两者间的区别点还在于服法上，干姜附子汤煮取之后顿服，四逆汤的煎服法为分温再服，由此可看出干姜附子汤的力量必然远大于四逆汤，顿服也是仲景在提醒我们：此方长于救急，虽力量强但毕竟峻猛，因此不可久服，顿服救急之后必然更换为长久缓剂以调养病体方为上策。如果久用干姜附子汤的话很有可能就会出现"除中"的情况，且常言孤阳不长，故而此方不宜长远用之。

【提问】此处昼烦夜静选用的是干姜附子汤，那夜烦昼静或是昼夜皆烦呢？

【回答】通常我们认为最严重的烦躁情况就是昼夜皆烦，属于栀子豉汤证。夜烦昼静则是关于阴分之病，阴不足则现夜烦昼静，典型见于临床上更年期综合征的患者，夜里好发潮热、心烦、盗汗，平时常用加味逍遥散治疗。本方是一个疏肝扶脾的方子，我们常言"见肝之病，知肝传脾"，反过来思考，若是患者得了脾胃病那么又该如何处理？可以总结为"见脾之病，当先制肝"。

【提问】这个"躁"与"脏躁"有什么区别？可不可以用甘麦大枣汤治疗？

【回答】甘麦大枣汤出自《金匮要略·妇人杂病脉证并治》，其实也是一个更年期综合征的常用方，方中有甘草、大枣、浮小麦，组方思想与桂枝汤相同，针对阳浮阴弱的病机。浮小麦有如白芍，起到收敛之用。针对脏躁还可以用归脾汤加减，去木香加白芍、牡丹皮、栀子，降阳扶阴同行，也能有效治疗女性的更年期综合征。

发汗后，身疼痛，脉沉迟者，桂枝加芍药生姜各一两人参三两新加汤主之。（62）

桂枝加芍药生姜各一两人参三两新加汤方：

于桂枝汤方内，更加芍药、生姜各一两，人参三两，余依桂枝汤法服。

【提问】阴虚之人一定不能发汗吗？

【回答】此条文承接第50条"脉浮紧者，法当身疼痛，宜以汗解之。假令尺中迟者，不可发汗。何以知然？以荣气不足，血弱故也。"本条言"发汗后，身疼痛、脉沉迟"，符合第50条的条件，即阴虚之人不可发汗，而观此条文，也不尽然。如临床上遇到阴虚、血虚之人得了感冒，就可以用桂枝新加汤来治疗，临床上比较常见的就是产妇感冒。

现在的医师常常对方剂进行一些随意的加减，这是非常不好的习惯。我们学习《伤寒论》就要尊重经方，加减时需要按照经典所述谨慎地进行操作，切忌将经方改得乱七八糟。

发汗若下后，不可更行桂枝汤。汗出而喘，无大热者，可与麻黄杏仁甘草石膏汤。（63）

麻黄杏仁甘草石膏汤方：

麻黄四两（去节） 杏仁五十个（去皮尖） 甘草二两（炙） 石膏半斤（碎，绵裹）

上四味，以水七升，先煮麻黄，减二升，去上沫，内诸药，煮取二升，去滓，温服一升。本云：黄耳杯。

【提问】此处除了选用麻杏甘石汤，还可用何方治疗？

【回答】此条如之前所述，仲景时代没有风热证的概念，所以可能会从麻黄汤的角度去进行治疗，治疗之后发现患者出现了喘，所以再选用麻杏甘石汤。针对喘证，《伤寒论》中也有现成的方剂，即桂枝加厚朴杏子汤。但是桂枝加厚朴杏子汤没办法祛除内热，所以还是需要选择石膏剂。

【提问】煎服法中强调先煎麻黄并去上沫，有什么意义？

【回答】陶弘景认为"沫令人烦"，张锡纯指出"沫中含有发表之猛力"。现代医学认为麻黄的有效成分在于麻黄碱，煎煮后的药沫中麻黄碱的含量比较高，大量的麻黄碱就会引起心烦、出汗等不良反应。

发汗过多，其人叉手自冒心，心下悸欲得按者，桂枝甘草汤主之。(64)

桂枝甘草汤方：

桂枝四两（去皮）　甘草二两（炙）

右二味，以水三升，煮取一升，去滓，顿服。

【提问】"叉手自冒心"如何理解？

【回答】"叉手自冒心"属于一个人体动作，人在受到惊吓的时候会双手交叉蒙住心口（胸口）的位置。这个动作属于自发性动作，不需要学习。但凡受到惊吓，人就会自发地做出这个动作，好似小儿生来会吮吸母亲的奶水一样。

做出"叉手自冒心"的动作，通常是心阳不足的体现。此处方药的煎服法亦是顿服，如前文干姜附子汤一般。桂枝甘草汤这个方非常简单，只有两味药。其实条文主要是在阐述心阳的问题，而桂枝甘草汤是用方法则的体现，它的意义并不仅在方子本身。桂枝甘草汤属于基础方，引出下面有关于心阳虚的各个条文，引申出很多同类不同样的方剂，例如后面的奔豚系列方剂。患者经常这样描述："心慌得像做贼一样。"这就是一个非常典型的心阳虚证，可以运用桂枝甘草汤类方剂治疗。

发汗后，其人脐下悸者，欲作奔豚，茯苓桂枝甘草大枣汤主之。(65)

茯苓桂枝甘草大枣汤方：

茯苓半斤　甘草二两（炙）　大枣十五枚（擘）　桂枝四两（去皮）

上四味，以甘澜水一斗，先煮茯苓，减二升，内诸药，煮取三升，去滓，温服一升，日三服。作甘澜水法，取水二斗，置大盆内，以杓扬之，水上有珠子五六千颗相逐，取用之。

【提问】此处条文言"欲作","已作"与"欲作"之间的区别在哪里？

【回答】首先我们要了解奔豚的含义。什么是奔豚？用发汗之法治疗后，汗解通常是从上部开始，那么上部水液就会出现不足的情况。人是一个协调的整体，上水不足则下水上流以救，因此发汗的同时也会损伤人体的心阳。汗为心之液，上部水液得复但阳气不得复，人体就会出现口渴、下不利且心慌的临床表现。如果心阳不虚，下水上流则会出现水停于胃，心阳虚则会出现水饮凌心，漫于四肢之时就会出现湿阻经络，表现出"振振欲摇"，即是苓桂术甘汤之主症，更严重者就会出现"振振欲擗地"之症，即是真武汤的条文所主，也就是我们经常说的"拔肾根"。麻桂合剂是发汗力道最强的方剂，也是"拔肾根"最强的一类方剂，患者服用之后很容易出现奔豚。《金匮要略》中有小青龙汤的一系列后续方剂，如桂苓五味甘草汤以及系列变方，所主症状是气从小腹上冲胸咽，同样是奔豚的表现。我们应该如何去防止"拔肾根"情况的出现呢？之前的条文曾经提到，可以在方剂中加入熟地黄以制衡发汗的力量，也可以减少方剂中麻黄的用量，或是将方子更换为苓桂剂。常用的祛痰力量最强的方剂是麻桂合剂加姜、细、味，也就是小青龙汤，其次则是苓桂剂，所以也可以直接换成力量稍弱的苓桂剂来防止奔豚的发生。后世医家张锡纯也有一个应对小青龙汤服后不佳的方子，名为从龙汤，即跟从小青龙汤之意。方中用了龙骨、牡蛎、芍药，也是起到同样的作用。我们治病要善于用猛药，可猛药毕竟有风险，所以需用其他药制衡，龙骨、牡蛎、芍药正是起到这个作用，也是张锡纯先生比较常用的一个配伍。

欲作奔豚则脐下悸，总体为心阳已虚，而水饮还未上犯；已成奔豚则上冲于胸咽，总体为心阳已虚，且水饮已上犯。欲作奔豚正是本条所说用苓桂枣甘汤，而已成奔豚则有多个方剂可供选择，后文苓桂术甘汤、桂苓五味甘草汤、桂枝加桂汤、奔豚汤。几个方剂之间需要进行鉴别，它们主要分为运用茯苓的方剂与未运用茯苓的方剂，因此我们将奔豚主要分为太阳奔豚与少阳奔豚。太阳寒水之经所发奔豚气水相兼，既有气上冲又有水上冲，所以主要用的是苓桂剂，桂枝温阳平冲，茯苓以伐水邪，像苓桂术甘汤、桂苓五味甘草汤等；另一种即是少阳奔豚，纯为气之上冲而不夹水邪或水邪不为主，治疗方剂主要有奔豚汤。奔豚汤中用当归、川芎、黄芩、半夏、生姜等，皆为肝脾之药。方中以调气为主，平肝降逆，且后文中有"奔豚，气上冲胸，腹痛，往来寒热，奔豚汤主之"。往来寒热作为一个少阳病典型表现也强有力地证明了这种看法是有根据的。少阳作为三焦之枢纽，三焦作为身体的通道容纳身体中的水谷与气，那奔豚之气是否是在三焦之中逆冲？因为奔豚汤的架构类似于小柴胡汤，如果奔豚之气真的是行于三焦之中，那我们可不可以运用小柴胡汤来开三焦治疗奔豚？当然单用小柴胡汤肯定是力有不逮，但也启发了我们可以在奔豚汤中加入小柴胡汤的用药架构，可以在下次临床碰到奔豚患者时验证这一思路。

【提问】我们如何去鉴别有水、无水的情况？

【回答】我们说到有水则在方剂之中加入茯苓，常用苓桂剂治疗，代表方剂就是苓桂术甘汤。《金匮要略》中有"背寒如掌大"，正是苓桂术甘汤所主之证。其实背寒就是水饮上犯的临床表现，那胸寒如掌大呢？同样是水饮上犯，一样运用苓桂术甘汤，所以鉴别有无水饮我们可以询问患者胸膈或是背心处有没有寒凉的感觉。

【提问】"欲作"之方中的茯苓用量为何更大？

【回答】苓桂枣甘汤中用了半斤茯苓，东汉时期即为八两，而苓桂术甘汤中只运用了四两茯苓。我个人认为这是截断法的一种体现。欲作就是即将发生，如果发生奔豚的话，水液就会上犯于心，而现在只为脐下悸，还未到心，但为截断考虑，所以要加大茯苓的用量以制衡水液，避免下一步奔豚的发生。

茯苓在方剂中的运用目的是以伐水邪为主，桂枝、甘草有通心阳的作用，但茯苓不仅能伐水邪，亦可以通阳。"通阳不在温，而在利小便"，小便不利，郁遏其内，也是阳不通畅的一个原因，所以茯苓也可以达到通阳之功。

发汗后，腹胀满者，厚朴生姜半夏甘草人参汤主之。（66）

厚朴生姜甘草半夏人参汤方：

厚朴半斤（去皮，炙） 生姜半斤（切） 半夏半斤（洗） 人参一两 甘草二两（炙）

上五味，以水一斗，煮取三升，去滓，温服一升，日三服。

【提问】如果感冒发汗不愈，肚子又出现胀满，我们应该如何去处理？

【回答】条文中描述的是一个得了感冒的患者，现在感冒好了，但是又出现了腹胀的情况，选用厚朴生姜半夏甘草人参汤就正好可以解决腹胀的问题。如果是现代，我们可直接选用藿香正气散，非常适合外感未愈又脾胃失调的患者，即胃肠型感冒的患者。仲景时代所说的汗后胀满，实为心下痞，用方当以半夏泻心汤为主。本条的"胀"，前辈医家们已有过阐述，是一种虚实夹杂的胀满，具体为虚三实七，故而方剂之中厚朴用量远大于人参。若是遇到了虚七实三的患者，则调整其中厚朴与人参之间的比例即可。《金匮要略》中还记载了一张厚朴七物汤方，正是应对外感夹杂脾胃病的方剂。方剂原型可以看作是桂枝汤加了枳实、厚朴、大黄，这也是肺与大肠相表里理论的一个体现，肺与大肠两者之间息息相关，互相调节。

伤寒，若吐、若下后，心下逆满，气上冲胸，起则头眩，脉沉紧，发汗则动经，身为振振摇者，茯苓桂枝白术甘草汤主之。（67）

茯苓桂枝白术甘草汤方：

茯苓四两　桂枝三两（去皮）　白术　甘草（炙）各一两

上四味，以水六升，煮取三升，去滓，分温三服。

【解析】本条文说的也是一种奔豚的表现，在前文第65条已与苓桂枣甘汤做过对比分析，此处不再赘述。

发汗，病不解，反恶寒者，虚故也，芍药甘草附子汤主之。（68）

芍药甘草附子汤方：

芍药三两　甘草三两（炙）　附子一枚（炮，去皮，破八片）

以上三味，以水五升，煮取一升五合，去滓，分温服，疑非仲景意。

【提问】发汗究竟是伤阴还是伤阳？

【回答】其实中医基础理论中就已经提到，阴阳互根互用，两者本为一体。孤阴不生，独阳不长，阴损则阳也会跟着受损，阳伤则阴也会受到牵连。物质受损的话，功能也会受到一定程度的影响。就发汗而言，前期汗液从人体中出去，机体阴伤更为明显，但后期形成阴不蕴阳情况的话，阳气自然也会浮越而出，从而受到一定程度的损伤。

【提问】芍药甘草汤可不可以养阴？

【回答】芍药甘草汤是不能作为养阴之剂来使用的，它更多的还是起到收敛阴分的作用，就养阴而言，还是选择复脉汤这类方剂更加适合。其实本条如同前文的桂枝甘草汤一样，仲景并不是在教你使用这个方剂，而是给了一个基本方，也就是常说的"方元"概念。现代的方剂不可能只是一两味药发挥作用，其实由很多方元组成。方元也是一门学问，很多学者都在研究它，它就好似一种基本单位。我们学习《伤寒论》的好处也在这里，能够使我们更好地认识并记住一些方元，也能够看懂现代的大医家所开具的处方。像芍甘附子汤多用于阴阳两虚的状态，同时针对一些阳虚疼痛的病证较好，方子兼顾阴阳而重在止痛。像我们常用的针对下肢抽筋的方剂，并不是只能运用芍药甘草汤，也可以用千金薏仁汤的加减方，其中包含了芍甘附子汤在里面。

发汗，若下之，病仍不解，烦躁者，茯苓四逆汤主之。（69）

茯苓四逆汤方：

茯苓六两　人参一两　甘草二两（炙）　干姜一两半附子一枚（生用，去皮，破八片）

上五味，以水五升，煮取三升，去滓，温服七合，日三服。

【提问】为什么要用茯苓四逆汤而不用四逆汤？

【回答】此处的茯苓也是同前条文一样，在此处体现了截断法。这个临床表现如果再发展下去就是一个四逆汤证，现在就相当于之前的"欲作"奔豚。在欲作状态之时我们先行截断之法，不要让它再次发展，茯苓在此可行利便通阳之功。

发汗后，恶寒者，虚故也；不恶寒，但热者，实也。当和胃气，与调胃承气汤。（70）

【提问】发汗之后出现发热，为何要用调胃承气汤？是病邪已经入里吗？

【回答】调胃承气汤曾在阳旦证条文中出现过了一次，内容非常复杂。因为仲景用承气汤非常小心，要先用一系列方剂将患者的基础体质调整好，再用调胃承气汤以通大便。如果患者的情况相对比较复杂，其实还可以采用合方法，像我们之前运用附子理中汤合承气汤帮助危重患者通大便一样，可以采取两方合用的方式来安全达到我们的目的。

热者，实也。与调胃承气汤，正是急下存阴的运用法则。伤寒学家治疗侧重于保阳，温病学家治疗侧重于保阴。患者实热，大便干结在内，热灼津伤，身体中的阴气在不断地被消耗，一点点减少，必须用承气汤急下逐热，以护存身体中的阴气。承气汤意为承接胃气，推陈出新，承接胃气才可产生新津以复阴。

太阳病，发汗后，大汗出，胃中干，烦躁不得眠，欲得饮水者，少少与饮之，令胃气和则愈。若脉浮，小便不利，微热消渴者，五苓散主之。（71）

五苓散方：

猪苓十八铢（去皮） 泽泻一两六铢半 茯苓十八铢 桂枝半两（去皮） 白术十八铢

伤寒浅析：师徒临证问答实录

上五味为末，以白饮和，服方寸匕，日三服，多饮暖水，汗出愈。

【提问】《素问·六微旨大论》云："太阳之上，寒气治之。"条文中的热象如何理解？

【回答】太阳是寒水之经，包括两大证，一为寒证，一为水证。此条文介绍的就是水证，即太阳膀胱蓄水证。

太阳为寒水，中见少阴热化。太阳之热来源便是少阴，就像人体的抵抗力一般。许多体弱之人外感而不发热，就是少阴热量不足的情况，此时正好适用麻黄附子甘草汤或是麻黄附子细辛汤。太阳本经是没有热的，一旦有热就不是单纯的太阳病，必然转化成了太阳阳明或太阳少阴合病。这里说的热不是指患者临床发热表现，而是针对病机来说。比如麻黄汤证也有发热之象，但它的病机是寒束体阳而发热，所以太阳经用药很难见到黄芩、黄连这类苦寒药物。

太阳病分两条线路，一是太阳经证，如太阳伤寒、太阳中风，选用麻黄汤、桂枝汤；二是太阳腑证，如膀胱蓄水、膀胱蓄血，蓄水就是本条五苓散证。

【提问】五苓散证的"烦"同栀子豉汤证的"烦"比较有何不同？

【回答】烦大多从郁而生，两证不同的点在于五苓散证属于水郁之烦，栀子豉汤证属于气郁之烦。五苓散证属于实烦，水郁则行散水通阳之法；栀子豉汤证是虚烦，后续条文中言及虚烦是为了与大陷胸汤证作一个鉴别。

【提问】五苓散证消渴与厥阴病消渴的区别是什么？

【回答】五苓散证消渴的核心在于其体内废水不排，真水不吸。废水在体内无法代谢出去，占据在三焦通道之中，导致三焦没有位置能够容纳新入之水，故新水停留在胃中不得输散。导致这一情况的原因可能是发汗太过，水液本应当走注于下，《黄帝内经》言："饮入于胃，游溢精气，上输于脾，脾气散精，上归于肺，通调水道，下输膀胱，水精四布，五经并行。合于四时，五脏阴阳，揆度以为常也。"现行汗法，使下水上发，三焦中出现混乱之象，发汗之后，体内津液丢失，多现小便不利兼夹口渴。还有一种情况是用了汗法没能发汗，此时表证不解，下水上行停于中，小便不利，人逐渐出现烦躁之象，本当属汗出不彻之列，但现在的情况是不可更行发汗，即五苓散的适应证，用之以解表利水。厥阴病消渴的特点是有所主之时辰，如口渴、气上撞心等症状多发生在夜半之时；而五苓散的消渴在于客水停内，只要客水不出，就会一直有消渴的各种症状，不会有时间分布的特点。

发汗已，脉浮数，烦渴者，五苓散主之。（72）

【提问】五苓散主要针对的病证为太阳蓄水证，那么五苓散能治疗口渴是何机理？

【回答】临床中我们经常会遇到因口干且血糖不高来看病的患者，他们一般分为两类：一类会自述喝水就可以得到缓解，有点像白虎汤证的表现；另一类喝水得不到任何的缓解，属于湿邪停于上焦、阻乱三焦的现象，这正是五苓散的关键，不过要分清其中是水饮致渴还是阴虚致渴，如大出血这类阴虚致渴再用五苓散显然不合理。

五苓散的利水效果是非常强的，现代医学中针对水肿最常用的药物就是呋塞米，但是五苓散绝对不等同呋塞米，临床上用了呋塞米的患者大多都会出现口渴的现象。用了五苓散的患者基本不口渴，它排出的都是身体中的客水、废水，让人体回归正常的自然状态。

条文说的发汗不仅仅可以应用麻黄汤、桂枝汤，很可能还可用一些峻猛之剂，如小青龙汤。关于小青龙汤的条文中有或渴、或噎、或小便不利、少腹满、或喘的描述，是因为小青龙汤起到"拔肾根"的作用，以致水饮上泛，即所谓太阳奔豚之证造成的口渴。我们用五苓散的同时可以加上小柴胡汤配成"柴苓汤"，开通三焦之力更强。五苓散证和白虎汤证中的渴就更好鉴别了，前者为客水，后者为热伤。

伤寒，汗出而渴者，五苓散主之；不渴者，茯苓甘草汤主之。（73）

茯苓甘草汤方：

茯苓二两　桂枝二两（去皮）　生姜三两（切）　甘草一两（炙）

上四味，以水四升，煮取二升，去滓，分温三服。

【提问】怎么理解此处的"渴"与"不渴"？

【回答】此条文描述的情况在临床上并不常见。不渴的话代表病邪只影响了中焦，而不影响上焦、下焦。三焦是一个整体，牵一发而动全身，一处出现问题则意味着整体运行被打乱。此条文重点在于治疗法则，意在将五苓散中茯苓、桂枝拆解而出。此为药对，作用在中焦，还可以加入生姜。那么五苓散中什么情况下适合加生姜？中焦之症现，即胃中停水，自感胃中全是水液，一动则水响，即可加入生姜。所以茯苓甘草汤的作用部位在于中焦。

【提问】为何用散剂而不用汤剂？

【回答】原因在于茯苓一味。我们以现代视角来看，茯苓的有效成分很难用汤熬出来，必须要在酸性环境下才能够被溶解，所以将茯苓制成散剂直接入于胃。汤剂服用时必须加一些酸性药物助其溶解，最理想的就是加甘草。

中风发热，六七日不解而烦，有表里证，渴欲饮水，水入则吐者，名曰水逆。五苓散主之。（74）

【提问】水逆一定会表现为饮水则吐吗？除了五苓散是否还可以用他方？

【回答】条文重点在水逆上。五苓散为水逆用方，条文描述为水入则吐，是水气逆行已至咽喉的表现。水逆的表现并不仅限于水入则吐，如之前我们讲的奔豚，还有痞证、心下悸都是水逆证的表现，只是水气所在位置不同。临床最常见的水入则吐患者应当是尿毒症和化疗后的患者，可以用五苓散或是柴苓汤来解决，这种情况的正确处理方法就是通阳利尿。发汗法不太可取，甚至有可能适得其反，如果用小青龙汤或是越婢加术汤的话必须去掉麻黄才行。《伤寒论》中的止吐法很多，比如吴茱萸汤等，后面会慢慢讲到。水逆除了五苓散外也可以用吴茱萸汤、茯苓甘草汤等治疗。吴茱萸汤治疗的水逆比五苓散治疗的更加严重，它包含了厥阴病在其中，也更适合尿毒症的患者使用。除此以外还可以使用合方，如五苓散合吴茱萸汤加生姜。

未持脉时，病人叉手自冒心，师因教试令咳，而不咳者，此必两耳聋无闻也。所以然者，以重发汗，虚故如此。发汗后，饮水多必喘，以水灌之亦喘。（75）

【提问】此条文中的"叉手自冒心"与前文有何不同？又当选用何方治疗？

【回答】前文曾经对"叉手自冒心"进行了分析，对应的方剂是桂枝甘草汤，而本条文的关注点在于患者的体质。患者的心阳、肾阳已经虚衰，水饮内停的人容易阳虚，阳虚的人同样容易水饮内停。临床上我们时常遇到这类患者：畏寒明显，舌有齿痕，舌苔水滑，平时没有明显的症状，但就是不能发汗，若发汗后立刻水饮为患。本条文教导我们如何在临床上识别出这类患者，如"叉手自冒心"，听力下降（提示心肾阳虚），胃中有声，这类人用柴苓汤治疗也是合适的，不过结合体质因素综合考虑，最好加入熟地黄，或是合金匮肾气丸治疗。

发汗后，水药不得入口为逆。若更发汗，必吐下不止。发汗吐下后，虚烦不得眠；若剧者，必反复颠倒，心中懊恼，栀子豉汤主之。若少气者，栀子甘草豉汤主之。若呕者，栀子生姜豉汤主之。（76）

栀子豉汤方：

栀子十四枚（擘）　香豉四合（绵裹）

上二味，以水四升，先煮栀子，得二升半，内豉，煮取一升半，去滓，分为二服，温进一服。得吐者，止后服。

栀子甘草豉汤方：

于栀子豉汤方内，加入甘草二两，余依前法。得吐，止后服。

栀子生姜豉汤方：

于栀子豉汤方内，加入生姜五两，余依前法。得吐，止后服。

【提问】栀子豉汤治疗的虚烦是因虚致烦吗？

【回答】条文中说到了虚烦，我们也在前面解释过。栀子豉汤证的"烦"并不是真正的虚烦，"虚"是相对的虚，它是指内无实物生成。吴鞠通的三焦辨证体系中有两个方，一个是作用于上焦的栀子豉汤，另一个是作用于中焦的半夏泻心汤，很多方都在两方基础之上化裁而来。

栀子豉汤的作用部位在胸膈处，大致为现代医学讲述的食管附近。栀子豉汤主要针对气郁之烦，同大陷胸汤证对比属虚，因其无形，比较适应的疾病有反流性食道炎以及部分梅核气。如果病已变成像食道癌这种已经有了实质存在的情况，栀子豉汤就不再适用了。

【提问】栀子豉汤会不会让人呕吐？

【回答】有些人吃得过饱，一直有反酸之感，想吐却吐不出来，这类人正适合栀子豉汤，服用后一吐就舒服了。更典型的状况是醉酒，很多人喝醉后想吐又吐不出来，感觉非常难受，用栀子豉汤后就会呕吐，之后的感觉就要好很多。本法只适用于急性的情况，如是长期饮酒导致身体不适就不适用栀子豉汤了，要改用葛花解酒汤。解酒时患者的表现不一定为呕吐，也可能表现为打嗝等情况，就好像解除了食道、胸膈的封闭状态。后两个方，一个加甘草，另一个加生姜。加甘草是取其缓急之效，让效果绵长而不暴烈；加生姜是对呕的对症处理。

发汗，若下之，而烦热胸中窒者，栀子豉汤主之。（77）

【提问】栀子豉汤的临床主治病证是什么？

【回答】栀子豉汤适用于功能性疾病，一定是没有实质的病变才可以使用。治疗胸中窒者，正是上一条文所讲的栀子豉汤解除了胸部的封闭状态。其实将小柴胡汤与之合方而用或许效果会好很多。小柴胡汤是一个非常好用的方剂，单独用小柴胡汤可以针对上焦，加上小陷胸汤组合成柴陷汤可以处理中焦问题，与五苓散组合成柴苓汤则可以走注于下焦。通常栀子豉汤也用于下法之后的继续治疗。下法猛峻，得功速效，但要中病即止，见好就收，栀子豉汤就多用于下法之后的过渡阶段，为下法善后。

伤寒五六日，大下之后，身热不去，心中结痛者，未欲解也，栀子豉汤主之。（78）

【提问】关于栀子豉汤的很多条文都提到有热，栀子豉汤证是属于太阳病，还是阳明病呢？

【回答】条文中说"心中结痛"，一定不要以为是心脏方面的疾病。《伤寒论》中所言的"心中"并不是指脏器，而是指位置。心中则是胸口之处，如半夏泻心汤所言的心下即是胸中之下。"心中"这个位置其实就是食道下段靠近胃贲门的位置，临床表现可参照现代医学疾病中的食道炎。

关于栀子豉汤的很多条文都提到热，本段虽在太阳篇，但实已入里化热，因此当属阳明病。从人体的六经划分来看，背属太阳，面属阳明，两侧属少阳，腹部属太阴，再往下则是少阴、厥阴。因此，栀子豉汤证当属于阳明病。

伤寒下后，心烦腹满，卧起不安者，栀子厚朴汤主之。（79）

栀子厚朴汤方：

栀子十四枚（擘）　厚朴四两（姜炙）　枳实四枚（水浸，去穰，炒）

以上三味，以水三升半，煮取一升半，去滓，分二服。温进一服，得吐者，止后服。

【提问】为何去掉豆豉，加入厚朴、枳实？

【回答】此条文描述的实际还是治疗反流，不过反流的原因有所改变。胃下部的压力过大迫使胃酸向上反流，病位在幽门之下。栀子豉汤证的反流即是反酸，即自感酸水之味；栀子厚朴汤证的反流已经不是反流酸水，而是反流苦水。从现代医学的角度来看，直接查验 pH 值即可得知其酸碱性，很是快捷方便。方中去掉上行的豆豉，加入走下的厚朴、枳实，看似往下而行，最终目的仍然是遏制反流。这与大承气汤治疗腹压增高导致呼吸不畅的思路是相同的。

伤寒，医以丸药大下之，身热不去，微烦者，栀子干姜汤主之。（80）

【提问】同样能治疗寒热错杂，半夏泻心汤与栀子干姜汤的区别是什么？

【回答】文中的栀子干姜汤体现了因人制宜的治则。如果是一个寒性体质的人得了热证要怎么处理？这就是栀子干姜汤的实际意义所在。寒性体质之人寒在脾胃，热证是热在食管，所以仍用栀子，同时加入干姜以温脾胃，先安未受邪之地。本方寒温并用，顾及体质的同时解决问题。医师在临床上要注意去辨别寒性体质，很多有经验的患者会直接表述不能吃苦寒药物，如黄连、栀子，或是告知平时都不敢喝凉水、吃冷食，不然就会出现肠胃症状，这些都是寒性体质患者的临床表现。

栀子干姜汤证的寒热错杂是寒性体质的患者得了热性病，所以不容易用药，而半夏泻心汤证的寒热错杂是基于人体生理特点而出现的。就人体而言，心下之处属于半夏泻心汤作用之地，酸碱环境并存，寒热皆在其中。再往下的位置则细菌逐渐增多，其性属寒，属于理中汤作用之处。胃属阳明燥金，多呈热象，这是因其自身特点决定的。胃有腐熟之功能，无热则不行，故虽有寒证但相对少见。如果胃发生肠化或是癌变，就应当属于寒证的范畴。豆豉这味药平时也多用于女性，尤其是更年期综合征的女性患者，因其本身属于豆制品，含有类雌激素物质，能对更年期女性起到很好的作用。

凡用栀子汤，病人旧微溏者，不可与服之。（81）

【提问】对于脾胃虚寒又患热证的患者，应当如何应用栀子汤治疗？

【回答】此条文论述栀子汤禁忌证。栀子汤本性属寒，而脾胃虚寒之人本不应当应用栀子汤治疗，恐其伤及人体脾胃之阳，但也并非绝对不能应用。刘渡舟先生即提出两点应用原则：一是栀子汤用量须小；二是可加入温脾补肾之品，从而寒温并用。或者直接用栀子干姜汤，这可看作是为脾胃虚寒之人专门定制的栀子汤。

太阳病发汗，汗出不解，其人仍发热，心下悸，头眩，身瞤动，振振欲擗地者，真武汤主之。（82）

真武汤方：

茯苓三两　芍药三两　生姜三两（切）　白术二两　附子一枚（炮，去皮，破八片）

上五味，以水八升，煮取三升，去滓，温服七合，日三服。

【提问】五苓散与真武汤的区别是什么？"阳证中之虚证""阴证中之虚证"应当如何理解？

【回答】"阳证"之阳是为心，"阴证"之阴意指肾，这里引申为心阳和肾阳一为偏上，一为偏下。五苓散中用桂枝，作用偏上（心），而真武汤中用的附片作用偏下（肾）。双方如若合用则需双管齐下，而在《伤寒论》中也能找到合用方之体现，譬如桂枝加附子汤、桂枝芍药知母汤等，则为桂附同用、心肾同治之方。

【提问】真武汤证中是否有表证？倘若无表证，为何一个少阴病篇的方子要放在太阳病篇？

【回答】首先，我们得认识到少阴病分为两类，即少阴寒化以及少阴热化。而太阳经与少阴经是互为表里的。太阳夹饮证应当使用五苓散治疗，若是少阴夹饮证则当用真武汤治疗，这是毋庸置疑的。然而在太阳病篇提到真武汤，其实意在警醒我们：当有饮邪为困时，我们不能一味地应用五苓散治疗，也应当考虑真武汤的应用。如是肾阳亏虚之人，倘若夹饮，此时也应使用真武汤治疗。

【提问】真武汤证之发热是虚阳外浮还是表邪未解？

【回答】真武汤证见发热，既不是虚阳外浮也不是表邪未解，而是真武汤在治疗饮邪欲外解的过程中才出现的发热之症，与五苓散证同理，因饮邪阻滞气机所致。除此以外，饮邪上犯头目会造成头眩，饮邪阻于经络会造成身瞤动，饮邪凌心会造成心下悸。

【提问】真武汤中为何用生姜？是否可以易为干姜？

【回答】首先，我们得认识到《伤寒论》中的许多方子都是经过桂枝汤化裁而来，真武汤与苓桂术甘汤也不例外。我们从桂枝汤的组成来看，可以分为两部分，即一阴（芍药）、一阳（桂枝）。了解桂枝汤的组成本质，对于真武汤和苓桂术甘汤的方义就更好理解。苓桂术甘汤实为桂枝汤去掉芍药（阴）加茯苓、白术而成，即去"阴"而用"阳"；真武汤则是桂枝汤去掉桂枝（阳），也可以看作是苓芍术甘汤，即去"心阳"而用"肾阳"。真武汤走阴分而去阴水，所以不用性味偏温的干姜而改用生姜。干姜之性主要在于守，生姜之性主要在于走。

【提问】胸水患者可否使用真武汤、五苓散以及小柴胡汤治疗呢？

【回答】胸水是胸膜腔内的病理性液体发生了积聚。胸膜腔是脏层与壁层之间的一个潜在间隙，如今关于胸水主要还是以西医治疗为主，不宜单独采取中医治疗。如果想把间隙的液体引入血分，再从肾脏排泄到人体之外，仅仅使用真武汤、五苓散治疗恐怕难奏其效。我们可加入走血分的药物，譬如在小柴胡汤、五苓散中加入桂枝茯苓丸，以期取得疗效。

【提问】如何鉴别真武汤与附子汤？

【回答】从真武汤与附子汤的药物组成来看，两者相差甚微。有部分学生问及：真武汤中到底可以去掉哪些药味？哪些又是万万不可舍弃的？我们应当认识到，真武汤中的芍药是真武汤之本，倘若去掉芍药加入桂枝，这就已经不是真武汤，而已变成苓桂术甘汤这一类方剂了。附子汤实与真武汤为一类方剂，可视为真武汤去掉生姜再加人参所得。生姜在真武汤中则是可以去掉的药味，不可误以为真武汤去掉生姜就不是真武汤的治疗思路。从《伤寒论》条文中也可查阅到附子汤为治疗"其背恶寒者"所设，与真武汤的治疗方向相同。

咽喉干燥者，不可发汗。（83）

【提问】阴虚之人外感，应当如何治疗？

【回答】阴虚之人得了外感病，在《伤寒论》中可选择新加汤来治疗，但实际临床上取效甚微。真正遇到阴虚外感之人，多选择加减葳蕤汤来滋阴解表，效果显著。

【提问】咽喉干燥是否为外感风热所致？

【回答】关于此处咽喉干燥，胡希恕先生和刘渡舟先生均认为是因阴虚所引起。咽喉本为"诸阴之所集也"，阴虚导致咽喉干燥的情况是十分常见的。但是外感风热也会引起咽喉干燥不适，治疗上可选用银翘散加减治疗，治以疏风散热而取效。

淋家不可发汗，发汗必便血。（84）

【提问】发汗者出现便血，应当如何处理？

【回答】发汗者倘若出现便血，方用猪苓汤治疗。可参考下面这个病案。

夏某，女，2019 年 10 月 28 日就诊。患者 3 天前感冒发热，此时恰逢排卵期，自服对乙酰氨基酚片后小便呈茶色。现有咽痛，颌下淋巴结肿大，大便正常，纳眠可，舌红苔白，脉浮数。西医诊断为上呼吸道感染，中医诊断为感冒，辨证为太阳湿阻，拟用二加减正气散。

广藿香 10g　　陈皮 10g　　厚朴 10g　　茯苓皮 10g

防己 15g　　淡豆豉 10g　　通草 10g　　薏苡仁 30g

金银花 20g　　连翘 20g

3 剂，水煎服。

淋证为湿热蓄于膀胱之病也。若发其汗，则湿从汗去，热毒稽留，血热妄行因而从小便出，即今之所谓血淋也。今淋证可用西医解释为有免疫缺陷，常见于慢性肾盂肾炎患者、抵抗力低下人群以及老年人，出现血尿或仅见茶色小便。患者排卵期为气血变动之时，此时服用对乙酰氨基酚片发汗，疾病由太阳经证向太阳腑证传变，之后太阳蓄血而出现血尿，小便故呈茶色。

造成血尿的原因并非全赖对乙酰氨基酚片的作用，此药本身没有问题，问题就出在服用的时机上，要避开排卵期、经期等人体气血变化的时间段。在这些特殊的时间段中，患者的病机逐渐由实转虚。关于虚人发汗，之前第 62 条讲过可以采用桂枝新加汤进行治疗，也可以选用竹皮大丸、竹叶汤等方。

经过临床诊断之后，医师最终选用了二加减正气散，结合患者舌脉与全身症状，辨证为太阳湿阻，因湿郁三焦，郁阻气机不利，故患者身痛明显，需分消走泄、淡渗祛湿。选用二加减正气散，运用苦辛淡法化湿通络以解。

【提问】病邪为何会入血分？

【回答】淋证为病的时间较长，慢性尿路感染的患者若应用发汗之剂，譬如用桂枝汤等发汗解表，势必会引动伏邪，而慢性尿路感染患者之伏邪是伏于血分的。发汗之剂又会耗伤人体之正气，外加劳累等因素，引动血分伏邪，从而就会出现血尿的症状。

疮家虽身疼痛，不可发汗，发汗则痉。（85）

【提问】疮家不可发汗，那么应当如何治疗？

【回答】疮家是久患疮疡之人，此类患者本就正虚邪恋，治疗上应遵从中医外科治则"消、托、补"，方用阳和汤，在温阳填精的同时也有"透"的意思。方中的麻黄可外透邪气，故而在针对疮家治疗时不可过分拘泥，临床中也可灵活加减应用发表之药。

【提问】疮家仅仅包括皮肤疾病吗？

【回答】胃溃疡、溃疡性结肠炎，支气管扩张、痔疮等都应当属于疮家的范畴。疮家不仅包括外在可见的疮疡，内里的疮疡、无形疮疡同样属于疮家。比如痔疮患者，用了羌、防等药，就会形成突起之势，这属于透法的应用，同样内部的疮疡就会因此被引动。正确的治疗方式应该选用阳和法，在补益的同时再去行透法。所谓的疮家、亡血家、淋家等都表明其人内有伏邪，或是有基础疾病史，在用透法之前医师都应当详细询问患者的基础疾病史等内容以便仔细甄别。

衄家不可发汗，汗出必额上陷，脉急紧，直视不能眴，不得眠。（86）

【提问】衄家发汗，为何不能入眠？

【回答】有道是"阳浮而阴弱"，长期出鼻血的患者阴弱，故而阳浮，则阳不能入于阴，再行发汗则更难入睡。衄家可理解为有出血倾向的人，比如血小板减少等，这类患者发汗之时必须小心。临床有很多案例，如感冒后出现上肢酸痛的患者，选用羌活胜湿汤之后出现失眠，这是因为用了透发之药后患者阳气外浮更甚，故而失眠。

亡血家，不可发汗，发汗则寒慄而振。（87）

【提问】为何会出现"发汗则寒慄而振"？

【回答】大出血的患者，本来阴血有伤，再行发汗则阴阳两伤，且此时伤阳更甚。伤阳后患者失却阳气温煦的作用，则会出现寒战的表现。此处的86条、87条实则在告诫我们：对于慢性失血或是阴虚阳浮的患者不可妄用汗法，以免变证丛生。

汗家重发汗，必恍惚心乱，小便已，阴疼，与禹余粮丸。（88）

【解析】汗家即为经常出汗之人，同样不可妄用汗法。

病人有寒，复发汗，胃中冷，必吐蛔。（89）

【提问】乌梅丸也可治疗吐蛔，此处可否用乌梅丸治疗？

【回答】此条文论述了脾阳虚之人不可发汗。脾阳虚倘若出现了外感（即常见的胃肠型感冒），而后出现呕吐但未见蛔虫者，此时应当用理中汤类方剂进行温阳健脾的治疗；而若是见到吐蛔，此时的病位在更下方，病位不仅在脾胃，同时也在肠部，此时呕吐的症状较理中汤证更为严重，就可应用乌梅丸治疗。从乌梅丸方药组成也可看出，乌梅丸作用于太阴、少阴、厥阴，完成三阴并治的。

本发汗而复下之，此为逆也；若先发汗，治不为逆。本先下之，而反汗之，为逆；若先下之，治不为逆。（90）

【解析】本条文意在指出：已出现里证是"当下则下"，仅有表证是"当汗则汗"。如果当汗而下、当下而汗那就是"逆"。

【提问】当表里证俱现时应该如何处理？有无汗、下同用的方子？

【回答】宣白承气汤、防风通圣散皆为汗下同用的方剂，可用于表里证俱现。因此，在临床上对于汗下之法不可过于拘泥，当汗则汗，当下则下，当表里同病则汗下同用。

伤寒医下之，续得下利，清谷不止，身疼痛者，急当救里；后身疼痛，清便自调者，急当救表。救里宜四逆汤，救表宜桂枝汤。（91）

【提问】此处"救里"只能用四逆汤吗？可否用理中汤？

【回答】我们要明白此处究竟为何"救里"。若是此处的"里"是指太阴，即邪从太阳传入太阴，当然可以用理中汤；若是指少阴，则用四逆汤。其实仲景只是以此条文举例而已，他是因为治疗太阳病用下法之后出现了邪入少阴，所以此时就用了四逆汤。

如果出现表里同病，伤及太阴的情况有可能更多，"续得下利，清谷不止"就可以看作是太阴有伤的表现，那么此时除了考虑用理中汤，也可以采用其他方药，譬如之前条文提到的桂枝加附子汤、真武汤，都是在对误治进行被救。另一方面，里虚之人得了外感，这类患者本该先治疗外感，再治疗里虚，当然里虚应当辨明是太阴、少阴还是厥阴。如脾虚之人，出现大便不通、发热，我们很容易想到用承气汤治疗。使用承气汤之后会退热，但后面可能会出现腹泻的症状，此时就该治其本。

【提问】是否可用桂枝汤合四逆汤治疗?

【回答】可以。桂枝汤合四逆汤就类似于桂枝加附子汤。桂枝汤严格上说是太阳病篇的方子，但其实它也属于太阴病篇的方子，比如由它化裁的小建中汤。太阴本虚的患者得了外感，就可以用桂枝汤，倘若恐其治疗效果不佳，也可合用理中汤或四逆汤。桂枝汤本就可以表里兼顾。也就是说里虚的患者无论是否经过误治，疾病的"本"均可显现出来，用桂枝汤治疗没有问题。

> 病发热，头痛，脉反沉，若不差，身体疼痛，当救其里，宜四逆汤。（92）

【解析】首先，此处条文其实有所精简，完整表述应当是"病发热，头痛，脉反沉，麻黄细辛附子汤主之；若不差，身体疼痛，当救其里，宜四逆汤"。为何应是麻黄附子细辛汤? 可不可以是麻黄附子甘草汤? 这里我们要注意两者的区别，其实都是太少两感，但此处是"发热"，当用麻黄细辛附子汤，不发热才用麻黄附子甘草汤（具体参见《伤寒论》第300条、301条）。

【提问】太少两感的主要矛盾在哪呢?

【回答】《素问》提到"少阴之上，热气治之，中见太阳"，这里的"热"是指免疫力，也就是患者的抗病能力。太阳经的抗病能力来源于少阴经，因此不发热时可选用麻黄附子甘草汤调节少阴经。这类患者体质更差，所以此时的治疗是为了改善患者的身体状况，故而用四逆汤。本条文告诉我们：太少两感的患者在身体内部阳气不足时，要先把阳气补足。此时可参考之前讲述的《伤寒论》第29条，先用甘草干姜汤、芍药甘草汤，再用调胃承气汤、四逆汤。其实前面的方都是在为后面的治疗作铺垫，这里的患者也是如此。倘若直接用汗法，会有"拔肾根"的情况出现，所以先用四逆汤作铺垫，再用麻黄细辛附子汤治疗太少两感之证。虽然温经散寒为正治法，但患者身体虚弱之时不能妄用。所以我们要认识到，在临床治疗疾病时，前期的铺垫用药其实是十分关键的，万万不可忽视。例如先补后攻，前面的补为后面的攻做好准备。

太阳病，先下之而不愈，因复发汗，以此表里俱虚，其人因致冒，冒家汗出自愈。所以然者，汗出表和故也。里未和，然后复下之。（93）

【提问】本条文描述的是什么症状？

【回答】本条文描述的是一个表里同病的患者，先用下法治疗效果不佳，又用汗法治疗出现表里俱虚，情况更为复杂。脾虚之人外感应当先看患者能否自汗，如能自汗，可以不采取治疗措施，自汗出则病解。如果解除表证之后但里证还在，此时可采取下法来治疗。这说明中医在治疗过程中要重视患者的自愈能力，不要草率治疗，破坏机体自愈的过程。

【提问】如果患者外有表证，内有大便不通，应当如何处理？

【回答】"冒"指眩冒，是患者正气振奋的反应。用桂枝汤时加大白芍的用量，即可起到通便的效果。桂枝汤在解表的同时也能治里，起到表里同治的作用。若用桂枝汤后表已和，里尚未和，可以用桂枝加大黄汤，或直接换用调胃承气汤。肺与大肠互为表里，桂枝汤解表（治肺）就可解除大肠的病证。况且桂枝汤本就是表里双解剂，而麻黄汤就不能达到这样的效果。麻黄汤只能解表，不能兼顾里。

太阳病未解，脉阴阳俱停，必先振慄汗出而解。但阳脉微者，先汗出而解；但阴脉微者，下之而解。若欲下之，宜调胃承气汤。（94）

【提问】此处如果患者寒战而不出汗，是不是需要扶正治疗？

【回答】此处的"必先振慄，汗出而解"与第93条的"冒"是先后承接的，即先"冒"再"振慄"，之后"汗出而解"。"冒"是通过桂枝汤把人体的阳气振奋出来，或者说把体表的阳气调动出来，从而达到下一步"振慄汗出而解"的目的。我们治病的目的其实不是直接消除该病，而是调动机体的抗病能力达到自愈效果，而桂枝汤就是这一治则的典型代表。其实这里还是在讲桂枝汤与调胃承气汤的区别。阴阳脉俱停，如刘渡舟先生所言即为阴阳脉俱微，这里的阴阳脉其实是指浮取与沉取。浮取就是桂枝汤证，沉取就是调胃承气汤证。凡见大便不通之人多为沉脉，若沉而有力则为阳明腑实的大承气汤证，沉而无力则可能是桂枝加大黄汤证、补中益气汤证或调胃承气汤证。阳脉沉即是浮取时脉象较弱，也就是桂枝汤证。浮取弱说明人体阳气尚未调动出来，当浮取不弱时说明阳气已得到调动，就可见"冒""振慄汗出而解"，此时再摸脉，阳脉即浮取之时已然不弱。实际上《伤寒论》第91条到第94条都是在讲述太阴虚而大便不通之人应当如何使用桂枝汤与调胃承气汤。

【提问】本条文所描述的是一种什么情况？

【回答】阴阳脉俱停实为俱微，描述了三种情况：一是不用药物自汗出而解；二是阳脉（浮取）微的患者，要使用桂枝汤帮助汗出而解；三是阴脉（沉取）微的患者，要使用调胃承气汤下之而解。

太阳病，发热汗出者，此为荣弱卫强，故使汗出，欲救邪风者，宜桂枝汤。（95）

【提问】荣弱卫强是否为桂枝汤的基本病机？应当如何理解？

【回答】荣弱卫强现在通常被称为营弱卫强，是桂枝汤的基本病机，可看作是一种表里同病，此处是对前面第91条到94条的总结。桂枝汤是表里同治的方子，比如遇到本身脾阳虚之人，同时外感久久不愈，就可以用桂枝汤类方剂进行治疗。这里是强调桂枝汤既可以治疗表证，也能治疗里证。

伤寒五六日，中风，往来寒热，胸胁苦满，嘿嘿不欲饮食，心烦喜呕，或胸中烦而不呕，或渴，或腹中痛，或胁下痞硬，或心下悸，小便不利，或不渴，身有微热，或咳者，小柴胡汤主之。（96）

小柴胡汤方：

柴胡半斤　黄芩三两　人参三两　半夏半升（洗）　甘草（炙）　生姜（切）各三两　大枣十二枚（擘）

上七味，以水一斗二升，煮取六升，去滓，再煎，取三升，温服一升，日三服。

若胸中烦而不呕者，去半夏、人参，加栝蒌实一枚。

若渴者，去半夏，加人参，合前成四两半，栝蒌根四两。

若腹中痛者，去黄芩，加芍药三两。

若胁下痞硬，去大枣，加牡蛎四两。

若心下悸，小便不利者，去黄芩，加茯苓四两。

若不渴，外有微热者，去人参，加桂枝三两，温覆微汗愈。

若咳者，去人参、大枣、生姜，加五味子半升，干姜
二两。

【解析】《伤寒论》中对于小柴胡汤的论述共有17条，
其中提纲证在第263条，此外有12条在太阳病篇。小柴胡
汤证本属少阳病，为何有12条之多在太阳病篇论述呢？原
因在于病邪在太阳经与少阳经之间很容易传变，所以许多的
太阳病方剂如五苓散都可以与小柴胡汤合方。其中第96条、
97条、230条、263条是最重要的条文。

小柴胡汤证可视为"3+4+7"，包括三大提纲症（口苦，
咽干，目眩）、四大主症（往来寒热，胸胁苦满，默默不欲
饮食，心烦喜呕）以及七大或然症（或胸中烦而不呕，或
渴，或腹中痛，或胁下痞硬，或心下悸、小便不利，或不
渴、身有微热，或咳者）。其中第96条、263条是讲小柴
胡汤主症，第97条、230条讲其基本病机。

【提问】三阳经的疾病传变次序究竟为太阳、阳明、少
阳，还是太阳、少阳、阳明？

【回答】我们从97条"服柴胡汤已，渴者，属阳明也"
可以看出端倪。正常来说疾病传变应当是先少阳而后阳明，
但太阳阳明合病肯定是太阳直传阳明而未经少阳，如葛根芩
连汤证、大青龙汤证，但临床还是以太阳直传少阳为主。譬
如我们可以看到许多感冒都有咽部症状，这是因为少阳经循
行经过咽部，正所谓"少阳之上，火气治之"。如果是太阳
直传阳明，就不会从阳明再传少阳。其中，大部分温病不经
少阳，而伤寒大部分经过少阳，直中就可不经少阳，比如太
少两感。从开阖枢的角度来说，太阳为开，少阳为枢，阳明
为阖，以此也可推论出少阳是处于太阳、阳明中间的。

【提问】少阳的实质是什么？小柴胡汤的治疗应用范围是什么？

【回答】少阳为一阳，太阳为二阳，阳明为三阳。少阳其实是与三焦联系在一起的，而小柴胡汤的作用其实是开三焦。关于三焦经的走向，《灵枢·经脉》云："三焦手少阳之脉，起于小指次指之端，上出两指之间，循手表腕，出臂外两骨之间，上贯肘，循臑外上肩，而交出足少阳之后，入缺盆，布膻中，散络心包，下膈，循属三焦。"气、水、火都在三焦中循环，气郁、水郁皆能化火，火郁三焦故见"胸胁苦满，嘿嘿不欲饮食，心烦喜呕"。而往来寒热则不能用三焦经的走向来进行解释，这是正邪斗争的表现，热多是正气振奋抗邪，热少寒多则是正气未能振奋达表使得邪气内陷。小柴胡汤证很好地体现了人体处于正邪斗争的状态，"时冷时热"并不一定是指体温的变化，也可能是血压或者一些实验室指标的变化。"嘿嘿不欲饮食"提示脾胃功能受损，也提示了神志的改变。所以，小柴胡汤还可用于治疗神志类疾病。至于"胸胁苦满"，胸胁是三焦经所过之处，所以出现胸胁症状可考虑用柴胡剂治疗。"心烦喜呕"说明有水饮为犯，这就是对于小柴胡汤证四大主症的解读。至于七大或然症，比如"渴"说明水饮代谢异常，"腹中痛"说明气机不畅。三焦之中走的是水、气，说明有水、气为病，常常郁而化热。从第17条条文来看，有上焦、中焦、下焦症状；从另一个角度来看，有寒、热以及上冲、下利的症状，故而小柴胡汤通利三焦，可调升降、寒热、虚实，即所谓"和法"。所以柴胡剂治疗的不只是一个点，而是针对的是一个系统，兼顾八纲（表里、寒热、虚实、阴阳），应用范围十分广泛。

血弱气尽，腠理开，邪气因入，与正气相搏，结于胁下，正邪分争，往来寒热，休作有时，嘿嘿不欲饮食。脏腑相连，其痛必下，邪高痛下，故使呕也。小柴胡汤主之。服柴胡汤已，渴者属阳明，以法治之。（97）

【提问】如何理解小柴胡汤证的基本病机？

【回答】"血弱气尽"即是从虚实来分析。小柴胡汤证的患者为虚人，而且是偏重气虚之人，所以小柴胡汤若是治疗血虚还得加入走血分的药物。"与正气相搏，结于胁下"说明有伏邪为患，所以小柴胡汤是可以用于治疗伏邪为病的。后世的方药中有许多治疗伏邪的方子，是从小柴胡汤变化而来，比如蒿芩清胆汤，就是用青蒿代柴胡。一个体虚之人，邪实伏于胁下为患，以致气机不畅。"邪高痛下"就是说肝的位置高一些，肝旺克脾故"呕"，所以要"先安未受邪之地"，小柴胡汤中的人参、大枣即是健脾之用。"服柴胡汤已，渴者"，小柴胡汤本可治疗"渴"，原文就有提到"若渴者，去半夏，加人参，合前成四两半，栝楼根四两"，而这里是服用柴胡汤之后出现了渴的症状，说明病邪是从少阳传到了阳明。在临床上，其实许多时候疾病分经并不是十分明确，胡希恕先生提到的用小柴胡汤加石膏治疗，因为疾病的传变本不是那么迅速，可能在传阳明的同时少阳症状未罢，所以用小柴胡汤加石膏也是未尝不可的。本条就是在讲小柴胡汤证的病机，即正邪纷争，结于胁下。

【提问】小柴胡汤中柴胡与黄芩的比例是否一定为8∶3？

【回答】外感疾病在邪气比较旺盛之时，柴胡与黄芩当为8∶3的比例；倘若是内伤疾病就不一定了，此时不需要祛邪，两药比例是无所谓的。当邪气出来之时属于疾病发作期，在正邪斗争之时应当将药物比例调整为 8∶3。

【提问】小柴胡汤中哪些药物是可以去掉的呢？

【回答】首先柴胡是不可去掉的，而黄芩是可去掉的。比如柴芍汤就是小柴胡汤去掉了黄芩加白芍，如果是去黄芩加茯苓就易为柴苓汤。从逍遥散的组成来看，它其实是柴苓汤加柴芍汤。其次半夏、人参、生姜、大枣也是可以去掉的，如咳嗽之时加入五味子、干姜以温肺化饮，水郁之时加入茯苓，气郁时加白芍，气郁、水郁兼而有之则用逍遥散。再观《伤寒论》第 230 条，可看出小柴胡汤是可以治疗大便不通的，它主要通过通利三焦使水液得以滋润大肠，倘若通便之力不足还可加入少量芒硝，则大便不通自愈，第 230 条的正治之法就是应用柴胡加芒硝汤。

【提问】小柴胡汤可治疗哪些发热的情况？

【回答】小柴胡汤主要治疗的是正邪相争所出现的寒热往来。从现代医学角度来说，小柴胡汤适合治疗间歇热，不适合治疗稽留热、弛张热。当然，还要注意具体情况具体分析。

【提问】小柴胡汤证的伏邪主要伏于哪里？是否可以用于妇科疾病的治疗？

【回答】小柴胡汤证的伏邪除了伏于胸胁，还可伏于胞宫。胞宫其实与三焦是不通的，所以若单用小柴胡汤治疗血室发热，药力是不及的，此时可再加入桂枝茯苓丸。妇科疾病多与水、气、火以及三焦失调是有关系的，所以小柴胡汤当然可以治疗妇科疾病。除了与桂枝茯苓丸合用之外，还可与四物汤等合用。

【提问】小柴胡汤的煎法有什么注意事项？

【回答】小柴胡汤的煎法是去滓再煎。此外，大柴胡汤、柴胡桂枝干姜汤、半夏泻心汤、生姜泻心汤、甘草泻心汤、旋覆代赭汤的煎法均为去滓再煎，这是为了让药性更加调和。

得病六七日，脉迟浮弱，恶风寒，手足温，医二三下之，不能食，而胁下满痛，面目及身黄，颈项强，小便难者，与柴胡汤。后必下重，本渴，而饮水呕者，柴胡汤不中与也。食谷者哕。（98）

【提问】小柴胡汤是否可以治疗湿热病？

【回答】可以。"小便难"说明有湿邪积聚体内难以排出，与热相合才能形成黄疸；此外，大便难也可形成黄疸。从西医角度来谈，大便能排出粪胆原，小便能排出尿胆原，而粪胆原与尿胆原都与胆红素的代谢有着极为重要的关系，胆红素代谢发生障碍即形成黄疸。患者体内湿邪积聚，若热重于湿，则见大便难；湿重于热，则见小便难。疾病若从少阳传入阳明为热重于湿，从少阳传入太阴为湿重于热，即"实则阳明，虚则太阴"。比如体型壮实之人，发热之后出现大便秘结，多患有胰腺炎或重症肝炎，这类人多用大柴胡汤、柴胡芒硝汤治疗；而若是体质羸弱之人，脾虚湿困，一般不会出现正邪斗争，这类人多半是慢性肝炎患者，多用柴胡桂枝干姜汤治疗。小柴胡汤可治疗湿热，但力量较弱，所以需加减化裁为用。如蒿芩清胆汤就是小柴胡汤变化而来，其中柴胡改为青蒿和茵陈。此外还需注意是热重还是湿重，之后再进行加减应用。再比如治疗中焦湿热之半夏泻心汤其实也是小柴胡汤变化而得。"病六七日，脉迟浮弱，恶风寒，手足温"，此时不能用下法，但其实还是可以用小柴胡汤治疗的；倘若用了下法，正气有损，可能转为阴黄。

为何给予小柴胡汤后出现"下重"呢？小柴胡汤本可以治疗大便不通，倘若只是水湿为患，当然不会出现下重的症状。但此处是湿热为患，小柴胡汤中没有走下焦的药物，而下焦本有湿热纠结，只利湿不清热或只清热不利湿就会出现下重，所以应当加入走下焦的药物，比如化裁为柴妙饮。所以，小柴胡汤其实可以广泛应用，但需要与他方合用才可更好地发挥功效，比如病位偏上可合用五苓散、越婢加术汤，病位居中可合用陷胸汤、半夏泻心汤等，病位偏下可合用猪苓汤、桂枝茯苓丸、二妙散等。

从第 96 条到 98 条，提示小柴胡汤可以解决三焦系统以及伏邪、湿热的问题。

伤寒四五日，身热恶风，颈项强，胁下满，手足温而渴者，小柴胡汤主之。（99）

【提问】本条是讲三阳合病，为何三阳合病可用小柴胡汤治疗？

【回答】为什么判断是三阳合病呢？因为恶风、颈项强是太阳病表现，胁下满是少阳病表现，渴是阳明病表现。小柴胡汤是少阳病方，三阳之中少阳为枢，因此三阳同病则治少阳。同理，三阴之中少阴为枢，三阴同病可治少阴。以此联想到后世三阳同治之方，比如九味羌活汤、柴葛解肌汤等。其实此条是在提示我们，在治疗三阳同病之时，当以少阳方作为底方，加入太阳经、阳明经的药物，再适当加减进行治疗。如吴又可的三消饮，就是在达原饮的基础上加入三阳经药物，如羌活、柴胡、葛根。

伤寒，阳脉涩，阴脉弦，法当腹中急痛，先与小建中汤；不差者，小柴胡汤主之。（100）

小建中汤方：

桂枝三两（去皮）　甘草二两（炙）　大枣十二枚（擘）

芍药六两　生姜三两（切）　胶饴一升

上六味，以水七升，煮取三升，去滓，内饴，更上微火，消解，温服一升，日三服。呕家不可用建中汤，以甜故也。

【提问】"阳脉涩、阴脉弦"提示什么？可否把小建中汤改为理中汤？

【回答】"阳脉涩，阴脉弦"提示表里皆有病，小建中汤为桂枝汤化裁而来，这里其实是在讲述桂枝汤与小柴胡汤的区别。经过之前的学习，我们了解到桂枝汤是为表里双解之剂，桂枝治表，芍药治里，小柴胡汤与桂枝汤的区别实则是桂芍与柴芍的差别。两者都是和法，柴芍更注重调气，桂芍则是和阴阳，当实在难以区分时，可以将两者合用之。不可以将小建中汤换为理中汤，因为理中汤只顾里而不兼表。

伤寒中风，有柴胡证，但见一证便是，不必悉具。凡柴胡汤病证而下之，若柴胡证不罢者，复与柴胡汤，必蒸蒸而振，却发热汗出而解。（101）

【提问】如何理解"但见一证便是"？

【回答】小柴胡汤有三大提纲症、四大主症、七大或然症，临床凡是见到有其中之一或多项表现，就应该往小柴胡汤方向考虑。医师应当再从患者身上挖掘更多能证明小柴胡汤用药的证据，证据越多用小柴胡汤就会越精准。小柴胡汤就如之前的桂枝汤一般，运用范围十分广泛。所以，此条文并不只是在机械地教我们必须见到其中哪几条表现才能使用小柴胡汤，而是在提示我们小柴胡汤的临床应用范围很广，临证时应该多往小柴胡汤考虑。小柴胡汤虽是主治少阳病，但在太阳病篇、阳明病篇甚至厥阴病篇都可常见到，故而小柴胡汤可以与多方合用。以此类推，承气汤虽是治疗阳明病的方，但在太阳病篇却是多次见到，尤其是调胃承气汤，所以不能妄断太阳病就不可以应用调胃承气汤。比如太阳与阳明并病、合病之时，用调胃承气汤的情况还是很多的。在学习《伤寒论》之时，要懂得灵活判断与运用。

本条文后一句是在强调小柴胡汤证的正邪斗争情况，服用小柴胡汤后，不论之前有无使用下法误治，都有可能出现正气胜邪以及正胜邪退之寒战、汗出的表现。当然，服用小柴胡汤不一定会有战汗的表现，战汗只是一种排病反应而已。

伤寒二三日，心中悸而烦者，小建中汤主之。（102）

【提问】心中悸而烦一定是虚证的表现吗？是否有其他的可能性呢？

【回答】悸和烦其实都是神志病，此处的小建中汤是在为其后的柴胡加龙骨牡蛎汤作铺垫，这里还是在讲桂枝汤与小柴胡汤的区别。小建中汤其实就是桂枝汤的化裁方，方中加大芍药的用量，就可入太阴经。关于此处的悸和烦，刘渡舟先生认为是因虚而致，那么到底有没有实证呢？首先，小建中汤中包含桂枝甘草汤，《伤寒论》64条"发汗过多，其人又手自冒心，心下悸，欲得按者，桂枝甘草汤主之"，说明它主要治疗心阳不振。由此可推，这就是小建中汤针对"阳"的部分；而小建中汤还可用治疗腹中痛，这就是"阴"的部分。所以，凡是由于腹中痛导致的心慌，当然就可以选用小建中汤治疗。就好比当人饥饿之时，心中感到"空荡荡"。胃本身就与交感神经密切相关，当人体饥饿之时交感神经兴奋，就会产生心慌的症状；而交感神经兴奋是一种虚性亢奋，所以桂枝汤就可以治疗虚性亢奋。由此还可引申出桂枝加龙骨牡蛎汤，在现代可以用来治疗许多男科及妇科疾病，《金匮要略》有提到该方可以治疗"男子失精，女子梦交"。

太阳病，过经十余日，反二三下之，后四五日，柴胡证仍在者，先与小柴胡汤。呕不止，心下急，郁郁微烦者，为未解也，与大柴胡汤下之，则愈。（103）

大柴胡汤方：

柴胡半斤　黄芩三两　芍药三两　半夏半升（洗）　生姜五两（切）　枳实四枚（炙）　大枣十二枚（擘）

上七味，以水一斗二升，煮取六升，去滓，再煎，温服一升，日三服。一方用大黄二两。若不加大黄，恐不为大柴胡汤也。

【提问】此条是否指少阳阳明合病？

【回答】此条大多医家认为是少阳阳明合病，但此处阳明病表现并不明显。郝万山先生认为：阳明病有经证和腑证，那么少阳病也该有经证和腑证，经证用小柴胡汤，腑证用大柴胡汤，所以他认为此处该是少阳胆腑证，即胆腑不通，所以大便通与不通已不是重点。

【提问】大柴胡汤中为何不用人参、甘草？

【回答】我们以胰腺炎为例，为何重症胰腺炎患者后期容易并发急性呼吸窘迫综合征？实际这就是细胞因子风暴的结果，可以理解为正邪剧烈斗争。在西医治疗中，我们会使用大量的激素，其实就是在抑制细胞因子风暴，使正邪斗争不至于太过强烈。一般炎症不至于使人丧命，但在诱发人体过度免疫反应后可导致细胞因子风暴，使病情显著加重，此时可以使用大柴胡汤治疗。方中去掉了补益正气的人参，就是在降低正邪斗争的剧烈程度。至于甘草，其性较缓，虽说同样能缓和正邪斗争，抑制细胞因子风暴，但是重症胰腺炎却是一个急症，甘草不能使药效以最快的速度发挥作用，所以要去掉甘草。

【提问】大柴胡汤中为何要加芍药？

【回答】芍药是为了替代甘草的作用。从西医角度而言，芍药能抑制细胞因子风暴，降低人体免疫反应，而且芍药还有缓急止痛的功效，针对胰腺炎的疼痛是对症的，而且可用于急症。此外，若是针对重症肝炎患者，还可易白芍为赤芍以入血分；若是见到黄疸，因黄疸多属血分，所以也可酌情加入赤芍同用。

【提问】少阳病禁汗、吐、下，为何大柴胡汤中加入枳实、大黄？

【回答】汗、吐、下是少阳病三大禁。我们前面已经提到，小柴胡汤用于治疗少阳经证，大柴胡汤用于治疗少阳腑证。针对少阳经证是禁用下法的，而少阳腑证则是可以适当应用下法的。联想到阳明经证与阳明腑证，阳明经证也是不用下法，而阳明腑证才使用下法治疗。此外，加大黄又是起到抑制细胞因子风暴的作用，使病邪从肠道而走。此处引入肠黏膜屏障的概念，肠黏膜屏障能够防止肠内细菌、毒素等有害物质穿过肠黏膜进入人体内组织、器官和血液循环，而当此屏障遭到破坏后，有害物质就会进入血液，积聚在全身多个器官、组织中，如毒素进入大脑就会引发肝性脑病等。

伤寒十三日不解，胸胁满而呕，日晡所发潮热，已而微利。此本柴胡证，下之而不得利，今反利者，知医以丸药下之，此非其治也。潮热者实也，先宜小柴胡汤以解外，后以柴胡加芒硝汤主之。（104）

柴胡加芒硝汤方：

柴胡二两十六铢　黄芩一两　人参一两　甘草一两

（炙） 生姜一两（切） 半夏二十铢（本云五枚，洗） 大枣四枚（擘） 芒硝二两

上八味，以水四升，煮取二升，去滓，内芒硝，更煮微沸，分温再服，不解更作。

臣亿等谨按：《金匮玉函》方中无芒硝。别一方云，以水七升，下芒硝合，大黄四两，桑螵蛸五枚，煮取一升半，服五合，微下即愈。本云，柴胡再服，以解其外，余二升，加芒硝、大黄、桑螵蛸也。

【提问】柴胡加芒硝汤为小柴胡汤加一味芒硝而成，为何先投以小柴胡汤，而不是直接用柴胡加芒硝汤？

【回答】此条是讲柴胡加芒硝汤的现实意义。举几个例子，古人用巴豆丸药泻下，而在现代则可能是用番泻叶、甘露醇等通便，但患者在解大便之后，可能出现后十余日不大便的情况；临床常见患者喷嚏不止，西医可以用药阻断打喷嚏的排病反应，但之后可能出现头昏、头痛的症状；患者流清涕，服用西药后清涕消失，但反而出现发热；或是患者出现水肿后，西医使用呋塞米利尿后水肿立马消退，但患者可能会出现疲软无力、无精打采等失钾表现。这说明人为阻断疾病自然痊愈的过程可能会带来很多负面效应。本条可以理解为现代人在应用西医方法泻下之后出现不良反应，再使用柴胡加芒硝汤为前面的误治做补救。小柴胡汤本来就有通便的功效，之后再用柴胡加芒硝汤是为了加强通便的功效，这样分为两步相对安全。所以，此处就是在讲"自治"与"人治"，人体本身是自我调和的一个系统，能自我修复，若是人为干预这一过程，可能就会诱发更多的矛盾。所以，中医的治疗更多是为了恢复人体自身的平衡。

伤寒十三日不解，过经，谵语者，以有热也，当以汤下

之。若小便利者，大便当硬，而反下利，脉调和者，知医以丸药下之，非其治也。若自下利者，脉当微厥，今反和者，此为内实也，调胃承气汤主之。（105）

【提问】使用峻下剂后如何善后？

【回答】此条是为承接上一条，仍是伤寒十三日不解的患者，见到谵语，说明疾病到了阳明经，出现阳明腑实证，投以大承气汤是为正治。本来阳明胃燥之人小便利，大便当然是硬的，但若误治后（如本该用大承气汤之人用了甘露醇）出现大便下利，此时就不能再用大承气汤了，而应当投以调胃承气汤。"若自下利者，脉微厥"，此处是一鉴别要点，说明病已入少阴，此时肯定不能用调胃承气汤，当用四逆汤。此处也是在提示我们对于老年人不能妄用通下，还需考虑老年人的体质，合理加减应用大黄等药物。"脉调和"不是指脉象柔和没有疾病，而是阳明有热的表现。

太阳病不解，热结膀胱，其人如狂，血自下，下者愈。其外不解者，尚未可攻，当先解其外。外解已，但少腹急结者，乃可攻之，宜桃核承气汤。（106）

桃核承气汤方：

桃仁五十个（去皮尖）　桂枝二两（去皮）　大黄四两
芒硝二两　甘草二两（炙）

上五味，以水七升，煮取二升半，去滓，内芒硝，更上火微沸。下火，先食温服五合，日三服，当微利。

【提问】太阳蓄血证与太阳蓄水证的鉴别要点是什么？桃核承气汤的临床应用范围是什么？

【回答】首先，此条文放在这里是有讲究的，它和前面的条文有相同之处，都提到了神志的改变以及腹部的改变。其次，此条是在讲太阳蓄血证，与太阳蓄水证主要区别在于小便利与不利。少腹急结是指腹部胀满不适。太阳蓄水证的患者见到腹部胀满，是因为尿液潴留于膀胱，而太阳蓄血证的患者腹部若是见到胀满，肯定不会是尿液潴留的原因，多半是因为肿瘤、包块，也就是说太阳蓄血证是入了血分的。我在查房时见过一个腹部胀满的患者，当时患者心率快、血压高，主管医生使用硝普钠与普罗帕酮后仍不见改善，我查体发现患者存在尿潴留，经过导尿后，心率和血压很快就恢复正常了。所以在临床中过度重视检验指标，常常会忽视查体时患者的体征。

这里的膀胱蓄血可以看作是下焦蓄血，所以桃核承气汤就应当是针对下焦蓄血证，病位在下焦，包括肠道、膀胱、盆腔、尿道等等。这样一来，桃核承气汤的应用范围就扩大了，不仅仅限于膀胱蓄血证，还可作用于肠道治疗便血、痔疮、糖尿病，作用于膀胱治疗尿血，而这些都是可以排出的血。若是血排不出，就考虑是盆腔炎症和肿瘤。由此可见，当膀胱蓄血证扩展后，就不会限制桃核承气汤的应用了，它可以治疗更多的疾病。

此处的瘀血实则是伏邪，它可以是肠道、膀胱等某处的肿瘤，平时不会发病，没有任何症状，或者只是表现为腹部些许闷胀不适感。当受到某些诱因引发后，就可能会表现为血尿、便血，或者是盆腔炎、黄体破裂等等。

"其人如狂"是神志的改变，心主神明，病入血分，就会出现神志变化，这就是太阳蓄血证。其实六经都会有蓄血证，只是在阳经时为蓄血，在阴经为瘀血。因此，六经都会出现神志病，见到神志病我们就得考虑从血分论治。

【提问】为何要先以桂枝汤解外？

【回答】这里其实是热证兼夹瘀证，热在外，瘀在里，热多瘀少，就当先解表。倘若先化瘀，则热沸血瘀，使瘀不得解，还需先解表更妙，先解热再化瘀，解热是为化瘀作铺垫。

【提问】桃核承气汤与大柴胡汤应当如何鉴别？

【回答】血分多与大便相关，气分多与小便相关。若是清血分的热，多从大便走；清气分的热，则多是从小便走。所以针对瘀血就可考虑从大便走，也就是说在使用活血化瘀药的同时，可以适当选择通大便的药物，应用下法使瘀血从大便而去。我们知道五苓散可以清气分热。为何会有热？水郁则热，血郁也会见热，都可以用桂枝汤。桂枝本就有温通的作用，再适当经过加减，就可治疗水郁、血郁之证。那么桃核承气汤是治疗寒瘀互结还是热瘀互结？其实它大多时候是用于治疗热瘀互结之证的，但里面清热药其实很少，所以后世吴鞠通在此基础上创立了桃仁承气汤（大黄、芒硝、桃仁、当归、芍药、丹皮），更偏于清热。

关于桃核承气汤与大柴胡汤，桃核承气汤是桂枝系方剂，大柴胡汤是柴胡系方剂，且都能通下，所以两者是可以合方的，单纯用大柴胡汤的效果不好，所以常加用桃核承气汤走血分，就好比小柴胡汤合用桂枝茯苓丸，病情较轻可以用小柴胡汤合桂枝茯苓丸，病情更重则可考虑大柴胡汤合桃核承气汤。

伤寒八九日，下之，胸满烦惊，小便不利，谵语，一身尽重，不可转侧者，柴胡加龙骨牡蛎汤主之。（107）

柴胡加龙骨牡蛎汤方：

柴胡四两　龙骨　黄芩　生姜（切）　铅丹　人参　桂枝（去皮）　茯苓各一两半　半夏二合半（洗）　大黄二两　牡蛎一两半（熬）　大枣六枚（擘）

上十二味，以水八升，煮取四升，内大黄切如棋子，更煮一二沸，去滓，温服一升。本云：柴胡汤，今加龙骨等。

【提问】为何出现"一身尽重，不可转侧"？

【回答】柴胡加龙骨牡蛎实则是小柴胡汤、桂苓甘枣汤加大黄合方，其中小柴胡汤针对少阳，桂苓甘枣汤针对太阳，大黄针对阳明，三阳合治。前面已经提到，小柴胡汤调气血寒热升降，桂苓甘枣汤调阴阳，大黄调升降，且能降低交感神经兴奋。柴胡加龙骨牡蛎汤可治疗三阳合病之神志病，当见到谵语等神志改变时，就该考虑此方。

三阳合病时调阳枢，三阴合病调阴枢，少阳为三阳之枢机，所以三阳合病时，以少阳之柴胡汤作为底方，适当加入治疗太阳、阳明的药物，枢机一利，就不会出现不可转侧的表现。由此看来，"一身尽重，不可转侧"是少阳枢机不利的表现，"小便不利"是太阳蓄水的表现，"谵语"是阳明腑实的表现。此外，柴胡加龙骨牡蛎可广泛用于儿科疾病，而这类患儿多好动、烦躁。

伤寒腹满谵语，寸口脉浮而紧，此肝乘脾也，名曰纵，刺期门。（108）

伤寒发热，啬啬恶寒，大渴欲饮水，其腹必满，自汗出，小便利，其病欲解，此肝乘肺也，名曰横，刺期门。（109）

【提问】如何理解"纵"与"横"？

【回答】这两条就是从五行角度去解释疾病。"纵"即是放纵，肝属木，脾属土，肝放纵其势力相乘于脾，也就是木旺乘土，此时就可以刺肝经募穴期门，以泻肝旺之火；"横"就是以小犯上之意，肺为金，肝为木，本是金克木，而现在出现木侮金，治疗同样要刺肝经募穴期门泻肝旺。所以，这两条都是说明在临床上不仅可以使用药物治疗，也可以采用针灸疗法治疗。

太阳病二日，反躁，凡熨其背，而大汗出，大热入胃，胃中水竭，躁烦，必发谵语，十余日，振慄，自下利者，此为欲解也。故其汗从腰以下不得汗，欲小便不得，反呕，欲失溲，足下恶风，大便硬，小便当数，而反不数及不多，大便已，头卓然而痛，其人足心必热，谷气下流故也。（110）

【提问】如何理解火疗后出现的变证？

【回答】此处是关于火疗法的问题，描述的是督脉灸，本条提示督脉灸不是适用于任何人的。一个平时怕冷、大便不通、小便可能也不太通畅的患者，做了督脉灸之后，可能出现上述临床表现，此时看上去像是火疗法无效甚至加重了病情。而过了几日之后，患者反而大便得通，小便得利，畏寒消失，足心变热。其实这就是通督脉的过程，通督脉之初，气血上行，会出现上热下寒的表现，如躁烦、谵语、呕吐、大便硬、小便不利等；但当督脉一通之后，气血畅通，这些症状就会慢慢消失，人体状态随之慢慢恢复平衡。临床上曾遇到过一个鹿茸中毒的患者，他本为脾肾亏虚之人，自服鹿茸后导致虚不受补，从而出现腹胀、双下肢冷痛、口干等上热下寒表现，因此治疗可用药物或是针灸等引火下行。

太阳病中风，以火劫发汗，邪风被火热，血气流溢，失其常度，两阳相熏灼，其身发黄。阳盛则欲衄，阴虚则小便难，阴阳俱虚竭，身体则枯燥。但头汗出，剂颈而还，腹满微喘，口干咽烂，或不大便，久则谵语，甚者至哕，手足躁扰，捻衣摸床，小便利者，其人可治。（111）

【提问】误用火劫发汗常会出现哪些症状？

【回答】此条文以及上一条文都是在讲火逆证。对于《伤寒论》中所讲到的火逆证，看似对于现代临床没有多少意义而言，那么为何还要对此进行学习？艾灸、火针、督脉灸、雷火灸等常用的治疗方法均可看作是火攻法，当然这些都是外治之法，临床上应用附片等药物治疗也可以看作是火攻法。所以，此条文以及之后的关于火逆证的学习，都是十分必要的。《伤寒论》十分注重扶阳之法的运用，这些描述从表面看是在告诫我们勿妄用火攻法，实则是在指导医师对于扶阳法的正确应用之道。如果误用火攻法，患者就会出现以下五大类症状：①神志异常。②气机紊乱（包括扰乱上、中、下三焦气机，如诱发奔豚等）。③胃肠道反应（如腹满、呕吐、大便难等）。④血分症状（上见鼻血，下见尿血、便血等）。⑤热毒上攻。

【提问】哪些人应禁用火攻法？

【回答】①阴虚阳亢之人禁用火攻。②阳证之人禁用火攻。③气机不通之人禁用火攻（最常见的是肝郁脾虚、胃肠功能失调之人，一用火攻法就会上火）。④出血倾向者禁用火攻。

【提问】为何会出现发黄、但头汗出？

【回答】《伤寒论》中，如出现发黄，一般伴随但头汗出、小便难、大便难的表现，多见于体内有湿的患者。他们平时不会出现这些症状，但在用火攻法治疗后湿热相结，湿邪会阻碍气机的运行，以致气机不畅，津液不能在全身循行，故而见上半身汗出、剂颈而还；湿热熏蒸水液，就会有皮肤发黄的表现，二便困难会使发黄进一步加重。从西医方面讲，胆红素从小便（尿胆循环）以及大便（粪胆循环）排泄出去，如若大便难、小便难，胆红素就会聚积，从而出现发黄。

【提问】"小便利者，其人可治"当如何理解？

【回答】小便利者，说明体内之邪有出处，可从小便而去，同时说明人体津液尚未受损，气机尚未出现紊乱，之前所说到的五大症以及黄疸出现的可能性也会小很多，病情肯定是会简单许多的。

【提问】《伤寒论（桂林古本）》中提到的人参地黄龙骨牡蛎茯苓汤如何理解？

【回答】该条文描述的是一个虚人，气血阴阳皆有所伤，主要是阴伤、气伤。从之前的五大症推导，他可能会出现水饮上逆之奔豚，所以用茯苓；邪会入血分，故用地黄保津液兼以守住血分；对于气分用人参治疗气虚；火逆本身是气机上逆的一过程，所以用了龙骨、牡蛎。该方没有针对黄疸用药，倘若出现黄疸，可以加用茵陈。此外，方中只有地黄一味药有少许滋阴清热的作用，故还可适当加用更多滋阴清热的药物，比如栀子、黄柏、砂仁（封髓丹）。如果出现大便不通，还可加用酒大黄。

伤寒脉浮，医以火迫劫之，亡阳，必惊狂，卧起不安者，桂枝去芍药加蜀漆牡蛎龙骨救逆汤主之。（112）

桂枝三两（去皮） 甘草二两（炙） 生姜三两（切）牡蛎五两（熬） 龙骨四两 大枣十二枚（擘） 蜀漆三两（洗去腥）

上为末，以水一斗二升，先煮蜀漆，减二升，内诸药，煮取三升，去滓，温服一升。本云桂枝汤，今去芍药，加蜀漆、牡蛎、龙骨。

【提问】《伤寒论》中亡阳大体可分为哪几类？

【回答】这里的"亡阳"肯定是针对三阴经而言，伤太阴就为脾阳，伤少阴就为心阳、肾阳。至于厥阴，临床上是否有肝阳虚证呢？张锡纯提出厥阴（肝阳）亡阳的概念，并创立了既济汤、来复汤，方中的山茱萸就起到收敛肝阳、保肝阳的作用。我们知道伤及太阴之阳一般不会出现过于危急的症状，一般只有腹泻、呕吐等，而伤及厥阴之阳与少阴之阳是较为危重的。倘若出现亡厥阴之阳、亡少阴之阳，应当提高警惕。至于用方，伤心阳方用桂枝甘草汤、桂枝甘草加龙骨牡蛎汤（即桂枝汤去芍药类方），伤肾阳方用真武汤、附子汤、茯苓四逆汤，伤脾胃阳方用附子理中汤，伤厥阴之阳方用来复汤、既济汤等。三阴之阳所伤其实是相互关联的，譬如太阴阳伤伴见少阴阳伤，所以在许多针对太阴阳伤的方中会加用附子等。厥阴阳虚之中也常伴见太阴阳虚，如乌梅丸中的干姜，在补厥阴之阳的同时兼补少阴、太阴之阳。

【提问】桂枝甘草汤、桂枝甘草龙骨牡蛎汤以及桂枝去芍药加蜀漆龙骨牡蛎汤的联系和区别是什么？

【回答】此三方都是针对心阳受损的用方，区别在于它们主治的神志症状是逐渐加重的。桂枝甘草汤症见"其人叉手自冒心"，桂枝甘草龙骨牡蛎汤症见"因烦躁者"，桂枝去芍药加蜀漆龙骨牡蛎汤症见"惊狂"。三者都可见心悸，在心悸的基础上，伤心阳的程度是在逐渐加重。

关于此处的"惊狂"，可理解为心阳不足之后，肾阳就会上冲补充心阳，肾阳上冲太过就会出现惊狂（中医和西医对于疾病病机，都持人体代偿太过所致的意见），肾阳上冲本为一种保护性反射，而对于肾阴不足之人肾阴不能够很好地牵制肾阳，从而导致肾阳上冲补充心阳之时上冲太过（阴在内，阳之守也；阳在外，阴之使也）。所以针对该类患者，可用桂枝甘草汤补心阳，如此肾阳就不再上冲，水饮之邪就不会上逆，也就不会出现奔豚、水饮上泛等一系列症状。在这里龙骨、牡蛎、蜀漆的作用就是潜肾阳、安心阳。

【提问】为什么要去芍药？

【回答】桂枝甘草汤可治疗心率过缓，而桂枝汤则可治疗心率过速，因此我在临床上选择炙甘草汤加芍药，对于心率过速和心率过缓都可使用。患者心率快时，就加大芍药的用量；心率慢时，加大桂枝、甘草用量。所谓去芍药，其实就是去掉了桂枝汤中属"阴"的部分，心阳虚之人，身体属阴的部分就相对较多，故而去掉芍药。临床上芍药不一定非得去除，可根据情况适当加减。临床上的快慢综合征、血压波动症、情绪不稳定等，治疗上均可选用炙甘草汤，根据情况发挥双向调节的作用。

形作伤寒，其脉不弦紧而弱。弱者必渴，被火者必谵语。弱者发热脉浮，解之，当汗出愈。（113）

【提问】此条描述为何证？温病能否用"火攻"？误用"火攻"该如何解救？

【回答】此条是在讲实证误用火攻之法所致的变证。患者为脾阳虚之人（桂枝汤证之人），患有温病或外感风热之证，本可用桂枝二越婢一汤（解之当汗出愈）或白虎加人参汤（解之不汗出而愈），而错用火攻之法治疗。胡希恕先生认为此处是太阳阳明合病，可对照"太阳病，发热恶寒，热多寒少，此无阳也，不可发汗，宜桂枝二越婢一汤"；而刘渡舟先生则认为此处是温病，在此并未给方，但结合温病学知识以及相应症状表现来看，可用白虎加人参汤，使邪从阳明气分而解，是为正治。

太阳病，以火熏之，不得汗，其人必躁，到经不解，必

清血，名为火邪。（114）

脉浮热甚，反灸之，此为实。实以虚治，因火而动，必咽燥唾血。（115）

【提问】"其人必躁，到经不解，必清血"如何理解？何为正治之法？

【回答】"其人必躁"结合前面"不得汗"说明病已不是阳明经证，而成为阳明腑证，正治应为承气汤系列，但条文中仍误用火攻发汗法治疗，导致"到经不解""必清血"，说明病由阳明腑证进入阳明蓄血证阶段，应当运用抵当汤治疗。

【提问】何为伤阴络、伤阳络？可否认为火热所伤部位有上下之分，故有吐血、便血之别？

【回答】刘渡舟先生认为114条为热伤阴络，115条为热伤阳络，热伤阴络是为下边出血，热伤阳络是为上边出血。原本不汗出之人，误用火攻之法后，使得邪入血分，这类人可以"衄乃解"，但也有可能出现胃出血、动脉瘤破裂等更为严重的表现，这就是排病反应。对于排病反应，我们需要辩证地看待问题。排病反应是双刃剑，好的一面可能会使病情得以缓解，也可能出现更为严重的一面，如便血、吐血等。

微数之脉，慎不可灸，因火为邪，则为烦逆，追虚逐实，血散脉中，火气虽微，内攻有力，焦骨伤筋，血难复也。

脉浮，宜以汗解，用火灸之，邪无从出，因火而盛，病从腰以下必重而痹，名火逆也。欲自解者，必当先烦，烦乃有汗而解。何以知之？脉浮，故知汗出解。（116）

【提问】阴虚阳亢之人为何不可用灸法？

【回答】此条主要向我们阐述虚热之人不可用火攻法，比如阳虚之人当用扶阳之法，是为正治。此类虚热之人再用扶阳法，热上加热，必定是误治之法，患者就会产生许多变证，比如条文中所提到的"血散脉中，火气虽微，内攻有力，焦骨伤筋"等表现。所以临床上还是应当要辩证地看待问题。

【提问】这里的"痹"当为湿痹还是寒痹？如何理解？

【回答】关于此处的"痹"，胡希恕先生认为患者体表充斥津液而不得汗，热不能解，津液也不得出，遂湿邪下注，是为湿痹。我认为这是气机不畅之人（右脉表现可知）水液聚于下焦，津液不能随气机上行，所以虽用火攻发汗亦不得汗。除此以外，也可以看作患者素有寒痹，因表闭阳郁，壅遏气机，上下不达，腰以下无阳以温，以致麻木不仁。该条文指出"有汗而解"，汗出之后人体气机得以调畅，阳气得以温养全身，自然寒痹、湿痹就会慢慢消失。所以，调畅气机的目的就是达到上下气机、阴阳的平衡。根据这一原理，临床中我们常用柴苓真武汤合越婢汤治疗顽固性水肿。

【提问】上下两条文中提到的两个"烦"是否矛盾？

【回答】首先，116 条中"烦逆"的烦是病理表现，而117 条中的烦是一种排病反应，说明人体正气抗邪于表。"病之来处即为病之解处"，该病是因烦而来，也从烦而解。比如银翘散治疗风热表证，症见鼻衄，疾病将愈之时也可见鼻衄而解；麻黄汤可以治疗鼻衄，也可以通过鼻衄而解病。所以，116 条与117 条中的"烦"都是误用火攻法后的神志改变。

烦也是一种正邪斗争的表现。正气出表，临证中经常会出现先烦而后汗出则愈的表现。

烧针令其汗，针处被寒，核起而赤者，必发奔豚。气从少腹上冲心者，灸其核上各一壮，与桂枝加桂汤，更加桂二两也。（117）

桂枝加桂汤方：

桂枝五两（去皮） 芍药三两 生姜三两（切） 甘草二两（炙） 大枣十二枚（擘）

上五味，以水七升，煮取三升，去滓，温服一升。本云：桂枝汤，今加桂满五两，所以加桂者，以能泄奔豚气也。

【提问】《伤寒论》中所论奔豚的病机包括哪些？

【回答】《金匮要略》云"寸口脉动而弱，动则为惊，弱则为悸"，意指左手寸脉弱，表明心阳不足。此类患者再受惊吓，就可见到动脉。所以，心阳虚之人，加之外因的惊吓，就会诱发奔豚。方用桂枝加桂汤，桂枝一可温心阳，二则还能平冲，治疗单纯气上冲所致奔豚。倘若气上冲兼夹水饮，用五苓散或苓桂术甘汤；欲做奔豚者，用桂苓甘枣汤，这都是太阳奔豚用方。若是少阳奔豚，用奔豚汤，从方中所用当归、川芎、芍药等药来看，患者属于血虚奔豚，血虚奔豚就是肝阴不足、肝阳上亢、肝风内动所致一系列症状；少阴奔豚，"身为振振摇""振振欲擗地"，实则就是水饮上泛所致的奔豚，用真武汤；厥阴奔豚，"气上撞心"，方用乌梅丸，这在厥阴病篇中乌梅丸部分会详细讲解。

【提问】"灸其核上各一壮"机理是什么？

【回答】一是寒邪与饮邪本为同气相求，灸疗之后就阻断寒邪的通路，避免内外相召；二是可看作是一种心理安慰，针药并用，避免了许多如医疗纠纷等不必要的麻烦。

火逆，下之，因烧针烦躁者，桂枝甘草龙骨牡蛎汤主之。（118）

桂枝甘草龙骨牡蛎汤方：

桂枝一两（去皮） 甘草二两（炙） 牡蛎二两（熬）
龙骨二两

上为末，以水五升，煮取二升半，去滓，温服八合，日三服。

【提问】阳虚之人一定不能用下法吗？

【回答】火逆之法本身就伤及人体阳气，再误用下法之后更伤阳气。汗、吐、下皆可伤阳，火攻也会伤阳，倘若两种方法同用，必然伤阳更重，可用桂枝加龙骨牡蛎汤补救。比如阳虚之人又兼大便不通，扶阳的同时要通便，方用附子理中汤类。此处也在警示我们，对于条文学习切不可机械记忆，在临床上需灵活应用。

太阳伤寒者，加温针，必惊也。（119）

【提问】可否把这条放到前面，作为火逆条文的纲领？

【回答】此条仅仅提到误用火攻之后出现神志改变，也就是之前所说的五种变证其中一种，所以不可作为纲领。倘若要选火逆条文纲领，还是应当选用第111条。

太阳病，当恶寒发热，今自汗出，反不恶寒发热，关上脉细数者，以医吐之过也。一二日吐之者，腹中饥，口不能食；三四日吐之者，不喜糜粥，欲食冷食，朝食暮吐，以医吐之所致也。此为小逆。（120）

太阳病吐之，但太阳病当恶寒，今反不恶寒，不欲近衣，此为吐之内烦也。（121）

患者脉数，数为热，当消谷引食，而反吐者，此以发汗，令阳气微，膈气虚，脉乃数也。数为客热，不能消谷。

以胃中虚冷，故吐也。（122）

太阳病，经过十余日，心下温温欲吐，而胸中痛，大便反溏，腹微满，郁郁微烦。先此时自极吐下者，与调胃承气汤。若不尔者，不可与。但欲呕，胸中痛，微溏者，此非柴胡汤证，以呕故知极吐下也。（123）

【提问】上述条文讲述的呕吐症状是误治伤脾阳还是疾病进程中的表现？

【回答】此四条均在讲述治疗过程中伤及脾阳导致呕吐，从而说明保护脾阳在疾病治疗中的重要性。在儿科，常见儿童因大便不通而妄用大黄、芒硝等攻下之品。小儿素体娇嫩，过用攻伐之品势必会伤及脾胃等脏腑，此时就可去掉芒硝，改生大黄为酒大黄。这样大便得通，又不会伤及脾胃。又如一发热患儿，盲目清热之余，反而会出现呕吐等伤及脾胃表现。《伤寒论》本就重视顾护人体正气，为避免过早使用下法、吐法伤及人体阳气，所以才在多处提到误治，意在告诫治疗之余需时时保护人体正气不受损。120条"关上脉细数"，"细"则提示有虚，"数"说明有热，故为虚热在胃。"虚"是过用吐法所致，如今可能是过用清法伤及脾胃。"口不能食"说明胃有虚热；"三四日吐之者，不喜糜粥，欲食冷食，朝食暮吐"看似喜食冷食，食则易吐，实则是有虚热为患，多因胃热脾寒、胃强脾弱的缘故。此种也可见于小儿外感之后，由于脾胃功能尚未恢复，虽见食欲转好，喜食食物，但食后却出现发热或是呕吐的症状。故此，120条情况所描述的多见于小儿患有外感之后，误用清热寒凉败胃之品，损伤脾阳（药伤），或是疾病进展过程之中，本身邪气就会伤及脾阳（病伤），此两种情况皆可导致此类疾病的发生。

【提问】这几条条文讲述的是否还是太阳病？

【回答】此时是误治之后伤脾阳，已无"恶寒发热"之症，当已不属太阳病范畴。那当如何作解？是病入太阴、阳明还是何处？此时我们可分为上、中、下三个部位来理解其中之理。如若是病变在上部，则是栀子干姜汤类证，症见烦、热、吐等，属于阳明经证；往下病变在中部（心下、胃脘等），有寒、热、饮等邪，可投以半夏泻心汤系列，属太阴痞证，此时还需注意半夏泻心汤本是小柴胡汤化裁而来，所以若是在中部还需具体判断，半夏泻心汤专治胃肠，而小柴胡汤则是用于肝胃不和证；再往下病变在下部，则为调胃承气汤类证治，属阳明腑证。所以从方药来看，几个方子都为阳明病用方，而细看药物组成也不乏入太阴经的用药，所以均可看作是太阴阳明合病。

太阳病六七日，表证仍在，脉微而沉，反不结胸，其人发狂者，以热在下焦，少腹当硬满，小便自利者，下血乃愈。所以然者，以太阳随经，瘀热在里故也，抵当汤主之。（124）

抵当汤方：

水蛭三十个（熬）　虻虫三十个（熬，去翅足）　桃仁二十个（去皮尖）　大黄三两（酒浸）

上四味为末，以水五升，煮取三升，去滓，温服一升，不下再服。

【提问】抵当汤治疗的是阳明蓄血证还是太阳蓄血证？

【回答】《伤寒论》第237条云："阳明证，其人喜忘者……屎虽硬，大便反易，其色必黑，宜抵当汤下之。"第257条云："患者无表里证，发热七八日……至六七日不大便者，有瘀血，宜抵当汤。"其实抵当汤就为治疗蓄血证而设，相对而言抵当汤偏阳明，而桃核承气汤偏太阳。桃核承气汤方中有桂枝，因其本就为桂枝汤系变换而来。太阳病有经证、腑证，麻黄汤、桂枝汤是为针对太阳经证用方，而太阳腑证有入血分和未入血分之别。若是太阳腑证尚未入血分只在水分，就选用五苓散；若已入血分，则选用桃核承气汤。再反观之，五苓散与桃核承气汤均为桂枝汤演变而来，抵当汤则很明显不是由桂枝汤化裁而得。病在阳明经证，多是选用白虎汤、调胃承气汤等；而阳明病入血分，就方选抵当汤。所以，抵当汤可视为治太阳蓄血证、阳明蓄血证均可，只是更偏向阳明蓄血证而已。

【提问】如何鉴别桃核承气汤与抵当汤？

【回答】之前已提及桃核承气汤是由桂枝汤演变而来，是太阳病从气分入血分之选方，当然此时也可选用抵当汤治疗。两者鉴别之处从条文中可知，主要是就症状轻重而言，从第106条与此条对比可见，桃核承气汤症见"其人如狂""少腹急结"，而抵当汤症见"其人发狂""少腹当硬满"。如此可见，抵当汤证无论是从神志变化还是腹部表现来看，症状都是重于桃核承气汤证的。此外，再从药物组成来看，两者都是治疗热瘀互结之证，而抵当汤中多为虫类化瘀之品，治疗瘀重于热；而桃核承气汤中清热之品较多，少佐活血药，治疗热重于瘀。

关于"脉微而沉"，此处是指尺脉沉，说明病位是在下焦。"太阳随经"即是病变从经入腑，可视为从气分到血分。

【提问】蓄血为何大多发生在下腹？

【回答】这与"水往低处流"的道理相同。水、血、津、精本可相互化生。太阳病最后的出处在膀胱，阳明病最后出处是在肛门。下焦出血，下部包括直肠、肛门、子宫、膀胱，像膀胱子宫凹陷、直肠子宫凹陷，还有临床常见的宫外孕，均可视为下焦出血，可以用抵当汤。关于宫外孕的治疗，抵当汤中水蛭、虻虫有杀胚胎的功效，也可起到相应作用。

【提问】瘀血为何会症见发狂？

【回答】首先此时病入血分，心主神志且主血，心窍受邪就会影响心的正常功能，人体的神志发生变化，故而可见发狂等表现。所以临床上见狂躁、精神失常、失眠等神志异常的患者，可以考虑从血分入手，治以活血化瘀兼以通便。而且由于血本为阴分，故而瘀血发狂的患者多于夜间症状发作，而白日如常人，我们也当有所了解。

总结蓄血证表现，包括脉象（尺脉沉）、神志改变、腹部改变、血分症状。

【提问】蓄血证是否一定症见小便自利？

【回答】小便利与不利是蓄水证与蓄血证的鉴别之处。换而言之，小便自利其实只是蓄血证的一个排他症状而已，但并不是必见之症。蓄血证也可见小便不利，譬如膀胱某处长了一个肿瘤阻塞尿道，就可见小便不利；而若是因膀胱括约肌病变导致小便不利，用五苓散是可以缓解症状的。若是因肿瘤阻塞导致小便不利，此时用五苓散必定是方不对症的。所以，不可单纯认为蓄血证就一定症见小便自利，以此推之，五苓散证也并不一定症见小便不利。

太阳病，身黄，脉沉结，少腹硬；小便不利者，为无血也；小便自利，其人如狂者，血证谛也，抵当汤主之。（125）

【提问】瘀热互结所致的神志改变为何可用抵当汤治疗？

【回答】条文中提到"小便不利者,为无血也",此处可加"茵陈五苓散主之"。茵陈五苓散本为治疗湿热黄疸(阳黄)而设,而这里的前后两句实则是谈及气分与血分,如果是气分见黄疸,多不伴有神志改变,方可选用茵陈五苓散;而若是瘀血黄疸(阴黄),是伴有神志改变的,就可选用抵当汤。由此可见,抵当汤除了用于治疗下焦瘀血,还可用于治疗瘀热互结所致的肝性脑病,此类患者身黄,神志异常,且可见皮肤瘀点、吐血等胃肠出血等症状,所以用抵当汤。方中用活血化瘀兼通下的药物,可防止症状大出血以及神志异常改变等危重情况的发生。

【提问】患者本身有出血风险,为何还用活血化瘀之品?

【回答】水蛭的有效成分水蛭素是血小板抑制剂,可防止血小板凝聚和血栓的形成;而桃仁是作用于凝血系统,可加重出血,所以临床中桃仁可去除或者减量。肝性脑病,运用水蛭是不会出错的。根据中医取象比类,抵当汤中水蛭生活在水中,既能活血又利水,虻虫是在天上飞的,所以从中医阴阳学说来看,水蛭当属阴,虻虫当属阳。水蛭多用于人体下部、内部的出血,而虻虫则多用于人体上部、表面的出血。

伤寒有热,少腹满,应小便不利,今反利者,为有血也,当下之,不可余药,宜抵当丸。(126)

抵当丸方:

水蛭二十个熬 虻虫二十个(熬,去翅足) 桃仁二十五个(去皮尖) 大黄三两

上四味,杵分为四丸,以水一升,煮一丸,取七合服之,晬时,当下血;若不下者,更服。

【提问】桃核承气汤、抵当汤、抵当丸三者如何鉴别？

【回答】抵当丸为丸剂，丸者缓也，而且用药量较抵当汤为轻。所以，抵当丸所治疾病的病情程度轻于抵当汤。桃核承气汤、抵当汤、抵当丸均可治疗蓄血证，三者均可见小便不利、神志改变、血分证以及少腹改变，而从其病情轻重程度而言，由轻及重依次为桃核承气汤证、抵当丸证、抵当汤证。这三个方子可以治疗黄疸、下焦瘀血证，以及泌尿系统、生殖系统、消化系统、妇科等多项疾病。门诊曾有一名抗中性粒细胞胞浆抗体相关性肾炎患者，使用抵当汤治疗降低了肌酐水平，这也是针对血分论治。因此，临床上切不可盲目以方对病，那样就限制了方剂的运用范围。

【提问】为何用活血化瘀类药治疗出血？

【回答】具体问题需要具体分析。对于出血，条文中提及"下血乃愈"，这类出血可以看作是因肿瘤破裂所致，也可以说是一种排病反应，出血后症状就得到了缓解。当然，小肿瘤破裂后不会对人体造成伤害，倘若是较大的肿瘤，在应用活血化瘀药物后，很可能会出现血流不止的情况，这种情况下使用活血化瘀药就需谨慎。关于用药，有形之血当用桃核承气汤、抵当汤类化瘀止血之剂，当然需要预先确认出血量不会过大；无形之血也可用化瘀止血剂，如直肠子宫凹陷或是输卵管壶腹部出血，化瘀止血剂可加强这些位置的血液吸收，从而化解无形之血，症状自消。

太阳病，小便利者，以饮水多，必心下悸；小便少者，必苦里急也。（127）

【提问】膀胱蓄水证多见小便不利，为何这里会见到"小便利"呢？

【回答】此条文讲的是膀胱蓄水。前半句除膀胱蓄水之外，还兼有水饮上泛，故可见"心下悸"；后半句则单讲膀胱蓄水。因此，虽然均是膀胱蓄水证，前半句见"小便利"，后半句见"小便少"。由此可见，关于太阳蓄水证与太阳蓄血证，小便的利与不利仅仅是鉴别诊断的一个注意事项，而非决定因素。蓄水证可见小便得利，也可见小便不利，故而我们需要综合审视。

辨太阳病脉证并治下

问曰：病有结胸，有脏结，其状何如？答曰：按之痛，寸脉浮，关脉沉，名曰结胸也。（128）

何为脏结？答曰：如结胸状，饮食如故，时时下利，寸脉浮，关脉小细沉紧，名曰脏结。舌上白胎滑者。难治。（129）

【提问】结胸的病机是什么？如何与脏结相鉴别？

【回答】"寸脉浮"说明有表证，也可由此得知结胸是由表证误治而来；"关脉沉"说明中焦不通，是为水热互结而致。且热为外来之邪，水为人体固有之邪，由此可知结胸的病机是为水热互结于胸中所致，为实证。

脏结是为寒结，因五脏亏虚、寒邪结于五脏而成。"如结胸状"提示脏结也见"按之痛，寸脉浮"；"饮食如故，时时下利""关脉小细沉紧""舌上白胎滑者"是与结胸的鉴别之处，则可推导得知结胸会出现饮食变化，不下利，且舌应当为黄燥苔。结胸者为实证，可攻之；而脏结本已五脏亏虚，正气不足，不耐攻伐，已无正邪斗争，因此不可攻之。

脏结无阳证，不往来寒热，其人反静，舌上胎滑者，不可攻也。（130）

【解析】"无阳证"说明非太阳证，"不往来寒热"说明非少阳证，"其人反静"说明非阳明证，这表示脏结不是三阳之证，故而为三阴之证。

病发于阳，而反下之，热入，因作结胸。病发于阴，而反下之，因作痞也。所以成结胸者，以下之太早故也。结胸者，项亦强，如柔痉状，下之则和，宜大陷胸丸。（131）

大陷胸丸方：

大黄半斤　葶苈子半斤（熬）　芒硝半升　杏仁半升（去皮尖，熬黑）

上四味，捣筛二味，内杏仁、芒硝，合研如脂，和散，取如弹丸一枚，别捣甘遂末一钱匕，白蜜二合，水二升，煮取一升，温顿服之。一宿乃下。如不下，更服，取下为效，禁如药法。

【提问】此处的"发于阳，发于阴"能否理解为病邪深入程度？

【回答】"病发于阳"指本为太阳病，应该用汗法而解，而误用下法后成结胸之证。结胸为实证，正邪斗争剧烈，脾胃未伤，正气充盛。"病发于阴"指太阴脾虚之人合并太阳表证就不该用下法，如误下之后反而更伤正气，则成痞证。"实则阳明，虚则太阴"，从少阳病演变来看，若是正邪斗争剧烈，可以用大柴胡汤，也可以用大陷胸汤；若正邪斗争不甚，则是柴胡桂枝干姜汤证或者按照泻心汤系列的痞证来处理。所以，是结胸还是痞证，主要是看正邪斗争是否剧烈。

【提问】结胸者为何出现"项亦强"？

【回答】患者本身水热互结于胸部（阴部），而颈项（阳部）出现症状，提示病邪从阴分走到阳分，这说明正邪斗争后，疾病可从阴证转阳证。结胸证为水热互结，热盛伤阴津，可能出现柔痉的症状。此处提及从阴部转而出现阳部症状，意在更好地与大柴胡汤证、大承气汤证、柴胡桂枝干姜汤证等鉴别，如若只是出现胸部症状，就可能会有脏结、痞证的考虑，而此时不仅有胸部症状，还转而出现阳部颈项症状，则可更为确定是结胸证。

【提问】大柴胡汤证、大陷胸汤证、承气汤证均可见疼痛，其病邪深入程度、疼痛部位有什么区别？

【回答】大柴胡汤可治少阳证，症见寒热往来，且热势盛；大陷胸汤证由于水热互结于胸部，热势不彰，故而热不盛。承气汤证以热为甚，可见发热症状，但大陷胸汤证腹部症状见"硬、痛"，范围从心下至整个腹部，而承气汤证主要指下腹的"痞、满、燥、实"，全腹部体征相对不突出，所以大陷胸汤证腹部症状是重于承气汤证的。

结胸证，其脉浮大者，不可下，下之则死。（132）

【提问】结胸证当出现浮大之脉，使用下法后会出现死证，这是为什么呢？

【回答】临床运用大陷胸汤时，必须牢牢谨记其适应证。结胸脉见"寸脉浮，关脉沉"，此处脉见浮大，而脉大主虚，脉证不符是不可用下法的。此时脉见浮大，正气不足，应考虑分治，先扶其正气，待正气充盛之时，才可考虑应用大陷胸汤治疗。此条是讲述过早用大陷胸汤的后果。

结胸证悉具，烦躁者，亦死。（133）

【解析】此条主要是论述未及时应用大陷胸汤，以及使用大陷胸汤过晚而出现的变证。因此，132条、133条主要是在论述合理运用大陷胸汤的时机。

太阳病，脉浮而动数，浮则为风，数则为热，动则为痛，数则为虚，头痛发热，微盗汗出，而反恶寒者，表未解也。医反下之，动数变迟，膈内拒痛，胃中空虚，客气动膈，短气躁烦，心中懊憹，阳气内陷，心下因硬，则为结

胸，大陷胸汤主之。若不结胸，但头汗出，余处无汗，剂颈而还，小便不利，身必发黄也。（134）

大陷胸汤方：

大黄六两（去皮）　芒硝一升　甘遂一钱匕

上三味，以水六升，先煮大黄取二升，去滓，内芒硝，煮一两沸，内甘遂末，温服一升。得快利，止后服。

【提问】从现代医学角度如何看待结胸证？

【回答】从现代医学角度来看，结胸证通常指一些急腹症，比如急性肠梗阻、急性胰腺炎、急性胆管炎、消化道穿孔引起的急性腹膜炎等等。条文中的"则为结胸"是太阳病的一种变证，举例来说类似于急性坏死性胰腺炎胰体部炎症，就是发生急性胰腺炎时周围组织炎性介质浸润坏死导致板状腹（看似大陷胸汤的适应证：全腹部疼痛，触之硬），但在临床真正见到急腹症时，首选治疗措施是手术治疗。"若不结胸"为太阳病的另外一种变证，即黄疸，如急性重症胰腺炎的胰头部炎症，会出现梗阻性黄疸。也就是说，黄疸即是湿热互结，泛滥于三焦；结胸证是水热互结于胸中，属于急腹症范畴。所以，此条意在说明结胸证的由来，以及误下后疾病的两种变证转归。

伤寒六七日，结胸热实，脉沉而紧，心下痛，按之石硬者，大陷胸汤主之。（135）

【解析】此条讲述疾病在发展过程中未经误治也未正治，病程自然发展成结胸证。

伤寒十余日，热结在里，复往来寒热者，与大柴胡汤；但结胸，无大热者，此为水结在胸胁也，但头微汗出者，大陷胸汤主之。（136）

【提问】如何鉴别大柴胡汤证与大陷胸汤证？

【回答】从病机而言，前者为热结于里，后者为水热互结于胸胁。从体征上来看，大陷胸汤证按之石硬且痛，而大柴胡汤证仅见疼痛，无心下硬满症状。从热势来看，大柴胡汤证为往来寒热，且热势盛；大陷胸汤证因水热互结，故而热势较轻。再者从汗出来看，大陷胸汤证由于水热相互交结在一起，阻碍气机的运行，热不得外越，故而伴见头微汗出，而这与少阳阳明合病的全身大汗出明显是不同的。相同之处在于两者均为实证，均可见大便不通的症状，故而对于大便稀溏之人禁用这两张方子。此外还需注意下法之间的鉴别：大柴胡汤与大承气汤均能泻热，大陷胸汤泻热兼能泻水，所以相比而言，大陷胸汤泻下之力是最强的。

【提问】如何鉴别大陷胸汤证与十枣汤证？

【回答】十枣汤为泻下逐水剂，它较大陷胸汤而言是在逐水剂中加入一味大枣，而大陷胸汤中纯用攻下逐水剂，所以前者作用力较为缓和，且能使药物作用时间延长，是为大陷胸汤的缓释剂，主要增加泻水之力（将大陷胸汤中的大黄、芒硝改为大戟、芫花），在临床上对胸膜炎的诊治有一定的价值。再如恶性肿瘤患者，反复出现胸水，抽取胸水又可造成患者严重营养不良，所以，十枣汤在一定程度上可以代替抽取胸水的作用，或减少胸水抽取次数。

太阳病，重发汗而复下之，不大便五六日，舌上燥而渴，日晡所小有潮热，从心下至少腹硬满而痛不可近者，大陷胸汤主之。（137）

【提问】结胸证单纯用下法治疗而大便难下，这是什么原因？

【回答】大量发汗本已损伤人体津液，再用下法是无法通下的。患者本身热与水互结于胸胁部，单纯用大承气汤或是大柴胡汤只能泻热，反而更伤津液，使得大便加难通。必须水热同下才能通便，此时得用大陷胸汤才行。也可以换一种治疗思路，如在滋阴的同时兼以下法，方用增液承气汤。

小结胸病，正在心下，按之则痛，脉浮滑者，小陷胸汤主之。（138）

小陷胸汤方：

黄连一两　半夏半升（洗）　栝蒌实大者一个

上三味，以水六升，先煮栝蒌，取三升，去滓，内诸药，煮取二升，去滓，分温三服。

【提问】小陷胸汤针对的病机是什么？方中用药有什么特点？

【回答】小陷胸汤以方测证，当为痰热互结证。方中瓜蒌用量极大，相当于50g左右，在现代用药时多取瓜蒌皮与瓜蒌仁各25g组方，若大便不通者可加大瓜蒌仁用量，气机不通则可加大瓜蒌皮用量，随机应变。

【提问】小陷胸汤针对现代医学的哪些疾病？

【回答】针对小陷胸汤治疗痰热互结之证，现代医学可参考治疗消化系统、呼吸系统、心血管系统等炎症，其中心血管系统炎症就好比心绞痛一类，而心与胃的位置就比较接近。经过不断学习，我们可以认识到小陷胸汤其实与瓜蒌薤白半夏汤是一组寒热对方，其中胸痹寒证我们常选瓜蒌薤白半夏汤治疗，而小陷胸汤就可针对胸痹热证。小陷胸汤是一个小方，一般不主张单独使用，常常与他方合用发挥疗效，比如治疗心血管疾病就可与瓜蒌薤白半夏汤合用，针对呼吸系统疾病就可与千金苇茎汤（苇茎、瓜蒌、桃仁、薏苡仁）合用，而针对消化系统就可合用小柴胡汤、半夏泻心汤等。小陷胸汤中瓜蒌皮主要解决气机问题，黄连针对寒热问题（主要是清热作用），而半夏、瓜蒌仁主要针对有形实邪（痰）。由此可见，小陷胸汤其实就是简化版的半夏泻心汤，且是偏向于热而论。此外，小陷胸汤还可起到衔接作用，当两方合用衔接不畅时就可加用小陷胸汤。如小柴胡汤合理中汤，小柴胡汤在上，理中汤在下，中以小陷胸汤承上启下。

太阳病，二三日，不能卧，但欲起，心下必结，脉微弱者，此本有寒分也。反下之，若利止，必作结胸；未止者，四日复下之，此作协热利也。（139）

【提问】结胸病与协热利的病机有何关联？

【回答】此处当看作两种情况：一种是"下之，若利止，必作结胸"——本心下有水之人，用承气汤、大柴胡汤类泻下，此类泻下之剂只可泻热而不得泻水，水热相互交结在一起，热势不得下，故泻下不畅，这就是结胸证，当用大陷胸汤类方剂进行治疗，攻下逐饮同用。另一种是"未止者，四日复下之，此作协热利也"——此处当是湿热互结之人误用泻下之法就会出现下利不止，即为协热利。此时就可选用葛根芩连汤止利，方中黄芩、黄连清热，葛根升阳止泻，此时热得去则利就可止。此处与134条互参，黄疸亦为湿热互结的另一种转归。

太阳病下之，其脉促，不结胸者，此为欲解也。脉浮者，必结胸也；脉紧者，必咽痛；脉弦者，必两胁拘急；脉细数者，头痛未止；脉沉紧者，必欲呕；脉沉滑者，协热利；脉浮滑者，必下血。（140）

【解析】此条太阳病误下之后的一些可能出现的情况，主要是对下法的总结。"其脉促"，水热未互结，说明下法为正治；"脉浮者"不一定是结胸，需看其关脉沉否，更重要的是患者是否有痼疾（消化性溃疡、慢性胰腺炎），此类人群为结胸病潜在的患者。以下诸如脉紧者、脉弦者等均为泻下后导致疾病入里的一种变证。

病在阳，应以汗解之，反以冷水潠之，若灌之，其热被却不得去，弥更益烦，肉上粟起，意欲饮水，反不渴者，服文蛤散。若不差者，与五苓散。寒实结胸，无热证者，与三物小陷胸汤，白散亦可服。（141）

文蛤散方：

文蛤五两

上一味，为散，以沸汤和一方寸匕服，汤用五合，

白散方：

桔梗三分　巴豆一分（去皮心，熬黑，研如脂）　贝母三分

上三味为散，内巴豆，更于白中杵之，以白饮和服。强人半钱匕，羸者减之。病在膈上必吐，在膈下必利，不利，进热粥一杯；利过不止，进冷粥一杯。身热，皮粟不解，欲引衣自覆，若水以潠之、洗之，益令热却不得出，当汗而不汗，则烦。假令汗出已，腹中痛，与芍药三两如上法。

【提问】此处文蛤散的作用是什么？

【回答】根据后文"若不差者，与五苓散"，应当判定此处文蛤散即为一味文蛤，而不是一些后世医家所谓的"麻杏甘石汤加文蛤"。从文笔来看，此处应该是一证两方，且病情应当是前轻后重，所以文蛤散是针对寒实结胸轻证而言，方中用一味文蛤，能去体表之水邪，此时的水热还在体表尚未入里，所以不渴；而五苓散则是治疗膀胱气化不利，可见口渴、小便不利等症。

【提问】三物白散的组成及作用是什么？

【回答】原文写的是三物小陷胸汤，但是以证测方，寒实结胸证肯定不是小陷胸汤适应证，所以此处当是三物白散方，方中含桔梗、巴豆、贝母。川贝在现代医学中常针对胃功能较弱的人使用，故此方中用贝母、桔梗意在保护胃黏膜。巴豆性热力猛且有毒，在这里加用桔梗、贝母就能减缓它对胃肠的损害。此外，这里的寒实结胸还可和前面所讲的脏结联系起来，寒实结胸日久，就可演变为脏结。

太阳与少阳并病，头项强痛，或眩冒，时如结胸，心下痞硬者，当刺大椎第一间，肺俞、肝俞，慎不可发汗，发汗则谵语，脉弦，五六日，谵语不止，当刺期门。（142）

【提问】太阳与少阳并病为何不可发汗？

【回答】此处为后面柴胡加桂枝汤的条文做铺垫，太少并病除用汤药治疗以外还可针刺治疗。少阳病本身禁用汗法，所以此条也说到"慎不可发汗"，故而才要针刺治疗。但少阳禁吐、禁下、禁汗之三禁并不是完全禁止的，当少阳与他经合病或者并病时还是可以运用的，比如大柴胡汤方中使用大黄治疗少阳阳明合病。所以少阳三禁只是针对单纯少阳证而言。

妇人中风，发热恶寒，经水适来，得之七八日，热除而脉迟身凉。胸胁下满，如结胸状，谵语者，此为热入血室也，当刺期门，随其实而泻之。（143）

妇人中风，七八日，续得寒热，发作有时，经水适断者，此为热入血室，其血必结，故使如疟状，发作有时，小柴胡汤主之。（144）

妇人伤寒发热，经水适来，昼日明了，暮则谵语，如见鬼状者，此为热入血室。无犯胃气及上二焦，必自愈。（145）

【提问】热入血室主要有哪些表现？

【回答】此三条均为热入血室（子宫）证，可理解为发生在月经期间的一些感染，放在此处，主要为与结胸（症见"如结胸状"）相鉴别。根据此三条条文，我们可总结出：①热入血室特点：与经期相关，伴有外感表证，有胸胁症状，可能影响月经、神志改变。②处理方法：针刺、汤药或者通过月经而自愈。其中在汤药治疗时，可选小柴胡汤合用桃核承气汤或者桂枝茯苓丸等。

伤寒六七日，发热微恶寒，支节烦疼，微呕，心下支结，外证未去者，柴胡桂枝汤主之。（146）

柴胡加桂枝汤方：

桂枝（去皮）黄芩各一两半　人参一两半　甘草一两（炙）半夏二合半（洗）芍药一两半　大枣六枚（擘）生姜一两半（切）柴胡四两

上九味，以水七升，煮取三升，去滓，温服一升。本云人参汤，作如桂枝法，加半夏、柴胡、黄芩，复如柴胡法。今用人参作半剂。

【提问】临证中如何使用柴胡加桂枝汤？

【回答】此条主要是邪犯少阳，表证未解。之前已讲到单独少阳为病不能发汗，不能泻下；但有表证，如太少并病时是可以发汗的。方如此处柴胡桂枝汤，两方均体现和法，如小柴胡汤调和肝脾，桂枝汤调和营卫。《伤寒论》中的小柴胡汤与桂枝汤剂量各占一半，而在如今用药上，则并未拘泥于桂枝汤、小柴胡汤的剂量，一般不作减半。

伤寒五六日，已发汗而复下之，胸胁满，微结，小便不利，渴而不呕，但头汗出，往来寒热，心烦者，此为未解也，柴胡桂枝干姜汤主之。（147）

柴胡桂枝干姜汤方：

柴胡半斤　桂枝三两（去皮）　干姜三两　栝蒌根四两
黄芩三两　牡蛎三两（熬）　甘草二两（炙）

上七味，以水一斗二升，煮取六升，去滓，再煎，取三
升，温服一升，日三服。初服微烦，复服汗出，便愈。

【提问】柴胡桂枝干姜汤针对的病机是什么？临床上如
何运用？

【回答】柴胡桂枝干姜汤是小柴胡汤去掉人参、半夏、
大枣，加桂枝、牡蛎、瓜蒌，再将生姜易为干姜而成。此
方与大柴胡汤为对方，常用于肝病以及脾胃病的治疗，"实
则阳明，虚则太阴"，即小柴胡汤证在病情演变时转为阳明
少阳合病之实证，有剧烈的炎症因子风暴。体型壮实之人患
有急性胰腺炎时出现全腹膜炎，就可选大柴胡汤或大陷胸
汤；而当正邪斗争不激烈，如体型瘦弱之人患有胰腺炎时，
一般就会转为慢性病程，所以柴胡桂枝干姜汤针对的病机应
当是少阳太阴合病。柴胡桂枝干姜汤中，黄芩、柴胡作用于
少阳，桂枝、干姜作用于太阴，牡蛎、天花粉可散结，主要
阻止疾病从气化病转为形质病。此处桂枝、干姜看似是两
味药，实则桂枝代表桂枝汤，干姜代表理中汤，所以加入
这两味药就是加入简化版的桂枝汤与理中汤。当然，在病情
需要时，还可灵活加入桂枝汤以及理中汤中的其他药味。此
外，我们还可以进行引申，柴胡、黄芩作用于肝，桂枝、干
姜作用于脾，所以此方还可兼以治疗慢性肝病和脾胃病。另
外，虽说方中瓜蒌以及牡蛎作用偏向于肝，通过之前对于五
脏结的学习，我们也可适当加入治疗脾脏结的方药，用于治
疗胃肠息肉、慢性萎缩性胃炎等慢性胃肠病变，预防癌性病
变的发生。总而言之，柴胡桂枝干姜汤可以截断许多器质性

肝病以及脾胃病的病程，一定程度上可以防止如肝癌、肝硬化、胃癌等恶性疾病的发生，这就是中医治未病的优势。疾病一般从三阳进入三阴，厥阴为三阴之末，病入厥阴就会导致许多器质性病变的发生。柴胡桂枝干姜汤为阻断病邪由三阳入三阴的一个重要处方。少阳与厥阴互为表里，临床许多疾病是因病邪伏于三阴，最后可能演变为癌症等慢性难治性疾病，而伏于三阴的伏邪多半都能从三阳而解。开少阳，就是给伏邪以出路。而太阴于西医而言就是指人体免疫力，所以开太阴就是在增强人体免疫力。用柴胡桂枝干姜汤开少阳及太阴之后，再结合使用五脏结组方，对预防癌性病变的发生有一定的作用。

伤寒五六日，头汗出，微恶寒，手足冷，心下满，口不欲食，大便硬，脉细者，此为阳微结，必有表复有里也。脉沉，亦在里也。汗出为阳微，假令纯阴结，不得复有外证，悉入在里，此为半在里半在外也。脉虽沉紧，不得为少阴病，所以然者，阴不得有汗，今头汗出，故知非少阴也，可与小柴胡汤。设不了了者，得屎而解。（148）

【提问】什么是阳微结、纯阴结、纯阳结？临证中应选用何方？

【回答】"阳微结"即为微小的阳明燥结证，即少阳阳明合病，可选用小柴胡汤进行证治。小柴胡汤的作用机理是"上焦得通，津液得下，胃气因和"，故小柴胡汤中虽未有通下之药，但可通过和里（和胃气）使轻微的阳明燥结得以解除。当里结症状较重时，也可加用大黄、芒硝。"纯阴结"指少阴阳虚所致的大便燥结证，可选用温脾汤。"纯阳结"即阳明腑实证，可选用大承气汤。

伤寒五六日，呕而发热者，柴胡汤证具，而以他药下之，柴胡证仍在者，复与柴胡汤。此虽已下之，不为逆，必蒸蒸而振，却发热汗出而解。若心下满而硬痛者，此为结胸也，大陷胸汤主之。但满而不痛者，此为痞，柴胡不中与之，宜半夏泻心汤。（149）

半夏泻心汤方：

半夏半升（洗）　黄芩　干姜　人参以上各三两　黄连一两　大枣十二枚（擘）　甘草三两（炙）

上七味，以水一斗，煮取六升，去滓，再煮，取三升，温服一升，日三服。

【提问】少阳证误用下法有哪几种转归情况？为何予以半夏泻心汤也会出现"蒸蒸而振"？

【回答】第一种情况是少阳证用小柴胡汤当为正治，但用大柴胡汤误下之后，小柴胡汤证仍在，且出现蒸蒸而振的征象，可判断其病证仍在少阳，可继续使用小柴胡汤。第二种情况是误用下法之后出现心下满而硬痛者，病由少阳转为结胸，应用大陷胸汤。第三种情况是下法之后，出现满而不痛者，由少阳证转为痞证，应该用半夏泻心汤。"蒸蒸而振"是服用柴胡后一般都会出现的反应，是正气抗邪的排病反应，半夏泻心汤实则是由小柴胡汤化裁而得，其煎煮方法与小柴胡汤也是相同的，都是去滓再煎，意在使药性更为调和。

太阳少阳并病，而反下之，成结胸，心下硬，下利不止，水浆不下，其人心烦。（150）

【提问】条文中所论及的结胸病为何会出现下利不止？

【回答】太阳病不可下，少阳病也不可下，用下法之后变证丛生，可以反推条文中的结胸不是真的结胸，而是状似结胸。本条可能属 139 条协热利的范畴，由太阳少阳合病演变为太阳阳明合病，可用葛根芩连汤来治疗。

脉浮而紧，而复下之，紧反入里，则作痞，按之自濡，但气痞耳。（151）

【提问】中医如何理解痞证？

【回答】对于痞证的解读，从卦象来看，就是"否卦"，否卦卦象是上乾下坤，《周易》曰："天行健，君子以自强不息。"乾为天，刚健中正；坤为地，柔顺伸展。天气得下交，地气得上升，地气上升为云，天气下交为雨，这叫天地泰。倘若乾（天）在上，坤（地）在下，天地不得以交通，故而痞塞不通，而成痞满之证。对此，还可举例未济卦，未济卦是为火在上，水在下，就不容易交通，难以形成升降，想要得以升降就需要一定的动力。火得以降，水得以升，而动力就来自中焦。同理，天地本身也难以交通，也需要依靠中焦的资助，并且中焦也是判断疾病预后的重要环节，故在心肾不交时当调脾胃，或使用药物如既济汤类运转脾胃，使得气机得以升降。"出入废则神机化灭，升降息则气立孤危"，也能很好地解释否卦。

【提问】如何鉴别痞证与结胸？

【回答】痞证"按之自濡"与结胸"按之石硬"明显是不同的，一者是按诊腹部柔软，一者则是按诊腹部硬满，所以结胸于当今不仅见于腹膜炎，还可相当于肿瘤性病变等。"病发于阴、病发于阳"即是前面所提及"实则阳明，虚则太阴"，本身阳明体质之人，误下之后则容易形成结胸实证，治疗偏于大柴胡汤、大陷胸汤类；而太阴体质之人误下之后，就更偏向于形成痞证，治疗偏于柴胡桂枝干姜汤、半夏泻心汤类。

太阳中风，下利呕逆，表解者，乃可攻之。其人漐漐汗

出，发作有时，头痛，心下痞硬满，引胁下痛，干呕短气，汗出不恶寒者，此表（解）里未和也，十枣汤主之。（152）

十枣汤方：

芫花（熬）　甘遂　大戟

上三味，等分，各别捣为散。以水一升半，先煮大枣肥者十枚，取八合，去滓，内药末。强人服一钱匕，羸人服半钱，温服之。平旦服。若下少病不除者，明日更服，加半钱，得快下利后，糜粥自养。

【提问】十枣汤证如何与表证相鉴别？

【回答】当出现十枣汤证时，我们很容易误认为是外感而进行证治。此条前半段就是在说如果我们应用葛根汤类解表剂之后症状逐渐趋于好转，则说明就是患有外感；而若是服用葛根汤后，只是表证得以解除，反而出现条文后半段描述的症状，说明患者有痼疾在先，比如结核病的潜伏期，因外感而使机体正邪发生转变，正不胜邪，结核菌侵袭胸膜，急性发作而为胸水，也就是从太阳中风发展为悬饮变证，此时当投以十枣汤进行治疗。

【提问】如何鉴别十枣汤证与结胸证？

【回答】大陷胸汤中含大黄、芒硝、甘遂，十枣汤中含大戟、芫花、甘遂、大枣。以此可以看出，大陷胸汤纯用攻下之品，而十枣汤中除用攻下逐水之剂外，方中加用了大枣，故而十枣汤可看作是大陷胸汤的缓释剂，不仅作用力度减小，并且延长了药物作用时间。所以，现代临床上十枣汤更为常用，因而更具有应用价值。从体征上来看，十枣汤证为"心下痞硬满，引胁下痛"，无压痛及反跳痛；而大陷胸汤证为"心下至少腹硬满而痛"，具有压痛、反跳痛。因此，大陷胸汤证明显是重于十枣汤证的。再者，大陷胸汤证为水热互结之证，而十枣汤证仅有水邪为患，这也是两者区别所在。十枣汤现代常用于消除胸水，还可用于消除腹水。从六经辨证来看，大陷胸汤是阳明病，而十枣汤当属于阳明与少阳合病。

【提问】如何鉴别十枣汤证与大柴胡汤证？

【回答】两者均为阳明少阳合病，《伤寒论》165条"伤寒，发热，汗出不解，心中痞硬，呕吐而下利者，大柴胡汤主之。"从条文来看，两者均可见"呕吐、汗出等"，但一为心中痞硬，一为心下痞硬，此外大柴胡汤可见下利。从临床上来讲，大柴胡汤药物的特点是纯攻无补，主要针对实证；十枣汤是攻补兼施，主要是虚实夹杂之证。另外，大柴胡汤证见下利，且为协热利，而十枣汤是不伴见下利的。

【提问】悬饮必须选用十枣汤治疗吗？

【回答】十枣汤可治疗悬饮，且为虚实夹杂、不伴见下利之悬饮证。故而，针对悬饮实证，或是悬饮伴见下利，就不是十枣汤适应证。若是悬饮伴见下利，就可考虑选用大柴胡汤；若为虚利，则需要攻补兼施，消胸水兼顾止利，可选用小柴胡汤合用五苓散（柴苓汤）。

太阳病，医发汗，遂发热恶寒，因复下之，心下痞，表里俱虚，阴阳气并竭，无阳则阴独，复加烧针，因胸烦，面色青黄，肤𥆧者，难治；今色微黄，手足温者，易愈。（153）

【提问】中医常说脾胃为后天之本，有一分胃气便有一分生机，此条是否也在向我们论述这一点？

【回答】此条在讲心下痞的两种转归，如出现"面色青黄"是为肝气乘脾，脾气衰败。脾胃是人体最重要以及最后的一道防线，是为正邪斗争的基础，现误下、误汗、烧针后，伤及脾阳，因脾胃功能受到损害故而难治；"色微黄，手足温"是另一种转归，即当见心下痞证，及时应用半夏泻心汤类调和脾胃，恢复良好。所以，当见心下痞证时，就得谨记有此两种转归，一种出现"阴阳气并竭"，往脱证方向进展；一种逐渐愈好，但也有可能逐渐转化为慢性病变。

心下痞，按之濡，其脉关上浮者，大黄黄连泻心汤主之。（154）

大黄黄连泻心汤方：

大黄二两　黄连一两

上二味，以麻沸汤二升渍之，须臾绞去滓，分温再服。

【提问】大黄黄连泻心汤的配伍特点以及煎服法有何特点？

【回答】大黄黄连泻心汤根据后文的附子泻心汤化裁，应当是有黄芩的。从五行来看，大黄为土，黄连为火，黄芩为木，三者关系为"木生火，火生土"，所以泻肝火、泻心火就可以达到泻土火的作用，土火对于现代临床而言就是消化道出血。因此，此方主要用于治疗消化道出血之症。而对于煎煮方法，书中主要针对心下痞，火热之邪不盛，故采用的处理方法是用水泡；而当临床用于治疗消化道出血之时，机体属于火盛的状态，因此还是应该用水煎，才能更好地发挥作用。此外，水煮用较小药量，水泡则稍加大药量。除此以外，如果水泡药力不够，而水煮药力过强时，一则可适当改变剂量，二则可以加用附子同煮，也就不会有伤阳之弊。

心下痞，而复恶寒、汗出者，附子泻心汤主之。（155）

附子泻心汤方：

大黄二两　黄连一两　黄芩一两　附子一枚（炮，去皮破，别煮取汁）

上四味，切三味，以麻沸汤二升渍之，须臾绞去滓，内附子汁，分温再服。

【提问】附子泻心汤的配伍特点及煎服法要点是什么？

【回答】原书中提及附子另煎的煎法，如此一来实在烦琐。现如今可以四味药同煮，如阳虚偏甚则可适当加大附子用量，如是热痞较盛则适当加大三味清热药的剂量。也就是说，我们其实可以通过剂量的调整来免去繁杂的煎煮方法。附子泻心汤体现了合法的应用，寒热兼顾，温清并用。

本以下之，故心下痞，与泻心汤，痞不解，其人渴而口燥烦，小便不利者，五苓散主之。（156）

【提问】如何鉴别火痞与水痞？

【回答】本条讲水痞与火痞的鉴别及诊治。两者均可见口渴，五苓散可通过调节水液代谢，通小便同时兼以通大便，此处的"小便不利"不仅仅是指小便少，还可理解为小便频数。小便次数多而量多，从而大便难解，故而通过利小便就可以通大便。并且五苓散中有白术，适当加大白术用量，就有通大便的功效，所以，五苓散在针对二便不利可酌情加减运用。火痞可见大便干结，而水痞不一定见之；水痞可见小便不利，而火痞不一定见之。此外，针对口渴之症，虽然两者均可见，但水痞之口渴饮水不解，火痞之口渴饮水后得以缓解，这也是两者区别所在。

伤寒汗出，解之后。胃中不和，心下痞硬，干噫，食臭，胁下有水气，腹中雷鸣下利者，生姜泻心汤主之。（157）

生姜泻心汤方：

生姜四两（切）　甘草三两（炙）　人参三两　干姜一两　黄芩三两　半夏半升（洗）黄连一两　大枣十二枚（擘）

上八味，以水一斗，煮取六升，去滓，再煎取三升。温服一升，日三服。附子泻心汤，本云加附子。半夏泻心汤、甘草泻心汤，同体别名耳。生姜泻心汤，本云理中人参黄芩汤，去桂枝、术，加黄连，并泻肝法。

【提问】如何鉴别生姜泻心汤证与五苓散证？

【回答】本条讲水气痞与水痞的鉴别。生姜泻心汤是由半夏泻心汤化裁而来，减干姜为一两，加入生姜四两，以加大利水的作用。从药物组成来看，五苓散中桂枝、茯苓、白术、泽泻、猪苓行气作用不强，主要在于利水，作用主要偏下；而生姜泻心汤主要是以调气机升降为主，半夏、干姜其性偏上，黄芩、黄连其性偏下，人参、大枣、甘草主要是为补益脾胃。生姜走而不守，干姜守而不走，加入生姜主要是为行水。《医宗金鉴》提及此方当加入茯苓，取茯苓甘草汤之意，使得行水之力更强。

【提问】三泻心汤当如何区别？

【回答】三泻心汤证均可见痞、呕、利，生姜泻心汤证重点在于呕，半夏泻心汤证重点在于痞，甘草泻心汤证重点在于利。生姜泻心汤中干姜、生姜同用，生姜止呕，干姜可减少胃肠道分泌物；半夏泻心汤为小柴胡汤变换而来，除柴胡变为黄连外，生姜也易为干姜，半夏、干姜合用就可升阳。且在服用半夏泻心汤后，可能会出现呕吐症状加重的表现。半夏泻心汤本为小柴胡汤化裁而得，半夏泻心汤也是和法的体现，两者均为去滓再煎，意在使药性更加调和。增强正气之后，患者出现呕吐加重，就好像服用小柴胡汤后出现蒸蒸而振的表现，这些均为服用汤药之后的排病反应。

伤寒中风，医反下之，其人下利，日数十行，谷不化，腹中雷鸣，心下痞硬而满，干呕，心烦不得安。医见心下痞，谓病不尽，复下之，其痞益甚，此非结热，但以胃中

虚，客气上逆，故使硬也，甘草泻心汤主之。（158）

甘草泻心汤方：

甘草四两（炙）　黄芩三两　干姜三两　半夏半升（洗）
大枣十二枚（擘）　黄连一两

上六味，以水一斗，煮取六升，去滓，再煎取三升。温
服一升，日三服。

臣亿等谨按：上生姜泻心汤法，本云理中人参黄芩汤，
今详泻心以疗痞。痞气因发阴而生，是半夏、生姜、甘草泻
心三方，皆本于理中也，其方必各有人参，今甘草泻心中无
者，脱落之也。又按《千金》并《外台秘要》治伤寒䘌食，
用此方皆有人参，知脱落无疑。

【提问】甘草泻心汤中重用甘草至四两，患者本为心下
痞证，甘草又过于滋补，会不会加重痞塞之证？

【回答】此处需要辩证地看待问题。本身痞证是不主张
用甘草的，但此处是虚利痞，以利为主，加重甘草用量目的
是为止利，起到缓急而止泻的作用。所以，甘草泻心汤是加
大扶正的力量，而生姜泻心汤是加强祛邪的力度。所以，两
者都是以半夏泻心汤为基础加减而来。

伤寒服汤药，下利不止，心下痞硬。服泻心汤已，复以
他药下之，利不止，医以理中与之，利益甚。理中者，理中
焦，此利在下焦，赤石脂禹余粮汤主之。复利不止者，当利
其小便。（159）

赤石脂禹余粮汤方：

赤石脂一斤（碎）　禹余粮一斤（碎）

以上二味，以水六升，煮取二升，去滓，三服。

【提问】如何区别泻心汤、理中汤以及赤石脂禹余
粮汤？

【回答】从甘草泻心汤引申而来的止利之法，提示我们见到下利之人时不单单只有一种治法。病位最高者，用泻心汤；往下偏于脐周时，则用理中汤；达到下焦，就用固肾之赤石脂禹余粮汤，还有就是"利小便以实大便"之五苓散。

伤寒吐下后发汗，虚烦，脉甚微。八九日，心下痞硬，胁下痛，气上冲咽喉，眩冒。经脉动惕者，久而成痿。（160）

【提问】该条出现了"心下痞硬"，这是应从三泻心汤的方向选方吗？还是可以另有考虑？

【回答】"心下痞硬，胁下痛"提示还是应从三泻心汤的方向选方。与前文相呼应，病机当是中焦气机不畅，水饮上逆而不得以下降，选方应当考虑五苓散合半夏泻心汤或者是生姜泻心汤。五苓散针对"气上冲胸，眩冒"，半夏泻心汤针对"心下痞硬，胁下痛"。

伤寒发汗，若吐若下，解后，心下痞硬，噫气不除者，旋覆代赭石汤主之。（161）

旋复代赭石汤方：

旋复花三两　人参二两　生姜五两（切）　代赭石一两大枣十二枚（擘）　甘草三两（炙）　半夏半升（洗）

上七味，以水一斗，煮取六升，去滓，再煎，取三升，温服一升，日三服。

【提问】旋覆代赭石汤、泻心汤、桂枝人参汤之间的关系是什么？

【回答】泻心汤主症为"痞、呕、利"，上中下都得以兼顾；而旋覆代赭石汤是伤寒外感误用攻法（汗、吐、下）之后，外感虽得以解除，但伤及人体脾胃，故而见"心下痞硬，噫气不除"，病位在胃，偏中上；桂枝人参汤也见"心下痞"之症，但主要为利，病位在肠，偏中下。可以看出，几个方子并没有单纯作用于上部或下部，不论是在治疗"呕"或是"利"时都应注重调理中焦升降。再从药物结构来说，泻心汤中有黄芩、黄连，与干姜形成药对，辛开苦降，交通脾胃，调理脾胃的升降。而不论是此处的旋覆代赭石汤还是后面的桂枝人参汤中都没有这样的药对，没有调节升降的功效。进而分析，旋覆代赭石汤与桂枝人参汤均偏于补虚，旋覆代赭石汤中旋覆花、代赭石（偏于泻实的部分）疏肝平肝，可用于治疗气血上逆之呕血、吐血、眩晕以及呃逆等症。针对呃逆初起之时，病性属实，当然可用旋覆代赭石汤。若呃逆日久，病性已属虚实夹杂，且以虚为主，则可以适当加人参、枣、草等。旋覆代赭汤还可针对儿童患有外感，兼有寒凉之品伤及脾胃、出现呕吐等，将本方用于调护脾胃，主要起到善后的作用。所以，在治疗疾病之时，"度"的掌握还是十分重要的。

下后，不可更行桂枝汤。若汗出而喘，无大热者，可与麻黄杏子甘草石膏汤。（162）

【提问】为何用了下法之后就不能再投桂枝汤？

【回答】"下后，不可更行桂枝汤"提示伤寒外感，误下之后导致表邪已经入里，此时当然桂枝汤已然不适用了，此外由后面的麻杏甘石汤，可推导应该是表里同病。

前文第 63 条中也提到了麻杏甘石汤，"发汗后，不可更行桂枝汤……可与麻黄杏仁甘草石膏汤主之"。既然第 63 条已经提及，为何又把此条放在此处？这说明该条应是有所省略的。根据上下文，麻杏甘石汤证除了汗出而喘，还应当见有痞塞的症状。大便不通或是腹胀引起腹压升高，就会见痞塞；肺与大肠相表里，会出现喘的表现。根据《伤寒论》第

18 条，也可适用桂枝加厚朴杏子汤，若不缓解再改为麻杏甘石汤。"汗出而喘"本不应该用麻黄，麻黄可平喘，但又可发汗，本就有汗出之人就不该用麻黄。所以，此方中加入石膏，在清肺热的同时还可制约麻黄，例如熟地黄可制约麻黄"拔肾根"的作用，小青龙汤中的芍药可制约麻黄过于辛散之性等。从六经辨证而言，麻杏甘石汤是太阳阳明合病，且应是阳明经证，而如出现阳明腑证，大便不通，就可考虑选用宣白承气汤，并也可酌情加用麻黄。方中有大黄，作用向下，且能降低交感神经兴奋，一定程度上起到制约麻黄的作用。麻杏甘石汤中，麻黄宣肺，杏仁降气平喘，两者一升一降，杏仁也能有制约麻黄的作用。

太阳病，外证未除而数下之，遂协热而利。利下不止，心下痞硬，表里不解者，桂枝人参汤主之。（163）

桂枝人参汤方：

桂枝四两（去皮）　甘草四两（炙）　白术三两　人参三两　干姜三两

上五味，以水九升，先煮四味，取五升，内桂更煮，取三升，温服一升，日再，夜一服。

【提问】"协热利"我们多会想到用葛根芩连汤治疗，为何此处选的是桂枝人参汤？两者有何区别？

【回答】"实则阳明，虚则太阴"，不同体质的人疾病的转归也有差异，这主要是因体质的从化作用。麻杏甘石汤是治太阳阳明合病，症见发热而喘，病从热化，所以方中有石膏；桂枝人参汤则是治太阳太阴合病，表里同治，病从寒化，方中有桂枝，还可酌情加入附子。

协热利的正治多考虑用葛根芩连汤，也是体现了表里双解。但葛根芩连汤主要是热化，而此条主要是病从寒化，症状像协热利，病机本质是寒湿利，所以用桂枝人参汤。

伤寒大下后，复发汗，心下痞，恶寒者，表未解也，不可攻痞，当先解表，表解乃可攻痞，解表宜桂枝汤，攻痞宜大黄黄连泻心汤。（164）

【提问】痞证可以选用三泻心汤、大黄黄连泻心汤、旋覆代赭汤以及桂枝人参汤治疗，临床应当如何灵活选用呢？

【回答】痞证有虚痞（旋覆代赭汤、桂枝人参汤主治）、虚实夹杂痞（三泻心汤主治）、实痞（大黄黄连泻心汤主治），实痞即是火痞。治痞之时，首先辨虚实，此条是在警示我们运用攻法需要慎重，如果是实痞，当然是先用攻法治之，而若是出现此条，本就有虚，就不可以妄用大黄黄连泻心汤了。此处的桂枝汤看似是在解表，但桂枝汤其实还有扶正作用的。所以，此时选用桂枝附子汤或是三泻心汤加减论治也是不为过的。如果是虚痞误用大黄黄连泻心汤，出现嗳气、呕吐等，就可选用前面提及的旋覆代赭汤；而若出现下利，就用桂枝人参汤；再若出现痞、呕、利，三泻心汤就可加减运用了。此外，泻心汤本是由小柴胡汤化裁而来，方中去掉了柴胡，所以临床上见肝胆不和的呕吐、腹胀，当肝脾同调，而改用小柴胡汤就不会考虑用泻心汤了。经过前后条文的对照学习，我们就可在泻心汤中加入旋覆花、代赭石，也可兼顾肝胆；对于肝胃不和之证，也就可选择泻心汤加减论治。

伤寒发热，汗出不解，心下痞硬，呕吐而下利者，大柴胡汤主之。（165）

【提问】大柴胡汤证与泻心汤证均可见到痞、呕、利，如何鉴别？

【回答】从症状上来看，大柴胡汤证与泻心汤证均可见

"痞、呕、利"，大柴胡汤证是纯实无虚，所以大柴胡汤证的痞按之较硬且疼痛显著；泻心汤证是虚实夹杂，故它的痞按之较濡，且一般无疼痛或疼痛较轻。从药物结构上看，两者均为小柴胡汤化裁而来。大柴胡汤是小柴胡汤去掉人参、甘草，加大黄、枳实、芍药而成，方中加大了阳明经用药。大柴胡汤证是少阳阳明合病，故从寒热来看，可见往来寒热，而半夏泻心汤是小柴胡汤去掉柴胡，加黄连，生姜易为干姜。病在太阴阳明，从寒热来看可见热，是为虚实夹杂，升降不调，湿热合邪。除此以外，大柴胡汤中纯攻无补，不仅症见此条提及的痞、呕、利，还可见到喘（主要是因为大便不通之后导致腹压升高所致），在一些重症疾病的治疗中发挥着重要的作用，可抑制炎症因子风暴。此外，有医家提出此处描述的症状类似痢疾，痢疾的治疗主要是选用葛根芩连汤，但其实大柴胡汤也是可以治疗痢疾的。

病如桂枝证，头不痛，项不强，寸脉微浮，胸中痞硬，气上冲咽喉，不得息者，此为胸有寒也，当吐之，宜瓜蒂散。（166）

瓜蒂散方：

瓜蒂一分（熬黄） 赤小豆一分

上二味，各别捣筛，为散已，合治之，取一钱匕。以香豉一合，用热汤七合，煮作稀糜，去滓，取汁合散，温顿服之。不吐者，少少加，得快吐乃止。诸亡血虚家，不可与瓜蒂散。

【提问】这里"胸中寒"只能"吐"，不能"化"吗？

【回答】此处描述的症状，就像当今酒醉之人的表现。醉酒之后出现气上冲咽喉等不适之感，不能选用桂枝汤治疗，因桂枝汤作用主要是平冲降逆，而酒醉之人本就是酒与宿食相结导致气上冲，这是胃气上冲，不是冲气上逆，因此用桂枝汤显然不对证。《黄帝内经》云："高者越之。"所以选用瓜蒂散涌吐，将痰食吐出之后，症状就逐渐缓解。胸中痰饮用吐法，例如在治疗癫痫、哮喘、宿醉的方中加入猪牙皂；胸中痰饮用化法，如使用瓜蒌薤白半夏汤，使痰饮从小便而去。

病胁下素有痞，连在脐傍，痛引少腹，入阴筋者，此名脏结，死。（167）

【提问】此为三阴脏结之厥阴脏结。三阴脏结主要为虚证，症状本不会很重，为何此处会出现如此重的症状？

【回答】这里应当是"缩阴证"。《黄帝内经》云"阳缩腹者，不治"，厥阴脏结中常见就是肝癌、胰腺癌等恶性肿瘤疾病。一般开始时症状不明显，当肿瘤逐渐长大破裂之后，就会出现急腹症，当腹部剧痛时出现脱证，按理说就会见到"缩阴"，即为死证。

伤寒病，若吐、若下后，七八日不解，热结在里，表里俱热，时时恶风，大渴，舌上干燥而烦，欲饮水数升者，白虎加人参汤主之。（168）

白虎加人参汤方：

知母六两　石膏一斤（碎）　甘草二两（炙）　人参二两粳米六合

上五味，以水一斗，煮米熟，汤成去滓，温服一升，日三服。此方立夏后、立秋前，乃可服；立秋后不可服；正月、二月、三月尚凛冷，亦不可与服之，与之则呕利而腹痛。诸亡血虚家，亦不可与，得之则腹痛利者，但可温之，当愈。

伤寒无大热，口燥渴，心烦，背微恶寒者，白虎加人参

汤主之。(169)

伤寒脉浮，发热无汗，其表不解者，不可与白虎汤。渴欲饮水，无表证者，白虎加人参汤主之。(170)

【提问】白虎汤与白虎加人参汤的区别是什么？

【回答】白虎汤证有四大症：大热、大渴、大汗出、脉洪大，这就是现代医学所谓的"毒血症"。白虎加人参汤是为虚人患有外感之后出现白虎汤证而设，此时可有大热也可无热象。白虎汤中加用人参，多是为了照顾人体体质。也就是说桂枝汤证之人，一旦病入阳明就要换方用白虎加人参汤。而麻黄汤证患者病入阳明，就该用白虎汤。从条文中可看出白虎加人参汤有几个用药指征：大渴、时时恶风、背微恶寒。

【提问】170条说不可用白虎汤，那可用什么方？

【回答】"其表不解者，不可与白虎汤"，此条为表里同病，可投麻杏甘石汤。麻黄与石膏本身就是一组药对，一表一里，当治疗表证时需用大剂量麻黄，就可投以石膏起到牵制麻黄的作用。

【提问】白虎加人参汤用于治疗痞证有何意义？

【回答】因为过早使用了下法，所以患者脾气受损而会出现痞证。在治疗中除了使用下法外，还可使用清法，也就是运用白虎加人参汤，在清的同时兼顾了太阴脾虚，可避免痞证的出现。

太阳少阳并病，心下硬，颈项强而眩者，当刺大椎、肺俞、肝俞，慎勿下之。(171)

【提问】条文中言及太阳少阳并病，太阳病表现在哪里？少阳病又表现在哪里？

【回答】学习中医经典非常重要，但中医经典的文字估屈聱牙、晦涩难明，成书年代过于久远，语言习惯有所偏差，以致解读起来非常困难，如何解读经典就成了重中之重。首先要明白条文描述的是什么，进一步则需要去了解结论从何而来的，最后一步则是将这些条文运用到现实的临床工作之中，也是我们平时讲述的三大学习问题：是什么？为什么？怎么办？

　　条文中提到"颈项强"，太阳病提纲"太阳之为病，脉浮，头项强痛而恶寒"，所以是标准的太阳病表现；而少阳病提纲"少阳之为病，口苦、咽干、目眩也"，因此后半句"眩"也是标准的少阳病表现。"心下硬"应该归咎于哪儿？"心下硬"看起来与前文痞证颇有类同，痞证当属太阴病，里面也有一些小小的区别，比如实痞更偏向于阳明大柴胡汤方向，虚痞更偏向于太阴泻心汤系列。"心下硬"要与痞和结胸作出一定的鉴别，此处的"心下硬"还处于少阳阳明并病中，而结胸属阳明病，痞证属太阴病。

　　【提问】为什么选择刺大椎、肝俞、肺俞？

　　【回答】针灸中有俞穴、募穴，其中俞为阳穴，都分布在人体腰背部，即偏阳位之处；募则为阴穴，都分布在人体胸腹部，即偏阴位之处。从经络上来分析，俞穴都在太阳膀胱经上，而大椎也在督脉之上属于阳位。选刺这三个穴位，意义在于疏通激发太阳经气，振奋自身阳气，用以祛邪外出。

　　【提问】可不可用汤药解此证？

　　【回答】可以选用小柴胡汤解之，此处条文为太阳少阳并病，针刺之法偏于治太阳，汤药之法则更偏于治少阳。

　　【提问】为何要慎下？

　　【回答】本条文为太阳少阳并病，太阳病和少阳病都有

152

禁下的原则，到了阳明病才有可下之证，过早使用下法则会造成结胸或是痞证。

【提问】本条文与 142 条有些许相似之处，142 条中言"发汗则谵语"，究竟可不可以发汗？

【回答】不可。单纯太阳病自然可以发汗解病，如第 142 条诉："太阳与少阳并病，头项强痛，或眩冒，时如结胸，心下痞硬者，当刺大椎第一间，肺俞、肝俞，慎不可发汗，发汗则谵语，脉弦，五六日，谵语不止，当刺期门。"但此条文中还含有少阳病，少阳病禁汗、吐、下三法，因此只能用和法。

太阳与少阳合病，自下利者，与黄芩汤；若呕者，黄芩加半夏生姜汤主之。（172）

黄芩汤方：

黄芩三两　甘草二两（炙）　芍药二两　大枣十二枚（擘）

上四味，以水一斗，煮取三升，去滓，温服一升，日再夜一服。

黄芩加半夏生姜汤方：

黄芩三两　芍药二两　甘草二两（炙）　大枣十二枚（擘）　半夏半升（洗）　生姜一两半，一方三两（切）

上六味，以水一斗，煮取三升，去滓，温服一升，日再，夜一服。

【提问】太阳少阳合病见到下利为何不选葛根芩连汤，而用黄芩汤？

【回答】本条文主要介绍黄芩汤。黄芩汤是伏邪理论的重要组成部分，通常我们认为伏邪陷于三阴，转出于阳，主要的途径就是转出少阳，而黄芩汤是伏邪转出少阳必备的方子，必然要依托黄芩汤开道祛邪外出。这是一个纯入少阳的方剂，条文虽言太阳与少阳合病，但黄芩汤与太阳经之间没有什么关联性，真正的治疗合病下利方剂应该是葛根芩连汤。黄芩汤主要的走邪通道应该是从大便出，后半段呕者加生姜、半夏，是指有呕吐症状的患者通常来说外邪不能更好地从大便出，所以加上生姜、半夏止呕，而使邪气从下部而出。

【提问】从"自下利者"来反推，患者应该是有腹痛表现的，那黄芩用在这里合适吗？

【回答】黄芩与芍药是作为一个药对而使用的，黄芩作用偏上，芍药是一味收敛药，可以制约黄芩，使其药性趋下。

【提问】条文言太阳少阳合病，黄芩汤作为少阳方，只解少阳是否可行？

【回答】可行。接上一条启示，上一条为太阳少阳并病，用针刺之法时偏于治太阳，用汤药法偏于治少阳，少阳是阳经之枢，所以只解一经是可以解病的。

伤寒，胸中有热，胃下有邪气，腹中痛，欲呕吐者，黄连汤主之。（173）

黄连汤方：

黄连三两　甘草三两（炙）　干姜三两　桂枝三两（去皮）　人参二两　半夏半升（洗）大枣十二枚（擘）

上七味，以水一斗，煮取六升，去滓，温服。昼三夜二。疑非仲景方。

【提问】根据条文描述，这应该是上热下寒之证。从黄连汤组成来看与半夏泻心汤十分类似，是否可以与半夏泻心汤一样通过调理中焦升降而解决这一症状？

【回答】现在临床中有一种特殊情况，患者诉说自己畏寒，但如果加用附片等温里药，患者又会有上火的表现，这就让医生感到非常棘手。患者中焦气机阻遏，必须要以半夏泻心汤为基础方，通过升降气机来疏通中焦，再在方中加入交泰丸（黄连、肉桂），以解决上寒下热互不交通的问题。单独用交泰丸通常起不到任何效果，它需要一个中间媒介，这个媒介正是疏通中焦的半夏泻心汤。临床上常与交泰丸合用的安魂汤就暗含半夏泻心汤。本条文介绍的是黄连汤，是由半夏泻心汤所演变而来的方剂。黄连针对心火，上一条介绍的黄芩汤则是针对肝火，平时临床之中可以将两方合在一起使用，可以解决很多问题，痞、呕、利、上火等等，两方同泻肝火、心火，五行之中水生木，木生火，此为母子同泻，作用更强，同时也可看出火自水中来，一切火的根源都来自肾中。黄连汤作为半夏泻心汤的变方，煎服法上应该采用去滓再煎更为合理，服法也专门讲述了昼三夜二。药物组成寒热并用，服法上也要注意阴阳调和。

伤寒，八九日，风湿相搏，身体疼烦，不能自转侧，不呕，不渴，脉浮虚而涩者，桂枝附子汤主之；若其人大便硬（一云脐下心下硬），小便自利者，去桂枝加白术汤主之。（174）

桂枝附子汤方：

桂枝四两（去皮）　附子三枚（炮，去皮，破八片）　生姜三两（切）　甘草二两（炙）　大枣十二枚（擘）

上五味，以水六升，煮取二升，去滓，分温三服。

去桂加白术汤方：

附子三枚（炮，去皮，破）　白术四两　生姜三两（切）甘草二两（炙）　大枣十二枚（擘）

上五味，以水六升，煮取二升，去滓，分温三服。初一服，其人身如痹，半日许复服之；三服都尽，其人如冒状，勿怪。此以附子、术，并走皮内，逐水气未得除，故使之耳。法当加桂四两。此本一方二法：以大便硬，小便自利，去桂也；以大便不硬，小便不利，当加桂。附子三枚恐多也，虚弱家及产妇，宜减服之。

【提问】该条文提示病从太阳而来，而患者不呕，提示病邪应当不在少阳，不渴提示病邪不在阳明，那么此时病是入三阴经还是在太阳经呢？

【回答】本条属于针对伏邪的条文。什么是伏邪？一些慢性病，迁延不愈，总是反反复复，就是我们常说的伏邪，如COPD就是一个典型的伏邪模型。当COPD急性发作的时候，是外面的细菌进入气道了吗？并不是，而是定植菌大量繁殖，造成疾病复发。从中医角度来看就是邪伏于内，一直没有得到驱除，当天时地利人和俱备的时候，邪气再次作祟，演变成急性疾病发作。

本条言风湿相搏，八九日表示周期长，病邪多已不在太阳之位，条文又言不呕、不渴，提示病邪排除少阳、阳明的可能，而脉象是浮虚而涩，属于阴脉，可以得知病邪已不在三阳，而在三阴，治疗上应该祛风除湿。作用主要体现在三味药上，风湿在表用桂枝，风湿在肌用白术，风湿入骨用附子，这三味药可以说是治疗风湿的主药，后世对于风湿病的治疗发挥皆出自其中。白术、附子是药对，使伏邪出外，去桂枝加白术汤的服法中特意说明服药后"其人如冒状勿怪"，这个"冒状"在之前的条文中也有出现过，是一种排病反应，也是好的表现。容易出现排病反应的方子还有小柴胡汤，如果用小柴胡汤的时候想减轻一些排病反应则可以去掉方中的参、枣、草，若是想加重排病反应则使用原方甚至是加重参、枣、草的量或是加黄芪。排病反应并不是说病邪加重，而是整个疾病进程的转折点。《伤寒论》中还记载着一个桂枝去芍药加附子汤，药物与本条文桂枝附子汤相同，不过剂量上有所差别。桂枝附子汤用的是桂枝四两、炮附子三枚，桂枝去芍药加附子汤用的则是桂枝三两、炮附子一枚。治疗方向也各有不同，前者扶正祛邪的力度更大。

【提问】桂枝附子汤什么时候去桂枝？什么时候不去桂枝？

【回答】小便不通的时候加桂枝，大便不通的时候加白术，大小便皆不通畅的时候则合用。

风湿相搏，骨节烦疼，掣痛，不得屈伸，近之则痛剧，汗出，短气，小便不利，恶风不欲去衣被，或身微肿者，甘草附子汤主之。（175）

甘草附子汤方：

甘草二两（炙） 附子二枚（炮，去皮破） 白术二两 桂枝四两（去皮）

上四味，以水六升，煮取三升，去滓，温服一升，日三服。初服得微汗则解。能食，汗出，服五合，恐一升多者，宜服六七合为妙。

【提问】甘草附子汤、桂枝附子汤、白术附子汤之间如何鉴别？

【回答】本条主方是甘草附子汤，详看其中药物，桂枝、白术、附子都在其中，正是上一条我们所讲述的合方之用。疼痛对比上一条文有所传变，成了骨节烦疼，说明邪已入少阴。《金匮要略》中记载了治疗风湿相搏为病的三个方剂，即桂枝附子汤、白术附子汤、甘草附子汤。桂枝附子汤偏重于表，白术附子汤偏重于肌肉，甘草附子汤则偏重于关节疼痛。合方成甘草附子汤时，白术和附子的剂量皆有所下降。加甘草以缓之，是防其方过于峻猛。煎服法中还特意注明：恐一升多者，宜服六、七合，一升等于十合。意思是服正常用量十分之六七，即控制药效，也是怕峻猛过度。还有一种处理方法则是加大甘草的用量，以缓其药势。

大量应用甘草这味药物之后通常会使人变得浮肿，此时减少方中甘草的用量，再加大白术、附子的用量，则可以消除肿胀。从现代医学角度看甘草是一种激素类药物，用多了容易让人水液潴留。从中医方面角度来看，甘草延缓了白术、附子运水湿的作用，故而容易湿聚肿胀。风湿病是因风湿细胞的不断激活、凋亡而来，也属于伏邪，我们的目的是在于缩短其病程，本来需要十年、二十年才能彻底凋亡的风湿细胞，我们用药使其加速凋亡，未来的时间里就可以摆脱风湿的症状。患者服药之后一段时间有可能疼痛更甚，这也属于排病反应。

伤寒脉浮滑，此表有热，里有寒，白虎汤主之。（176）

白虎汤方：

知母六两　石膏一斤（碎）　甘草二两　粳米六合

上四味，以水一斗，煮米熟，汤成，去滓，温服一升，日三服。

臣亿等谨按：前篇云：热结在里，表里俱热者，白虎汤主之。又云，其表不解，不可与白虎汤。此云脉浮滑，表有热、里有寒者，必表里字差矣。又阳明一证云，脉浮迟，表热里寒，四逆汤主之。又少阴一证云，里寒外热，通脉四逆汤主之。以此表里自差明矣。《千金翼》云白通汤，非也。

【提问】白虎汤是阳明病用方，这里出现表有热、里有寒，还能再用白虎汤吗？还是可以加减运用呢？

【回答】《伤寒论（桂林古本）》记录的是"里有热，表无寒"，可能是传抄错误。本条文放在这里看似有些突兀，其实它的核心还是在风湿，紧密承接了上文。不过主方不应该是白虎汤，而是白虎加苍术汤。痹者因风、寒、湿三邪所致，在经白术、附子的治疗之后极其容易化热，所以病机应该是表里皆热且夹湿，脉象也是浮滑，白虎苍术汤正是解决之方。

伤寒，脉结代，心动悸，炙甘草汤主之。（177）

炙甘草汤方：

甘草四两（炙）　生姜三两（切）　桂枝三两（去皮）人参二两　生地黄一斤　阿胶二两　麦门冬半升（去心）麻子仁半升　大枣十二枚（擘）

上九味，以清酒七升，水八升，先煮八味，取三升，去滓，内胶烊消尽，温服一升，日三服，一名复脉汤。

【提问】为何把炙甘草汤放在太阳病篇结尾处？

【回答】本条文放于太阳病篇结尾之处有特殊意义。《伤寒论》历来重视伤阳，但条文之言非是伤阳，而是伤阴，意在提示《伤寒论》虽重伤阳却并非只伤阳，亦有伤阴。像温病学理论就非常注重伤阴，如下焦篇就是在炙甘草汤的基础上发展而来。

全方药物补阴之力非常重，张景岳曾言"阴中求阳"，大剂量的滋阴药物是无法补益自身的，因为如同补充了一团死水，人体只会得其滋腻之害，而无有补益之功。如何才能让滋阴药物补益自身？需要酌加几味补阳药以化阴，使其成为活水之源，如炙甘草汤中桂枝、甘草即是化阴之阳。炙甘草汤是一个阴阳和合的方剂，和桂枝汤同出一辙，甚至可以看作是桂枝汤的升级版。

《伤寒论》说脉证相应，所以按条文看，炙甘草汤证的患者首先必心动悸，其次当是脉结代，脉证两者备，必然效佳。若只有证而无此脉者疗效不一定好，比如很多更年期综合征患者的主诉即是心慌、心悸，脉不一定结代，这样的患者服炙甘草汤效果欠佳。此外，炙甘草汤的患者脉现结代，做心电图常发现早搏的情况。

【提问】结代脉如何理解？

【回答】个人认为，结脉的"结"应如结巴之意，脉象应缓至，且有如吞吞吐吐之象。

代脉的"代"当是代偿之感，表现则为一次脉搏之后久无反应，迟迟不来下一搏动。正常人的心率应该在 $60 \sim 100$ 次 / 分。心动当至不至，代偿间歇变长，供血不足即出现黑蒙症状，时间再延长一点即会出现阿斯综合征，甚至生命垂危。我们一般进行的胸外心脏按压，目的在于得到最低限度的脑灌注，因为大脑缺血缺氧之后患者很快就会死亡。

在迟迟不来下一次搏动时，心脏会进行下一阶段代偿，即快速搏动以填补代偿之前的暂停，这时心率通常急速加快，甚至可能达到每分钟 200 次以上。代脉即表示人体可能处于这种状态。

脉按之来缓，时一止复来者，名曰结。又脉来动而中止，更来小数，中有还者反动，名曰结，阴也。脉来动而中止，不能自还，因而复动者，名曰代，阴也。得此脉者，必难治。（178）

【解析】之前我已经阐述了一些个人对脉象的理解，此处不再复述。从条文来看，代脉严重程度大于结脉，另外我们可以借助心电图以及现代医学知识进行分析学习，能够更加直观地了解其中的一些机理。

辨阳明病脉证并治

问曰：病有太阳阳明，有正阳阳明，有少阳阳明，何谓也？答曰：太阳阳明者，脾约是也。正阳阳明者，胃家实是也。少阳阳明者，发汗，利小便已，胃中燥烦实，大便难是也。（179）

【提问】阳明病是如何传变而来的？

【回答】此条主要讲述阳明病的三条来路，病邪有从太阳之表传阳明，有少阳之半表半里传阳明，还有直中阳明的。阳明经位于三阳经之中，那有没有从三阴经里出阳明，即是不是有太阴传阳明、少阴传阳明以及厥阴传阳明的情况呢？之后的学习中就会看到这样的条文。如187条："伤寒脉浮而缓……至七八日，大便硬者，为阳明病也。"这里就列举了太阴转阳明的情况，本身太阴和阳明就是互为表里，从脾到胃，从虚证到实证。所以，这里是病邪从三阳经传阳明，当然也可以从三阴经传阳明，之后会详细讲到。

【提问】脾约、胃家实、大便难均表现为大便秘结，该如何做鉴别？为何胃家实的病情比脾约、大便难要严重？

【回答】从条文症状来看，太阳阳明是"脾约"，正阳阳明是"胃家实"，少阳阳明是"大便难"，三者都是表现为大便难解。就其程度而言，脾约应当是较轻的。为何这么说呢？脾和胃的关系是脾为胃行津液，《素问·经脉别论》云：

"饮入于胃，游溢精气，上输于脾，脾气散精，上归于肺，通调水道。"脾主运化，是体内行津液的重要器官，脾的功能受到制约后就会出现大便难，所以"脾约"出现的大便难是功能性问题，热象不会很重，大便不会太过干燥。正阳阳明是"胃家实"，病邪由经入腑；少阳阳明是由少阳病误治而得，其两者证治都可选用大承气汤。不管是太阳传阳明、少阳传阳明还是直中阳明，都会出现大便难，但并不能机械地看作太阳阳明就是脾约，正阳阳明就是胃家实，少阳阳明就是大便难；也不是太阳阳明就会症状较轻，少阳阳明、正阳阳明症状就会重一些。其实病情都是可轻可重的，脾约也可见于正阳阳明、少阳阳明，太阳阳明也可见于大承气汤证。临床上的病例不是像教科书上所载——对应的，而是一对多的情况。

【提问】如何理解"胃家实"？

【回答】此处是病位描述，之后也有条文讲到胃家，指的不单单是胃，而是胃和肠，而且更偏向于肠。肠与胃本就是联系在一起的，"肠实胃虚，胃实肠虚"，但肠实也会导致胃实，因为肠实导致肠道阻塞，胃自身也会阻塞。胃除了阻塞之外，因"胃主燥"，所以还会出现燥的表现。所以条文所说的燥主要是指胃，实主要指肠，胃中燥，肠中实，就会紧接着出现"痞、满、燥、实、坚、热"等症状。

阳明之为病，胃家实是也。（180）

【解析】此条承接上一条。上条主要在讲阳明病的病因，这条主要是讲病机。胃家，之前也说过是指胃和大肠，胃实而肠虚，肠实而胃虚，六腑以通为用，当出现"实"之后就会出现一些临床表现，诸如痞、满、燥、实、坚等等。

问曰：何缘得阳明病？答曰：太阳病，若发汗，若下，

若利小便，此亡津液，胃中干燥，因转属阳明，不更衣，内实，大便难者，此名阳明也。（181）

【提问】为何太阳病使用发汗法治疗后也会"转属阳明"？是疾病的自然进程还是病势已经发生了变化？

【回答】此条主要是承接179条，进一步说明了太阳阳明合病是如何形成的。从条文上看的话，太阳阳明合病是因误治而形成，但若是太阳病用发汗正治的方法，也并不一定就能防止疾病传向阳明。也就是说，太阳病正常发展也会有传入阳明的情况存在。太阳病症见发热，而发热本身就会伤及人体的津液，津液属阴。人体伤阳一般不会发展为阳明病，而伤阴之后才会进展为阳明病。阳明病篇中有一个很重要的玉女煎，方中有石膏、知母治阳明经证，麦冬、生地养阴。所以，阳明病是很容易伤阴的，伤阴就会使疾病往阳明发展。误治可以伤阴（太阳病，若发汗，若下，若利小便，此亡津液），本身疾病进展也会伤阴，伤阴后同样会转属阳明，出现条文中所说的不更衣（即不大便）的症状。引申之，治疗阳明病一方面要清热，另一方面需养阴，阳明经证可选用玉女煎，阳明腑证就可选用增液承气汤。总而言之，阳明病的两大治法一为清，一为下，但任何时候都得注意养阴。

问曰：阳明者，外证云何？答曰：身热，汗自出，不恶寒，反恶热也。（182）

【提问】阳明病外证所见的发热与太阳病有何区别？

【回答】此条讲到阳明病的外证，主要与外感所鉴别，外感病症见恶寒发热。提到阳明病，我们更多想到的是阳明病里证，如痞满燥实坚等，而阳明病的外证经常被忽略。关于阳明病的发热，热型与太阳病是不同的。太阳病是"翕翕发热"，一般是轻中度发热，体温一般在38℃左右，且太阳病又分为太阳中风与太阳伤寒。因中风有汗出，热度会偏低一些，伤寒热度就会偏高一些，但一般不会出现高热，即便是有高热也会很快降下来，但是不会降到正常体温，平均温度在38℃。而少阳病的体温偏高，但很快会降下来且降到正常，但过段时间又会升上去，即是间歇热的表现。而阳明病的体温就表现为持续高热。总结之，太阳病的热随汗出体温会降低，即"汗出而热解"；少阳病的热会有寒战，寒战之后就出现体温升高，也会有汗出，汗出之后体温会降，但可能过一会儿就又会升上去；而阳明病的热象呈高热，也有汗出，且是大量汗出，但汗出之后热势是没有减退的。这里就是从发热和汗出的外证来对三阳病做了鉴别，但在临床上，尤其是对于初入临床的医生而言，这三种的外证还是不好区分的，当实在鉴别不明时，就可以运用三阳合病的方，或是直接从少阳入手，加入治太阳、阳明的药物，从而三阳同治。

问曰：病有得之一日，不发热而恶寒者，何也？答曰：虽得之一日，恶寒将自罢，即自汗出而恶热也。（183）

【提问】阳明病是否会出现恶寒？

【回答】阳明病源自于太阳阳明、少阳阳明及正阳阳明，前面一条提到，阳明病的外证是没有恶寒的，而此处的恶寒应当是太阳或是少阳而来的。就是太阳或者少阳在转阳明的时候，在过渡的阶段可能出现恶寒表现；而如果是直中阳明的话，则不会出现恶寒。

问曰：恶寒何故自罢？答曰：阳明居中，土也，万物所归，无所复传。始虽恶寒，二日自止，此为阳明病也。（184）

【提问】如何理解"万物所归，无所复传"？

【回答】此条是在承接上条讲述恶寒自罢的机理。这里虽然说的是恶寒自罢，阳明居中，主土，主热，实际上是在提示我们：不论是寒邪、热邪、湿邪、风邪等各种邪气，传到阳明之后，就会化热、化燥，诸邪气都会汇聚在阳明腑。凡是没有三阴虚的患者，这些疾病都会终结为阳明腑实证，最后病邪通过下法排出体外。这体现了下法的重要性，纯实无虚的患者用下法非常重要，也是由阳明的特性所决定的。

本太阳初得病时，发其汗，汗先出不彻，因转属阳明也。伤寒发热无汗，呕不能食，而反汗出濈濈然者，是转属阳明也。（185）

【解析】在181条，我们谈及太阳病误治而发展为阳明病，当时提出疾病正常发展也有可能转阳明，这一条就论述了此种情况。此条前面说的是太阳病，本身运用发汗的方法进行治疗是正确的，但疾病仍向阳明病传变，即为太阳阳明。后面说少阳病，使用和解少阳之法，少阳病未完全病除，疾病发展为阳明病，即是少阳阳明合病。

伤寒三日，阳明脉大。（186）

【提问】大脉的脉象是怎样的？见到大脉是否就提示正气充盛，治疗可以以攻邪为主？

【回答】这一条是在讲阳明病的脉象。三阳病中，太阳病见脉浮，"浮"是指脉位高；阳明病见脉大，"大"是指脉形宽；少阳病见脉弦，"弦"是指脉长。阳明病在讲白虎汤时就提到四大症：大热、大汗、大渴及脉洪大。阳明病脉见洪大，用现代医学解释就是因高动力循环所致，常见于毒血症，是因细菌释放内毒素引起全身炎症反应的综合征。此时就是在提示我们可以用攻下法治疗的。而若是见患者高热，但脉象弱，此时就不是纯阳明病，可能是少阴阳明合病，不可妄用纯攻之法，当需顾护正气。对于现代临床而言，这种情况最常见的是重症胰腺炎患者。此类患者见洪大之脉，提示其正气足，邪气也强，可以使用攻下法治疗，通常不可用补法。

伤寒脉浮而缓，手足自温者，是为系在太阴。太阴者，身当发黄；若小便自利者，不能发黄。至七八日大便硬者，为阳明病也。（187）

【提问】为何能够通过小便利与否来判断是否会出现发黄？

【回答】这里脉缓是指相对脉缓，症见体温升高，但脉率不是很快。太阴病出现发黄的原因是湿热瘀阻，且入血分，所以在治疗发黄时可酌情加入活血的药物。为何小便自利就不见发黄？发黄是因湿热相熏蒸而致，小便利者湿邪可从小便而去，湿去热留，没有湿邪与热邪相互交缠，就不会发黄。所以，太阴病在转阳明时，是在小便自利的时候转阳明的，因太阴与阳明互为表里，太阴主湿，阳明主燥，小便自利时，湿就随小便而去。利小便之时伤及人体津液，热邪燥化，故太阴转阳明。此条还可与第278条相对比，第278条前面与本条文一样，只是在"至七八日"有出入，提示疾病的不同传变。第278条就是讲述人体维持自我平衡，通过下利这一排病反应把体内原有的湿热之邪排出，疾病就逐渐向愈。

伤寒转系阳明者，其人濈然微汗出也。（188）

【提问】之前的条文曾经提到，阳明病的汗出是大量连续不断地出汗，为何这里又是连绵不断地少量汗出呢？

【回答】阳明病分为经证和腑证，若是经腑同病或者是完全入腑，则见微量汗出，热势已经有所减退，因邪热已逐渐结于燥屎中；而病若在阳明经，当症见大量汗出。

阳明中风，口苦咽干，腹满微喘，发热恶寒，脉浮而紧；若下之，则腹满、小便难也。（189）

【提问】如何区分阳明中风证与阳明证？

【回答】前面已经提到，阳明病可分为太阳阳明、正阳阳明以及少阳阳明，此处可参照第168条到170条讲述白虎加人参汤，太阳中风（桂枝汤证）之人由于失治等原因没有及时截断病程，使病情进一步发展而入阳明，主要表现为"腹满微喘，发热恶寒，脉浮而紧"，就可用白虎加人参汤（方中人参可生津）；如本有太阳伤寒（麻黄汤证）之人，因失治等原因未能及时截断病程，就可选用白虎汤进行证治。分析这两种情况，前者就是阳明中风证，后者属阳明证，两者都是病在阳明经，还未入腑，所以不能用下法，否则就会出现诸如"腹满、心下痞"等一类变证。

阳明病，若能食，名中风；不能食，名中寒。（190）

【提问】为何通过能食与否判断是中风还是中寒？

【回答】能食者，反映胃中有热，属阳，当用白虎加人参汤；不能食者，说明胃中有寒，属阴，可用吴茱萸汤（可参照243条），这样一来就可与上一条相互对应起来。

阳明病，若中寒者，不能食，小便不利，手足濈然汗出，此欲作固瘕，必大便初硬后溏。所以然者，以胃中冷，水谷不别故也。（191）

【提问】如何理解"实则阳明，虚则太阴"？太阴与阳明的关系是什么？如何判断能不能使用下法呢？

【回答】阳明病首先要分清是虚证还是实证。为何要分虚实？因为阳明与太阴是始终联系在一起的，有阳明必然有太阴。阳明代表胃，太阴代表脾；阳明代表热，太阴代表湿；阳明代表降，太阴代表升，其实就是在辨阴阳。"实则阳明，虚则太阴"，看似是在讲述阳明病，但应分清虚实，实证就是病在阳明胃，虚证其实是病在太阴脾。阳明病经常说的伤及胃阳，实则是伤了脾阳。从这一层面来进行理解，"中寒者"是脾阳受损，当然就不能食，"手足濈然汗出"是阳明病的表现，任何疾病有太阴就有阳明，单纯的太阴病少见，单纯的阳明病也少见。三阳中，太阳为大阳，阳明为二阳，这说明阳明这一阶段自身免疫力还足，故能见"手足濈然汗出"，任何疾病见到汗出，说明机体还能振奋阳气抗邪。

"欲作固瘕"提示该患者随时有腹泻的可能性。患者本身脾阳不足，倘若使用下法，就可能会出现泻下不止的情况。那么，如何判断能否用下法呢？此时就一定得询问患者大便是否为先硬后溏，也就是说开始见大便困难，但当硬结排出后大便就见稀溏。前面为标，后面为本，不能见到大便硬、难解就妄用承气汤类，此时就应使用补中益气法，可于方药中加大白术用量至40g。先硬后溏是大剂量白术的使用指征，白术就是专门针对大便初硬后溏而用。

脾阳虚后还会影响小便，小便不利就类似五苓散证，五苓散的桂枝就是作用于太阴，所以太阴脾虚的小便不利就可以使用五苓散。此条中既有阳明病表现又有太阴病症状，就要判断是阳明病偏多与否，阳明病多就是偏实，太阴病多就是偏虚，有阳明病就有热，有太阴病就有湿。临床上许多疾病都需判断是偏于阳明病还是太阴病，譬如一些皮肤病就经常是湿热兼杂，偏热就加大清热的药，湿多时就加大祛湿的药物。

所以，阳明病篇兼有太阴这一暗线，太阴阳明基本都是相合为病，正如湿热兼杂。去湿热一可从调升降入手，方如半夏泻心汤；二可从调寒热入手，方如附子泻心汤。所以调升降、调寒热、调湿热，其本质都是在调太阴阳明。

【提问】怎么解释文中手足汗出的症状？

【回答】患者中寒本是脾阳虚，手足汗出说明还有阳明症状，人体尚有阳气可振奋，还未达到纯太阴脾阳虚的程度，此时疾病还是比较好治的，通过调湿热就可使得病邪随汗出而解。患者正气尚足，在阳明经证阶段可通过振奋自身阳气汗出自解；如果进入阳明腑证，可应用药物顺应病势，通过排便使得疾病向愈。

阳明病，初欲食，小便反不利，大便自调，其人骨节疼，翕翕如有热状，奄然发烦，濈然汗出而解者，此水不胜谷气，与汗共并，脉紧则愈。（192）

【提问】文中"不能食""初欲食"分别代表着什么？这对临床有什么意义？

【回答】前面一条提到"不能食"，说明脾阳受损的程度要深一些，但胃阳尚可，故还能见"手足濈然汗出"；而"初欲食"提示胃阳尚可，"大便自调"提示病邪尚未到阳明腑实的阶段，"小便反不利"提示脾阳受损。按理说此时见到小便不利，应当使用五苓散调太阴。"其人骨节疼"，脾阳受损就有湿邪，阳明主热，热与湿相合，就会出现骨节疼痛。所以在这里也在提示我们：治疗骨节疼痛时，就应该从祛湿热方向入手，调节太阴阳明，疼痛自然就会缓解。"奄然发烦，濈然汗出而解者"，太阳病及少阳病中也可见汗出而解的条文，这说明不论是哪一经的疾病，只要阴阳和，疾病就会向愈。"谷气"就是指胃气，胃气本身就可发汗，只要疾病进程中不伤及胃气，自然胃气就可鼓动而发汗，湿邪就可从汗而走，这就是疾病自愈。所以，在治疗这类疼痛性质的疾病时，万万不可伤及胃阳，不能见其疼痛处红肿较甚就妄用一派寒凉之品，否则伤及阳气，会造成疾病迁延难愈。此时就应顺其势，振奋阳气，"胃气因和"，可用小柴胡汤类，使疾病顺势而愈。或者在小柴胡汤基础上，适当加用清热药，方如柴妙饮。

阳明病，欲解时，从申至戌上。（193）

【提问】为什么阳明病在申时到戌时更容易缓解？

【回答】申酉是肺金主时，戌为脾土主时，"饮入于胃，游溢精气，上输于脾。脾气散精，上归于肺，通调水道，下输膀胱。"以此说明了津液的运行与阳明胃、太阴肺、太阴脾是密切相关的。所以，阳明病欲解时也与肺与脾的主时相关，任何时候阳明与太阴都是联系在一起的。此条说明有些疾病在治疗时需借天发力，比如有课题研究申时灌肠治疗慢性盆腔炎（肺与大肠相表里），就是基于此理论。

阳明病，不能食，攻其热必哕。所以然者，胃中虚冷故也。以其人本虚，攻其热必哕。（194）

【提问】在临床上治疗太阴阳明合病的时候，该使用何种治法？

【回答】"不能食"还说明太阴脾虚，有阳明病又兼太阴病时，攻下法就需要慎用。在临床上，凡是遇到阳明的实，就要考虑到太阴的虚。在治疗阳明实热的时候，注意顾护脾，不能见到大便不通就妄用攻下，否则就会出现哕等脾阳受损的一系列症状。

阳明病，脉迟，食难用饱，饱则微烦，头眩，必小便难，此欲作谷疸，虽下之，腹满如故。所以然者，脉迟故也。（195）

【提问】怎么理解这里的黄疸？阳明病黄疸该如何治疗？

【回答】此条主要在讲阳明黄疸。阳明病怎么会得黄疸呢？如是单纯的正阳阳明、太阳阳明是不会形成黄疸的，黄疸的形成与湿热不可分，所以阳明病患有黄疸，必然兼有太阴为患。阳明病脉见大脉、沉脉，此处见脉迟，说明脾虚，故见"食难用饱、头眩"；至于"小便难"，脾虚不一定见小便难，此处小便难说明有湿邪，"虽下之，腹满如故"，所以除小便难以外还暗示了大便难。湿热本可从小便、大便而去，现小便不利、大便难，因此湿热只能从皮肤而出则发为黄疸。所以在治疗黄疸时，用茵陈五苓散使湿热从小便走，或用茵陈蒿汤使湿热从大便走。如使湿热从二便去，就可两方合用。但在临床上，小便不利更适合用茵陈五苓散，大便难就该用茵陈蒿汤。回到条文，脉迟反映脾虚，再用下法会使肠道推动更无力，因此转用茵陈五苓散利小便而祛黄疸。

阳明病，法多汗，反无汗，其身如虫行皮中状者，此久虚故也。（196）

【提问】见到黄疸、皮肤瘙痒该如何治疗？

【回答】此条是在承接上条讲述黄疸患者。部分黄疸是会出现身痒的，一般来说能出汗者不会痒，不出汗者多见身痒。茵陈五苓散在治疗黄疸时，如果黄疸不能很快消退，此时就可酌情加入解表的药物，方如麻黄连翘赤小豆汤类，使湿热可从汗解，以此消除黄疸。

阳明病，反无汗，而小便利，二三日呕而咳，手足厥者，必苦头痛；若不咳不呕，手足不厥者，头不痛。（197）

【提问】此条是阳明虚证还是实证，该用什么处方治疗？

【回答】结合 190 条，此条当属阳明寒证，再结合"呕、吐、厥、痛"等症状，进一步判断为阳明虚寒证，即吴茱萸汤证。此处还见咳，吴茱萸汤证是否症见咳嗽？其实临床上很多咳嗽都是因胃食管反流引起的。胃和肺虽然是两个系统，但关系十分密切，尤其是儿童常因胃食管反流而咳。吴茱萸汤本是厥阴病篇的方，但可以治疗阳明寒呕，此处是提醒阳明病有虚证及实证，在临床不能见阳明病就用攻下，还是得辨虚实，阳明病虚证不能用大承气汤。

阳明病，但头眩，不恶寒，故能食而咳，其人必咽痛；若不咳者，咽不痛。（198）

【提问】阳明病患者为何会出现咽痛、咳嗽？

【回答】此条还是需与上条相联系起来。头眩，说明是有饮邪，且饮邪化热，上扰于咽部，故见咽痛，方可选用猪苓汤。猪苓汤本是治疗阴虚兼饮邪化热，需与吴茱萸汤鉴别。吴茱萸汤主治寒化，而这里主要是寒饮化热。猪苓汤可以治疗支原体导致的咳嗽，这类患者咳嗽多为干咳，且咳嗽时伴有遗尿。举例而言，就如临床常见儿童因胃食管反流造成的咽痛。从此条可以看出，阳明病与太阴病的联系是十分广泛的，阳明病不仅可以影响太阴脾，还可以影响到太阴肺，从而造成咳嗽、咽痛。有中医名家用半夏泻心汤治疗胃食管反流性咳嗽，就是以此立意。

阳明病，无汗，小便不利，心中懊恼者，身必发黄。（199）

【提问】黄疸湿热之邪可以通过哪些途径排出来？湿热汗出有何特点？

【回答】此条又是在讲述黄疸，黄疸湿热之邪有三个出路：大便、小便以及汗出，此条症见"无汗、小便不利"，且阳明病暗示大便不通，说明三条出路均不通畅，湿热难以外出，就会出现"心中懊恼者"。此外，湿热难除还会出现其他症状表现，如但头汗出。所以，湿热汗出的特点是半身汗出（因湿热阻滞三焦，气机不畅）、微微汗出、汗黏、汗臭。

阳明病，被火，额上微汗出，小便不利者，必发黄。（200）

【提问】为何火攻后会出现黄疸？

【回答】湿热为伏邪，火攻就是一诱发因素，诱发了黄疸的出现。

以上十条主要是从阳明、太阴虚实两条线进行讲解。太阴虚主要是以脾阳虚的形式表现出来，会造成黄疸、腹泻、瘙痒、骨关节疼痛、呕吐等症。此时要慎用下法，为之后说的大承气汤作铺垫。

阳明病，脉浮而紧者，必潮热，发作有时。但浮者，必盗汗出。（201）

【提问】阳明病为何会出现太阳病之"脉浮紧"？脉浮一定是表证吗？阳明病的潮热与太阳病的热有何差异？阳明病本当大汗，为何这里会出现盗汗？

【回答】首先，脉浮可以是表证也可以是里证。太阳病脉浮，轻取即得，重按无力；而这里的脉浮而洪大，无论轻取、中取还是重按都是有力的。阳明病潮热较太阳病出现的发热，热势有所收敛，之后的调胃承气汤证、小承气汤证、大承气汤证，热势都是逐渐收敛。大承气汤证就不会见到浮脉，大多转成了沉脉。所以，脉浮紧见于阳明经证，潮热见于阳明腑证。倘若见到两者兼有，就是后世发展出的阳明经腑同病，用白虎承气汤。

阳明病多见大汗，为何会出现盗汗？盗汗不能单纯看作阴虚，而是阴虚之人患有阳明病，且阳明病日久本就可耗伤人体津液，疾病本质属虚实夹杂，可选方当归六黄汤或玉女煎。

阳明病，口燥，但欲漱水不欲咽者，此必衄。（202）

【提问】为什么"但欲漱水不欲咽"必然出现血证？

【回答】"但欲漱水不欲咽"一般说明有瘀血，前面提到过阳明瘀血可用桃核承气汤、抵当汤、下瘀血汤论治。为何瘀血见"但欲漱水不欲咽"？瘀和热常交织一起，有热就想含水在口中，但这不是阴虚，也不是阳明证之大渴。因瘀产热才想进水，但又未伤及阴液，故饮水又不想咽下。阳明病不论是白虎汤证或是承气汤证均在气分，而这里提出"此必衄"，说明阳明之热邪已入血分。为何会衄而不是下血？阳明病瘀血可在上部，譬如眼睛、牙龈、鼻子等部位出血，用白虎汤加减论治；而下部的便血、尿血一般就考虑为阳明蓄血证。总之，凡是上部出现阳明瘀血症状（如鼻衄、齿衄等），都可以考虑用白虎承气汤或玉女煎论治；而下部出现阳明瘀血症状，则考虑抵当汤等。

【提问】这里出现"口燥""但欲漱水不欲咽"是否可以采用五苓散治疗？

【回答】第74条提道："中风发热，六七日不解而烦，有表里证，渴欲饮水，水入则吐者，名曰水逆，五苓散主之。"五苓散也可出现口渴，是因废水未转化成真水，废水需通过三焦气化转化为真水，才能为人体所用，从而不会出现口渴。白虎汤之口渴，原理上饮水是不能解渴的，只有在加入人参后，将喝进人体的水通过气化形成自身津液才能解渴。所以此处出现的口渴是不能用五苓散论治的，可选用玉女煎进行论治。

　　阳明病，本自汗出，医更重发汗，病已差，尚微烦不了了者，此必大便硬故也。以亡津液，胃中干燥，故令大便硬。当问其小便日几行，若本小便日三四行，今日再行，故知大便不久出。今为小便数少，以津液当还入胃中，故知不久必大便也。（203）

　　【提问】如何判断太阳病是否转变为阳明病呢？面对病邪传变该如何治疗？

　　【回答】此条在讲本为阳明病，医者误认为太阳病，误用发汗之法误治及其转归。阳明病开篇就讲到阳明病三个来源：太阳阳明、少阳阳明以及正阳阳明，此条其实在讲太阳阳明。本为太阳病，在治疗过程中逐渐传阳明，如何判断疾病已经有传变呢？病情未见缓解，且大便逐渐开始出现干结，阳明病较太阳而言热势是有所收敛的，故医者就容易误认为疾病在向愈，故而条文中提到"病已差"，但其实此时病情正在向阳明转变，此时就应该考虑换方了。

　　文中提道："以亡津液……以津液当还入胃中，故知不久必大便也。"这是在提示我们太阳病在治疗过程中传向阳明，此时正确的治疗方式就是顺应病势，使二便自动分离，当小便逐渐变少时大便就会慢慢增多，即不药而愈。

　　伤寒呕多，虽有阳明证，不可攻之。（204）

　　【提问】为什么阳明证出现呕吐不能使用攻下法？

　　【回答】阳明病会见呕吐吗？阳明经证见症"大热、大渴、大汗、脉洪大"，阳明腑证见症"腹胀、大便不通"，均未提到呕吐。阳明病单纯见到呕吐，在古时候一般将其归为死证，相当于如今的麻痹性肠梗阻，这类患者在过去是没有治疗手段的。而此条所提的呕吐不是阳明死证。我们要谨记：提到阳明就要想到太阴，太阴阳明时刻联系在一起。阳明伴有太阴脾虚时应当分清主次，阳明病为主时治疗可用下法或者清法；而出现呕吐等症状时，提示以太阴脾虚为主，这时不得使用攻下之法，使用后会造成气机紊乱。

阳明病，心下硬满者，不可攻之。攻之，利遂不止者死，利止者愈。（205）

【提问】心下硬满能否用下法？怎样用？

【回答】"心下硬满"在之前讲痞证时有提及，痞证分实痞和虚痞，实痞选方为大黄黄连泻心汤。阳明病的典型症状为腹满、大便不通，而心下痞较之病位偏上，不是阳明病典型的症状。心下痞正治是选用半夏泻心汤，而心下痞之实证可以采用攻下法，即大黄黄连泻心汤，此处提及不可攻之，自然是指虚痞而言。即太阴阳明合病时，若是强用攻伐，就会导致胃气衰败，造成死证。

阳明病，面合色赤，不可攻之，必发热色黄，小便不利也。（206）

【提问】为什么这里的阳明病不可以使用攻法？不可攻下的情况还有哪些呢？

【回答】"面合色赤"说明是阳明经证，阳明经证一般不用承气汤治疗。纯阳明病不伴有太阴病时，经证如果用了攻下之法，一般不会出现发黄等变证。但若是脾虚之人，患有阳明病且热重于湿时也会出现面赤。攻法对于脾胃损伤重于清法，患者脾胃受损，本身为热重之人，此时又有湿为患，湿热熏蒸，加之小便不利，湿热排泄受阻，必然就会出现发黄。

不可攻下的情况有以下四种：①胃家虚。②伤寒呕多，邪气向上。③阳明经之邪。④邪在经表（要先解经表，后泻下）。

阳明病，不吐，不下，心烦者，可与调胃承气汤。
（207）

调胃承气汤方：

甘草二两（炙） 芒硝半斤 大黄四两（清酒洗）

上三味，切，以水三升，煮二物至一升，去滓；内芒硝，更上微火一二沸，温顿服之，以调胃气。

【提问】此处的"心烦"与栀子豉汤的心烦有何不同？如何理解这里使用调胃承气汤？

【回答】阳明经证其实除白虎汤证外尚有栀子豉汤证。白虎汤主要作用于阳明经证之无形邪热，一般不作用于胃肠，而栀子豉汤主要针对胃肠上部，承气汤作用于胃肠下部。"不吐，不下"，提示偏于实证，尚未形成结粪，主要矛盾在于热。选用调胃承气汤主要用于泻热，而无通腑的作用。且患者未经吐下，胃中尚有物，所以形成的是实烦。这与栀子豉汤的心烦是不同的，栀子豉汤心烦是经过吐下的，胃中已无有形实物，所以形成的应该是虚烦。调胃承气汤中的大黄、芒硝并不是通腑，而是起到了泻热的功效。

阳明病脉迟，虽汗出，不恶热者，其身必重，短气腹满而喘，有潮热者，此外欲解，可攻里也。手足濈然汗出者，此大便已硬也，大承气汤主之；若汗多微发热恶寒者，外未解也。其热不潮，未可与承气汤；若腹大满不通者，可与小承气汤，微和胃气，勿令大泄下。（208）

大承气汤方：

大黄四两（酒洗） 厚朴半斤（炙，去皮） 枳实五枚（炙） 芒硝三合

上四味，以水一斗，先煮二物，取五升，去滓，内大

黄，煮取二升，去滓，内芒硝，更上微火一两沸，分温再服。得下，余勿服。

小承气汤方：

大黄四两　厚朴二两（炙，去皮）　枳实三枚（大者，炙）

以上三味，以水四升，煮取一升二合，去滓，分温二服。初服汤，当更衣，不尔者，尽饮之；若更衣者，勿服之。

【提问】阳明腑实证的辨证要点是什么？三个承气汤的使用如何鉴别？

【回答】阳明病见脉迟，是相对于太阳病而言，阳明病较太阳病热势有收敛，发热只在下午，此时如果判断病情及时，正确运用大承气汤通下，则疾病就向愈。阳明腑实证，潮热、腹满是为必见之症，"短气而喘"是因腹满造成腹压增高所致。"手足溅然汗出者"可提示我们，在临床上对于三阳经手汗证，应追问患者大便是否通畅。倘若大便不通，则通其大便，则手汗自愈。由"汗多微发热恶寒者"可反推，前面"虽汗出"之后当是"不恶寒者"，如此才可解释得通。发热见恶寒，且不为潮热，可能是太阳病或是太阳阳明合病，还不能用大承气汤，此时下之过早。"手足溅然汗出者"多见于儿童，追问该类患儿，一般以下午及晚上发热为主，多是因食积造成，可用清咽凉膈散治疗。三个承气汤相比较，调胃承气汤重在泻热，小承气汤重在通腑，大承气汤则是通腑、泻热并重。

【提问】小承气汤、麻子仁丸、三物厚朴汤有何不同？

【回答】小承气汤与三物厚朴汤的药物组成相同，三物厚朴汤君药为厚朴，小承气汤君药为大黄，三物厚朴汤中加大厚朴用量，重在行气，加强肠道蠕动；小承气汤重用大黄，重在通腑。在小承气汤基础上加"麻、杏、芍、蜜"即是麻子仁丸，可用于治疗"脾约"。

阳明病，潮热，大便微硬者，可与大承气汤；不硬者，不与之。若不大便六七日，恐有燥屎，欲知之法，少与小承气汤；汤入腹中，转矢气者，此有燥屎，乃可攻之；若不转矢气者，此但初头硬，后必溏，不可攻之，攻之，必胀满不能食也。欲饮水者，与水则哕。其后发热者，必大便复硬而少也，以小承气汤和之。不转矢气者，慎不可攻也。（209）

【提问】大承气汤和小承气汤的试探用法是什么？大、小承气汤在临床使用上有何区别？

【回答】此条是在讲大承气汤与小承气汤的试探用法。关于大承气汤与小承气汤区别，大承气汤中重用厚朴、枳实，重在行气滞，且煎煮方法是先下枳实、厚朴，再纳大黄，最后再加入芒硝；小承气汤中重用大黄，枳实、厚朴用量也较大承气汤减少，煎煮方法是大黄、枳实、厚朴同下，一起煎煮。阳明腑实见潮热、腹满，就可与承气汤类方剂。若见燥屎，当选用大承气汤；倘若不知燥屎是否形成，就可用小承气汤试探；若转矢气，说明有燥屎就可再用大承气汤攻下；若不见转气，说明没有燥屎；若见大便初硬后溏，说明是脾虚患者，此类患者肯定是不可攻下的。

"欲饮水者，与水则哕"说的是猪苓汤，此处不做讨论。"其后发热者，必大便复硬而少也"，用大承气汤泻下后病情缓解，停药后又有发热反复、大便复硬者，当换用小承气汤。所以，此条是在讲在大承气汤使用之前需用小承气汤试探，用大承气汤后也需用小承气汤善后，即为大承气汤与小承气汤的序贯过渡疗法。以上说明《伤寒论》中使用下法十分谨慎，在泻阳明之热的同时必须兼顾太阴之虚，否则就会出现坏病。

夫实则谵语，虚则郑声。郑声者，重语也。直视谵语，喘满者死。下利者亦死。（210）

【提问】阳明死证有哪些表现？

【回答】谵语是指说胡话，声音响亮，内容没有头绪，没有连贯性，为实证；郑声是说话总重复，但声音比较小，为虚证。"直视谵语"是热闭心包的征兆，也就是眼球凝视。如果再加上喘满，是邪热闭肺的征兆。心包与肺皆为邪热所闭，所以是阳明死证。至于下利者死，是阳明脱证。中医急救的方法就是既要防止闭证的出现而用下法，又要防止患者因下法失控致下利转为脱证。

发汗多，若重发汗者，亡其阳，谵语脉短者死，脉自和者不死。（211）

【提问】为什么阳明病会出现谵语？如何判断阳明病的疾病走向呢？

【回答】从第211条到220条，此十条均在讲阳明病出现神志改变——即谵语的判断及预后等情况。那么，为何阳明病会出现谵语呢？之前提到过郑声与谵语的区别，谵语是属于神志的改变，而心主神志，那阳明病为何会影响到心呢？阳明病在体温方面表现为发热，症状以腹满为主。阳明病发热若已影响到神志，当从以下两个方面判断病情是否严重：一是亡津液的程度，二是看脉象是否为短脉。所以说，倘若患者出现谵语，提示邪闭心包，见脉短提示阴阳不相维系，即为脱证，此为内闭外脱之死证。此时单纯用下法或补法都无法改变患者的病情，可以试用条文第29条、30条所列举的合治与分治之法。总之，阳明病当出现亡阳死证，即是谵语加上脉短，倘若见"脉自和"，也就是脉比较平和，预后还是好的；而若是见到短脉，说明此时人体正气不足，不能再纯用下法或补法，此时病情预后是不佳的。

伤寒若吐、若下后，不解，不大便五六日，上至十余日，日晡所发潮热，不恶寒，独语如见鬼状。若剧者，发则不识人，循衣摸床，惕而不安，微喘直视，脉弦者生，涩者死。微者，但发热谵语者，大承气汤主之。若一利，止后服。（212）

【提问】怎么理解"独语如见鬼状"？临床上该如何救治这样的患者？

【回答】"独语如见鬼状"即是之前所提到的郑声。郑声与谵语相比，谵语是实证，郑声是虚证。此条前段是在讲太阳病未解转入阳明，伤寒经过吐下之后，出现"不大便，日晡所发潮热"，是为阳明腑实证。"不恶寒"说明表证已经没有了，此时应当选用大承气汤治疗，但患者出现了神志异常——"独语如见鬼状"，是虚证的表现，所以此时大承气汤攻下过于峻猛，可考虑选小承气汤或是调胃承气汤进行论治。后面一段是在讲述实证的神志改变，且较之谵语更为严重。"直视"即是凝视，凡是见到"直视，目睛不了了"等，都是提示伤及肝肾之阴、心肾之阴，此时病情已经十分严重，就应结合脉象判断病情预后。见到脉涩，即是脉细而迟，往来难，与短脉一样均是预后不好的脉象。但若是脉弦，端直以长，三部脉都还可触及，说明此时人体津液气血都还存在，此时还是有救的。总之，到了阳明病时，首先要判断疾病的虚实，阳明病到了虚证甚至已经接近脱证的范畴就不能再考虑选用承气汤类了；如果是实证，神志改变还比较轻微，可选用大承气汤；若是见到病情较重时，还可考虑用小承气汤或调胃承气汤。

阳明病，其人多汗，以津液外出，胃中燥，大便必硬，硬则谵语，小承气汤主之。若一服谵语止者，更莫复服。（213）

【提问】为什么这里不使用大承气汤而选用小承气汤？

【回答】之前已经提到使用大承气汤的指征：不大便五六日上至十余日，潮热，脉沉迟。此条未见潮热及不大便十余日之燥屎，大承气汤之症未齐，故先投以小承气汤。也就是说，谵语不仅可以使用大承气汤，还可用小承气汤。"大便必硬"是为推断，因大量汗出导致津液外出，阳明病逐渐由经证转为腑证，大便逐渐开始出现干结，甚至开始出现了神志的改变，故此时投以小承气汤。

阳明病，谵语发潮热，脉滑而疾者，小承气汤主之。因与承气汤一升，腹中转矢气者，更服一升；若不转矢气，勿更与之。明日不大便，脉反微涩者，里虚也，为难治，不可更与承气汤也。（214）

【提问】此条症见谵语、潮热，为何不投大承气汤？为何"若不转矢气"不能与承气汤？

【回答】大承气汤脉为沉迟，此处见脉滑疾，说明是有虚热，所以不能再加枳实、厚朴等耗气之品。之前已经谈到小承气汤与大承气汤的序贯试探疗法，此条也是相同的道理，本已见到大承气汤的适应证，但脉见滑疾，为判断是否为虚热所致，就可先投小承气汤试探，看是否腹中转矢气。若给予小承气汤后，还不见转矢气，相当于现今的麻痹性肠梗阻，此时若再投小承气汤，可能就会发生胃肠穿孔等变症。对于此种虚实夹杂的阳明病，《温病条辨》在承气汤的基础上，发展了五大承气汤，即新加黄龙汤、宣白承气汤、导赤承气汤、牛黄承气汤及增液承气汤。在《伤寒论》中三大承气汤不可运用时，可加减运用这五大承气汤，它们主要是针对阳明虚实夹杂之证。

阳明病，谵语有潮热，反不能食者，胃中必有燥屎五六枚也。若能食者，但硬耳，宜大承气汤下之。（215）

【提问】为什么这里不能食还要用大承气汤？从中可以看到大承气汤与小承气汤有何区别？

【回答】此条应该是"阳明病……胃中必有燥屎五六枚也，大承气汤主之""若能食者，但硬耳，宜小承气汤"。为何不能食还投以大承气汤？胃肠本是联系在一起的，阳明腑实证时，肠中燥屎堆积，则胃中内容物就不能正常向大肠传输，胃中饱满，气机不畅，当然就会出现不能食，就需用枳实、厚朴行气。而小承气汤证的大便虽硬，但还尚能食，说明肠道气机尚未受损，用小承气汤通腑就可以了。

阳明病，下血谵语者，此为热入血室；但头汗出者，刺期门，随其实而泻之，濈然汗出则愈。（216）

【提问】阳明病出现神志异常该如何辨证？阳明瘀血与热入血室如何鉴别？

【回答】首先，阳明病出现了神志异常，要辨明证属实还是属虚，再者就得分清在气还是在血。若是实证在气分可用大承气汤，但若是在血分就是本条所说的这种情况。热入血室特指少阳瘀血证，应当选用柴胡剂加减，如小柴胡汤加桃核承气汤或是加桂枝茯苓丸；而若是阳明瘀血则选用抵当汤，太阳瘀血就选用桃核承气汤，这些在之前都已提及过。热入血室主要是针对女性而言，当然男性则是精室，所以亦可借用此类方法。治疗男性相关疾病，如门诊有一慢性精囊炎男性患者，就是从少阳角度出发，用柴胡剂进行治疗，效果也是非常明显的。此外，对于热入血室的患者，除了使用柴胡剂进行治疗外，还可以使用非药物疗法——针刺期门，通三焦，使得血分之热从气分而解。另外，热入血室还可见"但头汗出"，这与湿热有相同之处。所以说，临床上见到但头汗出的患者，如果从湿热入手治疗效果不好时，我们就可以再从瘀血入手治疗。

汗出谵语者，以有燥屎在胃中，此为风也，须下者，过经乃可下之。下之若早，语言必乱，以表虚里实故也。下之愈，宜大承气汤。（217）

【提问】如何理解"此为风"？为什么这里要选用大承气汤？

【回答】"此为风"说明尚有表邪，首先判断，症见谵语是为阳明实证，再见有燥屎说明病在阳明气分，应该是可以投承气汤类方剂。但是因尚有表证未解，若此时下之，只治阳明而未顾及太阳，则会导致神志异常的症状加重。因此应在解表的同时兼以通便，方如桂枝加大黄汤、防风通圣散等。儿科中常会用到防风通圣散，解表与泻下兼顾，获得了较好的临床效果。

伤寒四五日，脉沉而喘满，沉为在里，而反发其汗，津液越出，大便为难，表虚里实，久则谵语。（218）

【提问】如何理解文中的"久则谵语"？对我们临床有何指导意义？

【回答】伤寒四五日，病至阳明，根据之后脉见沉，推断已到阳明腑证。因肺与大肠为表里，故见喘，正治当用大承气汤。而此条文中，病已转入阳明，反仍用汗法，导致大便更为困难，谵语加重。所以此条也是在提示我们，在临床上针对一些病情变化快的疾病，要注意及时换方；此外，还需对疾病有一定的预见性。

三阳合病，腹满身重，难以转侧，口不仁，面垢，谵语遗尿。发汗则谵语，下之则额上生汗，手足逆冷。若自汗出者，白虎汤主之。（219）

白虎汤方：

知母（六两）　石膏（碎，一斤）　甘草（炙，二两）粳米（六合）　上四味，以水一斗，煮米熟，汤成去滓。温服一升，日三服。

【提问】怎么区分三阳湿热？阳明湿热该如何治疗？

【回答】此条是在讲三阳合病夹有湿邪，如果是热重则偏于阳明，若是湿重则偏于太阴。此条明显是热重，除了阳明湿热之外，还有少阳肝胆湿热和太阳湿热，而太阳湿热的主要表现为皮肤病。此处主要是以阳明热为主，故而选用的是白虎汤类。针对阳明热证，此处根据条文描述"腹满身重、口不仁、面垢"当是有湿存在，所以应当是在白虎汤中加苍术才为正治。虽说热主要在阳明，但其实三阳经均有症状表现，如"难以转侧"说明病在少阳，"遗尿"说明病在太阳膀胱经。湿热弥漫三焦，在汗法及下法均不适合的情况下，因少阳为枢，故三阳同病治其少阳，可用小柴胡汤加减。若湿热偏重于下焦，则选用葛根黄连黄芩甘草汤。

二阳并病，太阳证罢，但发潮热，手足絷絷汗出，大便难而谵语者，下之则愈，宜大承气汤。（220）

【提问】为什么这里可以使用大承气汤？

【回答】"太阳证罢"说明此条是在讲阳明病来源之一，阳明病从太阳转来，太阳证已经结束，此时为阳明病，症见"潮热、手足汗出、大便难、谵语"，已属阳明腑实证，当然可投以大承气汤治疗。

阳明病，脉浮而紧，咽燥口苦，腹满而喘，发热汗出，不恶寒，反恶热，身重。若发汗则躁，心愦愦，反谵语。若加温针，必怵惕，烦躁不得眠。若下之，则胃中空虚，客气动膈，心中懊恼，舌上苔者，栀子豉汤主之。（221）

栀子豉汤方：

肥栀子十四枚（擘）　香豉四合（绵裹）

上二味，以水四升，煮栀子取二升半，去滓；内豉，更煮取一升半，去滓，分二服。温进一服，得快吐者，止后服。

【提问】为什么这里要使用栀子豉汤？栀子豉汤与白虎汤有什么异同之处？

【回答】此条与之前的189条"阳明中风，口苦咽干，腹满微喘，发热恶寒，脉浮而紧，若下之，则腹满小便难也"的情况基本相同。"腹满"提示病位应当是在阳明腑，故严格意义上讲，这应当是经腑同病，脉见"浮紧"，还未到承气汤证的程度。而不论是阳明经证，或是经腑同病，正治都要以清、下为主。本身为热证，医者反用了汗法、温针等，热上加热，导致热入心包，就会出现神志异常的谵语、怵惕、烦躁等。阳明病用下法是有适应证的，即见阳明腑实之腹满、潮热、燥屎形成，而这里尚未形成燥屎，没到腑气不通的程度，因此此时下之为时过早，会造成虚烦之饥不欲食，故应投以栀子豉汤。

栀子豉汤在之前的太阳病篇中已有提及，在阳明病篇中主要针对阳明经证而言。通过之前的学习我们已经知道，白虎汤也用于阳明经证。根据临床经验，白虎汤类及白虎汤变换而来的方剂（如玉女煎、竹叶石膏汤等）主要针对上部热盛，如玉女煎就常用于治疗鼻衄、齿衄等。栀子豉汤主要针对中部热盛。白虎汤类虽是针对胃热而设，但其治疗的胃热主要表现为上部症状，而栀子豉汤才真正治疗胃脘部有热的症状，而如是胃部有症状时就用白虎汤会有伤胃之弊。此外，栀子豉汤系列中还包含有栀子干姜汤、栀子厚朴汤等，由于栀子偏于寒凉，故针对脾胃较差的人就可投以栀子干姜汤，方中干姜可温中。

针对此条因误用汗法等伤及人体阴液，可引申出伤阴及伤阳的预后。若是伤阳过多致亡阳，临床一般都属急危重症，可表现为休克，此时病情危重，一般预后很差甚至死亡。

若渴欲饮水，口干舌燥者，白虎加人参汤主之。（222）

白虎加人参汤方：

知母（六两）　石膏一斤（碎）　甘草二两（炙）　粳米六合　人参三两

上五味，以水一斗，煮米熟，汤成去滓，温服一升，日三服。

【提问】为什么这里要使用白虎加人参汤？加入人参的意义何在？

【回答】口渴、口干、舌燥，为阳明经证，热盛已经伤阴，可选用白虎加人参汤或是玉女煎进行治疗，其中人参生津液而止渴。

若脉浮，发热，渴欲饮水，小便不利者，猪苓汤主之。（223）

猪苓汤方：

猪苓（去皮）　茯苓　泽泻　阿胶　滑石（碎）各一两

上五味，以水四升，先煮四味，取二升，去滓，内阿胶烊消，温服七合，日三服。

【提问】如何鉴别猪苓汤与五苓散？

【回答】五苓散在之前太阳病篇已有讲述，主要治疗太阳蓄水（寒水）证，方由猪苓、茯苓、泽泻、白术、桂枝组成，其中桂枝主要作用为通阳。太阳病主要以寒为主，再辨是否夹有饮邪，不夹饮则是麻黄汤、桂枝汤证，夹饮则是以五苓散或苓桂剂主治。阳明病以热为主，夹饮则为猪苓汤证，且多伴有阴伤。本身湿热兼有阴虚就属难治，清湿热则恐伤阴，滋阴又可助湿，故猪苓汤在此可谓一举两得。其中湿由太阴而来，热自阳明而来，而阴伤是为伤及少阴，所以猪苓汤属少阴正治方。五苓散之太阳蓄水证还可转化为猪苓汤证，因寒热本可以相互转化。由此引申之，太阳麻黄汤证未及时发汗或发汗不彻，转为阳明白虎汤证；而若是太阳桂枝汤证之虚人外感，未及时治疗就会转为阳明之白虎加人参汤证。所以，五苓散之太阳蓄水证未及时治疗，将由寒转热，就会演变为阳明之猪苓汤证。

猪苓汤在临床应用也十分广泛，多针对下焦病证，譬如前列腺炎等泌尿系统感染疾病。下附一男性精囊炎患者病案。

某男，因尿频、精液褐色5个月前来就诊。患者因心肌梗死安装支架后口服阿司匹林及氯比格雷抗凝，出现尿频症状，精液呈褐色，伴早泄，遂于多家医院就诊，行相关检查，提示慢性前列腺炎及慢性出血性精囊炎，予以口服前列舒通、盐酸坦索洛辛、云南白药及消炎药治疗5个月，未见好转，今前来就诊。刻下患者尿频，精液带褐色，有早泄，无尿痛，小腹疼痛，无射精痛。首诊方选柴妙散加猪苓汤加减7剂，具体处方如下：

| 柴胡 25g | 黄芩 9g | 黄柏 6g | 砂仁 6g (后下) |

甘草 3g	草薢 9g	苍术 12g	猪苓 10g
茯苓 10g	滑石 20g	阿胶 10g (烊化)	败酱草 30g
金银花 30g	牡丹皮 10g	赤芍 10g	

而后患者继续于我处就诊，精液逐渐恢复正常。后期在清利湿热到一定程度时，再加用一定补益肝肾的药物，诸项症状逐渐趋于好转。

阳明病，汗出多而渴者，不可与猪苓汤，以汗多胃中燥，猪苓汤复利其小便故也。（224）

【提问】猪苓汤的禁忌证是什么？

【回答】一般利尿时多半会伤阴，而猪苓汤在利尿的同时可以养护阴液，所以此条文严格意义上来说并不是猪苓汤禁忌证。如果非要谈禁忌证，只能说这是五苓散的禁忌证。五苓散也可利尿，但利尿的同时未能顾护阴液。所以此条只是相对而言，当然它也并不是猪苓汤正治，方选白虎加人参汤更为适宜。

脉浮而迟，表热里寒，下利清谷者，四逆汤主之。（225）

四逆汤方：

甘草二两（炙） 干姜一两半 附子一枚（生用，去皮，破八片）

上三味，以水三升，煮取一升二合，去滓，分温二服。强人可大附子一枚，干姜三两。

【提问】本条文的基本病机是什么？

【回答】此条文描述的主要是表热里寒之格阳证。大汗淋漓、身冷、便意频频多是阳脱的危重表现，我们不能因为表有热而误认为是阳明病，应该通过脉象来判别可能是阳明少阴合病，当慎用下法。

若胃中虚冷，不能食者，饮水则哕。（226）

【提问】本条文的病机是什么？

【回答】阳明亦有虚寒证，包括太阴阳明合病及厥阴阳明合病，本条的实质是厥阴阳明合病，导致胃中虚。此条与之后的243条讲吴茱萸汤是相对应的。吴茱萸汤能治疗巅顶头痛、呕吐、腹泻等，是厥阴病篇的选方。

脉浮，发热，口干，鼻燥，能食者，则衄。（227）

【提问】从这里如何区分阳明经证与腑证？面对条文中的症状应选用何方治疗？

【回答】这一条是在讲阳明经证。"能食者""脉浮"，若是阳明腑证则腑实已成。之前也已经讲过，不能食且症见口干、鼻燥，均为一派阳明经有热的表现，此时应作衄而解，从血分而走，方可选玉女煎。

阳明病，下之，其外有热，手足温，不结胸，心中懊侬，饥不能食，但头汗出者，栀子豉汤主之。（228）

【提问】栀子豉汤的主症是什么？条文中的"不结胸"有何意义？

【回答】结胸是实证，为有形之邪结于胸下，也会出现心烦等。而此条所提到的"心中懊侬，饥不欲食"是虚证，所以这里的心中懊侬理解为虚烦，这与结胸证还是有一定区别的。"手足温"也是意在鉴别，与四逆汤"手足不温"需要区别开。故此，可以总结出栀子豉汤主症：①饥不欲食。②但头汗出。③心中懊侬。④阳明经热。

阳明病，发潮热，大便溏，小便自可，胸胁满不去者，小柴胡汤主之。（229）

小柴胡汤方：

柴胡半斤　黄芩三两　人参三两　半夏半升（洗）　甘

草三两（炙）　生姜三两（切）大枣十二枚（擘）

上七味，以水一斗二升，煮取六升，去滓，再煎取三升。温服一升，日三服。

阳明病，胁下硬满，不大便而呕，舌上白苔者，可与小柴胡汤。上焦得通，津液得下，胃气因和，身濈然汗出而解。（230）

【提问】为何"大便溏"与"不大便"均可用小柴胡汤治疗？

【回答】以上两条是在讲阳明病夹有湿邪的处理，治疗主要以通利三焦为主。所以其实这也是在讲阳明病三焦不通的证治，上焦不通可用白虎汤，中焦不通用栀子豉汤，下焦不通用猪苓汤，三焦均不通则是用通利三焦的少阳病主方——小柴胡汤还可以与白虎汤、栀子豉汤或者猪苓汤合方运用。小柴胡汤调三焦气机，三焦为气道、水道、谷道，三焦得通故使津液从二便自动调节，则不大便而呕、胁下硬满等症状消失，进而外邪从腠理而解。

阳明中风，脉弦浮大而短气，腹都满，胁下及心痛，久按之气不通，鼻干不得汗，嗜卧，一身及面目悉黄，小便难，有潮热，时时哕，耳前后肿，刺之小差。外不解，病过十日，脉续浮者，与小柴胡汤。（231）

【提问】阳明有热为何会出现不得汗的表现？条文中的湿热又是从何而来？

【回答】这一条虽是以"阳明中风"开头，但其实病不仅仅在阳明经。"脉弦""胁下及心痛"说明少阳有邪，"腹满""鼻干""潮热"等说明阳明有热。若是病在阳明经应是大汗出才对，此处"不得汗"是在提示我们湿热为患，后面的"嗜卧""一身及面目悉黄"更能证实此条是湿热为患。

湿热从何而得？阳明、太阴本互为表里，太阴主湿，阳明主热，倘若阳明、太阴为病，湿热相互胶结于脾胃或肝胆，热邪被湿邪所牵制，难以从小便而去，故见小便难、面目俱黄。"时时哕"即频繁呃逆，考虑为肝胆、脾胃不和，胃气上逆而致。"耳前后肿"主要是从经络循行来讲，少阳经、阳明经循行均可过耳前后，当此两经有热邪时会循经发展，故而出现肿胀。

针对此条"不得汗"，我想到门诊上的一位更年期女性，主因失眠一年余、汗出不彻三年余来就诊。当时患者身覆微汗，却汗出不畅，体有汗臭，换洗衣物有明显汗臭味，腋窝处现黄汗，纳可，失眠，睡眠时间2～3小时，关节晨僵，大便微溏，小便正常。当时初诊时给予甘露消毒饮合三仁汤7剂后，二诊时仍诉不出汗，换洗衣物有明显汗臭味，腋窝处现黄汗，后背稍出汗，心烦，脚心发烫，关节晨僵，觉咽喉部有痰，大便常，小便正常。我便予以甘露消毒饮合麻黄连翘赤小豆汤加减7剂，之后心烦、脚心发烫症状明显缓解，逐渐汗出畅快。

脉但浮，无余证者，与麻黄汤；若不尿，腹满加哕者，不治。（232）

【提问】为什么这里用麻黄汤而不是桂枝汤呢？出现"腹满、不尿腹满加哕"时为何不治？

【回答】此条承接上一条。上一条是三阳同病，而以少阳症状为主，用柴胡系方剂治疗；而此条开头即说"脉但浮，无余证"，说明此条偏于太阳病，再参考上条"不得汗"，故而选用麻黄汤发汗解表。引申之，若是表证再兼有阳明、太阴症状，症见如小便难，腹胀，发黄等，就可选用麻黄连翘赤小豆汤。就上条黄疸兼有表证的情况而言，此条所说的麻黄汤指麻黄汤系列方剂，其实就是麻黄连翘赤小豆汤。

"不尿，腹满加哕"即是现代医学之黄疸型肝炎进展为肝肾综合征，不仅古代难以治疗，现代医学也无理想的治疗措施，此时病情很可能已无法逆转，是为危重症。所以，遇到此类患者，要注意与患者家属交代病情。

"不尿""腹满""哕"是一组症候群。西医主要指肝肾综合征，而中医认为这是关格的表现。湿热胶着，故湿邪不得从小便而去，因而不尿。湿热浊毒阻滞中焦，气机上逆，则出现腹满加哕，导致气机逆乱，阴阳之气不能顺接，故曰不治。

阳明病自汗出，若发汗，小便自利者，此为津液内竭，虽硬不可攻之。当须自欲大便，宜蜜煎导而通之。若土瓜根，及大猪胆汁，皆可为导。(233)

蜜煎导方：

蜜七合一味，内铜器中微火煎之，稍凝似饴状，搅之勿令焦著，欲可丸，并手捻作挺，令头锐，大如指，长二寸许，当热时急作，冷则硬。以内谷道中，以手急抱，欲大便时乃去之。

猪胆汁方：

大猪胆一枚，泻汁，和醋少许，以灌谷道中，如一食顷，当大便出。

【提问】阳明病攻下能急下存阴，为何此处大便见硬却不用攻法呢？

【回答】发汗后，小便仍自利，说明津液伤得还不重，此条所讲的治疗措施就是现代医学的灌肠法。灌肠法的应用指征是患者津液损伤有限，且可解出少量大便。当然对于条文中的灌肠方法如今基本不会用了，所以也不必作过多的解释。

> 阳明病，脉迟，汗出多，微恶寒者，表未解也，可发汗，宜桂枝汤。（234）

【提问】阳明病为何用桂枝汤治疗？

【回答】此条非为单纯阳明病，是为太阳阳明合病。"脉迟，汗出多，微恶寒者"，皆是太阳表虚证向阳明经传变的表述，用桂枝汤的目的就是要截断这一过程。阳明病汗出肯定是多于太阳病的。太阳病见恶寒，而阳明病恶寒是很轻微的，甚至不会出现恶寒，当从太阳向阳明传变，即恶寒将自罢之时用桂枝汤，可防止病邪继续传变，即是"截断疗法"。这里见汗多提示表虚，当然应该选桂枝汤，而不是针对表实的麻黄汤。

针对阳明病，在179条就提到阳明病来源有正阳阳明、少阳阳明及太阳阳明。所谓的正阳阳明其实也就是温病，而一般单纯的正阳阳明比较少见，多是阳明与太阴交互为病，形成湿热为患。本条其实就是在讲病邪从太阳转阳明过程中的截断治疗，也是对多经交互为病的处理。

> 阳明病，脉浮，无汗而喘者，发汗则愈，宜麻黄汤。（235）

【提问】针对阳明病表实之人如何使用截断疗法？

【回答】上一条是在讲太阳转阳明，用桂枝汤针对表虚证进行截断治疗，而这一条就是针对太阳表实证转阳明的截断治疗，在《伤寒论》中张仲景用的是麻黄汤。其实，从症状上来看，使用麻杏甘石汤更为适宜，它兼顾了太阳及阳明，其中麻黄发汗，石膏清阳明热。

> 阳明病，发热汗出者，此为热越，不能发黄也。但头汗

出，身无汗，剂颈而还，小便不利，渴引水浆者，此为瘀热在里，身必发黄，茵陈蒿汤主之。（236）

茵陈蒿汤方：

茵陈蒿六两　栀子十四枚（擘）　大黄二两（去皮）

上三味，以水一斗，先煮茵陈，减六升，内二味，煮取三升，去滓，分温三服，小便当利，尿如皂角汁状，色正赤，一宿腹减，黄从小便去也。

【提问】阳明病如何"燥化""湿化"？临床上如何判断并治疗？

【回答】阳明病一从燥化，一从湿化，热重之人多为燥化，湿重之人多为湿化。温病学理论就把燥化归为温热病，把湿化归为湿热病。从《伤寒论》来讲，阳明病有少阳阳明、太阳阳明及正阳阳明，正阳阳明又分燥化及湿化。阳明燥化可从六经的角度来辨有经证和腑证，当然也可从温病学卫气营血的角度来辨。而阳明湿化就需按照湿热病来看待，所以就得从三焦的角度来辨。

"发热汗出者，此为热越"即是阳明燥化，热越的表现为"大热、大渴、大汗出"，即是阳明经证。因热有出路，故不会出现发黄。但若是素体脾虚，本身体内就有湿，兼有热邪入里，与湿邪相互胶结在一起，热邪难以外越，重者可出现热邪内陷心包。部分人会因热势被湿邪阻隔在中焦，继而出现上半身或是下半身汗出，故见"但头汗出""剂颈而还"；因湿被热所牵制，难以从小便而出，故见"小便不利"；湿热或阻于气分，或阻于血分，瘀热胶结，故出现"身必发黄"。

茵陈蒿汤针对湿热黄疸，适用于热重于湿之证，可以泻热通腑，荡涤肠腑，破湿热之结。

阳明证，其人喜忘者，必有蓄血。所以然者，本有久瘀血，故令喜忘。屎虽硬，大便反易，其色必黑者，宜抵当汤下之。（237）

【提问】阳明蓄血证与太阳蓄血证有何区别？

【回答】从神志改变的角度来看，阳明蓄血证症见"喜忘"，太阳蓄血证症见"发狂"，明显太阳蓄血证的神志症状较重一些。再从发热来看，太阳发热热势较高且持续时间长，而阳明发热（针对此条应当是阳明腑证）热势稍低，且为定时发热，病位主要局限在肠，当大便一通，病情基本缓解。如此，我们可以想象出太阳蓄血与阳明蓄血的转化过程：刚开始为持续高热、神志出现发狂，之后患者逐渐安静下来，体温也逐渐降低，开始排出黑色大便。如此看来似乎是病情好转，但此时应当注意急查大便常规，了解有无消化道出血。如无出血，可给予抵当汤，使瘀热之邪从下而解。结合上条来看，对于阳明瘀热而言，可出现黄疸也可出现下焦蓄血，若能使瘀热从下而走，亦能使黄疸有所减轻。

阳明病，下之，心中懊侬而烦，胃中有燥屎者可攻。腹微满，初头硬，后必溏，不可攻之。若有燥屎者，宜大承气汤。（238）

【提问】阳明病使用下法后会出现哪些变化？

【回答】此条需与228条"阳明病，下之，其外有热，手足温，不结胸，心中懊侬，饥不能食，但头汗出者，栀子豉汤主之"相联系起来，主要是虚烦与实烦之间的鉴别。虚烦是胃中空虚，实烦则胃中有物。阳明病使用下法之后会出现两种情况：一是肠腑未通，仍有燥屎，心烦是为实邪所致，所以要用承气汤再次攻下；二是攻下后出现"初头硬，后必溏"，用栀子干姜汤治疗。因为用下法已经伤及脾胃，方用干姜才能更好顾护脾胃。此外，临床上还可加用大量白术（40g）来处理。

病人不大便五六日，绕脐痛，烦躁，发作有时者，此有燥屎，故使不大便也。（239）

【提问】为什么这里会出现"绕脐痛"？该怎么用药？

【回答】患者出现"绕脐痛"，围绕肚脐的是升结肠、降结肠、横结肠，就是指肠中已有燥屎形成。此时还可以结合腹诊，用手在脐周可以摸出有粪块，此条就是在讲用大承气汤攻下燥屎。

病人烦热，汗出则解，又如疟状，日晡所发热者，属阳明也。脉实者宜下之，脉浮虚者，宜发汗，下之宜大承气汤，发汗宜桂枝汤。（240）

【提问】为什么这里"下之"要使用大承气汤？"发汗"要使用桂枝汤？

【回答】此条谈及阳明两种情况。一种即是正阳阳明，另一种就是太阳转阳明，所以才会在这里再次提到用桂枝汤。"汗出而解"一般不是阳明病的特征，多见于太阳病。阳明病汗出之后热势不会下降，阳明经证症见"大热、大汗、大渴"，"日晡所发热者"又是阳明腑证的特点。患者究竟是阳明病还是太阳转阳明可以通过脉象判断。若是脉见沉实说明是阳明病，就可用大承气汤下之；脉见浮虚说明疾病处于太阳转阳明的阶段，就用桂枝汤。所以，中医是很重视脉象的，脉象也是诊断的重要组成部分。

大下后，六七日不大便，烦不解，腹满痛者，此有燥屎也，所以然者，本有宿食故也，宜大承气汤。（241）

【提问】使用大承气汤攻下后，是否可以再次攻下？

【回答】此条还是在衔接上面的条文，上一条是在讲用了汗法后病仍不解，病入阳明成阳明腑实证出现燥屎，而用大承气汤攻下。之前在209条、214条中，就提到大承气汤与小承气汤的序贯试探疗法。在用大承气汤之前，先用小承气汤试探腹中是否有燥屎的形成，主要看腹中是否出现转矢气，若转矢气则改用大承气汤，之后还可转用小承气汤。而此条就是在以例外而言，用大承气汤后不需再转小承气汤，因患者本身胃肠中已有宿食，若大承气汤服用后仍未解则可再用大承气汤。这种宿食之人多见于小儿及酒客，一般燥热会与宿食相结，导致一次不能完全泻下，故可以运用大承气汤一下再下。除了此类有宿食之人外，其他仅单纯有燥屎形成的患者，一般用了大承气汤后就需转用小承气汤或是调胃承气汤。

病人小便不利，大便乍难乍易，时有微热，喘冒不能卧者，有燥屎也，宜大承气汤。（242）

【提问】为什么这里要使用大承气汤？如何理解这里的大便乍难乍易？

【回答】此条不是大承气汤典型见症。经过之前条文的学习，我们已经十分熟悉大承气汤证的症状：小便当利，大便难，有燥屎，有潮热。这些很明显都无法与此条的症状相对应起来，为何此条还可考虑选用大承气汤治疗呢？肺与大肠为表里，本身有肺系疾患之人伴有轻微阳明腑实证，一旦出现喘冒，就可以选大承气汤治疗。小便不利是因阳明燥热伤津液，大便乍难乍易，难本是因阳明胃肠燥热而致，而有津液下渗时，大便就可能乍易；再看燥热凝结在了胃肠之里，在外之热就不是那么明显，所以见到微热的表现。针对此种本身肺系有缺陷的患者，又患阳明腑实证时，可用大承气汤通腑泻热。胃肠中燥热一去，则喘冒症状就会见缓解。《伤寒

伤寒浅析：师徒临证问答实录

论》在此用的是大承气汤，而在后世可用治疗温病的宣白承气汤来处理。我们可以看到，《伤寒论》有的条文讲述了过早应用大承气汤，有的条文讲述大承气汤用之不及，意在告诫我们要正确掌握选用大承气汤的时机。对于时机的掌握判断，也是我们真正需要不断摸索学习的内容。

《伤寒论》中，太阳病主要在讲伤阳，阳明病主要在讲伤阴，阳明病与温病的联系是十分密切的。联想到此次新冠肺炎，温病学家就主张早用下法，而伤寒学家就恐早下伤及人体阳气。在《伤寒论》太阳病篇中虽也有承气汤的条文，但主要强调的是不要伤及人体阳气，而在阳明病篇用了很多的条文在提示我们用承气汤时也要用急下存阴之法，以免误伤人体阴液，阳明注重保津。

食谷欲呕者，属阳明也，吴茱萸汤主之。得汤反剧者，属上焦也，小半夏汤主之。（243）

吴茱萸汤方：

吴茱萸一升　人参三两　生姜六两（切）　大枣十二枚（擘）

上四味，以水七升，煮取二升，去滓，温服七合，日三服。

小半夏汤方：

半夏一升　生姜半斤

上二味，以水七升，煮取一升半，去滓，分温再服。

【提问】怎么理解吴茱萸汤、小半夏汤所治疗的呕吐？呕吐如何进行六经辨证？

【回答】吴茱萸汤是属于治疗厥阴病的方，所治病机亦属厥阴，在阳明病篇中针对阳明经症状主要还是用于虚寒之证。阳明胃中焦虚寒，不能够腐熟水谷，饮食入胃，胃气上逆故欲呕，方用吴茱萸汤治疗中焦虚寒呕吐。此外，吴茱萸汤还能治疗呕吐涎沫、下利、巅顶头痛。吴茱萸汤主要针对的是中焦虚寒，如果是病位在上焦，参照桂林古本，用的是小半夏汤。从小半夏汤的方药组成来看，主要治疗的是上焦有寒。方中生姜入太阴，半夏入阳明，虚实兼顾，脾升胃降，胃降不及，则会出现呕吐。所以方中半夏用量较大。针对呕吐这一症状，可责之于肝胆、脾胃，从六经来看则是少阳、厥阴、阳明、太阴，少阳呕吐则是小柴胡汤，厥阴呕吐则是吴茱萸汤，而阳明、太阴呕吐的治疗方剂很多，比如此处提及的小半夏汤。从小半夏汤我们就可想到之前讲痞证时提到的半夏泻心汤，虚实、寒热、升降同调，可治疗痞、呕、利。针对中焦太阴阳明呕吐，就可选方半夏泻心汤。

太阳病，寸缓，关浮，尺弱，其人发热汗出，复恶寒，不呕，但心下痞者，此以医下之也。如其未下，病人不恶寒而渴者，此转属阳明也。小便数者，大便必硬，不更衣十日，无所苦也。渴欲饮水，少少与之，但以法救之。渴者，宜五苓散。（244）

五苓散方：

猪苓（去皮）　白术　茯苓各十八铢　泽泻一两六铢
桂枝半两（去皮）

上五味，为散，白饮和服方寸匕，日三服。

【提问】 太阳病传变后可能有哪些情况？该如何处理？

【回答】 阳明病开篇即提及，阳明分为正阳阳明、太阳阳明以及少阳阳明，此条讲的是太阳阳明。此条需分成四种情况来看：第一种情况为太阳误治导致心下痞，"寸缓，关浮，尺弱，发热汗出"，本为太阳中风桂枝汤证，不呕说明病未传到少阳，而是因医者过早误下之后致表邪内陷，形成心下痞，当属太阴阳明合病。第二种情况是未经误下，病邪逐渐由太阳转到阳明。太阳病本有恶寒表现，而阳明有热伤津，故而出现口渴。由于太阴本虚之人患了太阳外感之证，即便是转属阳明，也不会是白虎汤证，而应当是白虎加人参汤证。第三种情况是脾约证，本为太阳转阳明，虽有大便硬，不更衣十日，但若是大承气汤证，阳明腑实的患者不会出现无所苦，肯定会有腹满胀痛的。何为脾约？脾不能为胃行其津液。《黄帝内经》云："饮入于胃，游溢精气，上输于脾，脾气散精，上归于肺，通调水道，下输膀胱，水精四布，五经并行。"针对脾约者，患者愿意喝水，可少少与之，胃不燥即可。这与之前太阳病篇另一条脾约的内容"发汗后，大汗出，胃中干燥，欲得饮水者，少少与饮之，令胃气和则愈。若脉浮，小便不利，微热消渴者，五苓散主之"相当。第四种情况类似于脾约证，但饮水之后小便数、大便硬的症状不见缓解，此时就该用五苓散，方中应加大白术的用量。

这一条主要是说在太阳中风的前提下会出现的不同的转归，有过早误下所致心下痞，有经太阳正治后病未得解而转阳明，有伤津导致脾约，还有因膀胱蓄水出现五苓散证。虽说都是由太阳中风而来，从这些证的症状来看，心下痞以及五苓散证都可出现腹满，有阳明口渴、脾约口渴以及五苓散证口渴。所以由此来看，此条还是具有一定的鉴别意义。

脉阳微而汗出少者，为自和；汗出多者，为太过；阳脉实，因发其汗出多者，亦为太过。太过者，为阳绝于里，亡津液，大便因硬也。（245）

脉浮而芤，浮为阳，芤为阴，浮芤相搏，胃气生热，其阳则绝。（246）

跌阳脉浮而涩，浮则胃气强，涩则小便数，浮涩相搏，大便则硬，其脾为约，麻子仁丸主之。（247）

麻子仁丸方：

麻子仁二升　芍药半斤　枳实半斤（炙）　大黄一斤（去皮）　厚朴一尺（炙，去皮）　杏仁一升（去皮尖，熬，别作脂）

上六味，为末，炼蜜为丸，桐子大，饮服十丸，日三服，渐加，以知为度。

【提问】怎么理解"脉阳微"？阴阳隔绝又该怎么治疗呢？麻子仁丸如何理解？

【回答】"脉阳微"，脉浮而微，说明邪气不甚，表证较轻微，"汗出少"说明阴液也未大伤，病邪尚微，正气又未受到过大的损伤，营卫尚能自我调和，疾病有向愈的倾向。这就是太阳病，伤及少许津液，微微给予少量水液就好了。阳明病会汗出多，汗出多本就伤了人体阴液，再用汗法更伤阴液。这一条主要在讲太阳病与阳明病的区别，从汗多汗少判断在太阳还是阳明。太阳主要重视阳气，阳明主要注重保存津液。

"脉浮"为有热，阳气有余；"脉芤"为阴虚。阴液不足，故阴虚而有热。阴阳本是互根互用，阴液不足不能维系阳气，阴和阳就离决了，容易出现漏汗之证。现在阴阳不能调和，阳气要绝于外，可用桂枝加附子汤。桂枝为阳，芍药养阴，再加用附子护阳固脱。阳加之阴谓之汗，汗出过多，就需要阳气摄阴，虽说是在补阳，而补阳的作用是在摄阴。再来看胃气生热之肠道表现，因阴阳隔绝，阳热有余，局限于胃肠，则胃气生热，脾不能为胃行其津液，大便就见干结；从脉象来看，阳热有余，兼阴液不足，又兼有汗出，阴阳更不能得以调和，就形成阳脱阴竭的一个"其阳则绝"的病理表现。

麻子仁丸也可看作是桂枝汤演变而来，治疗的是太阴脾虚之人大便不通。从麻子仁丸的药物组成来看，有桂枝加厚朴杏子汤的基础在，主要治疗喘证，分析来看，麻子仁丸其实为桂枝加厚朴杏子汤合小承气汤加减化裁而得，所以，麻子仁丸按理说也是可以治疗喘证的。麻子仁丸中加一味桂枝，通腑同时还可平喘，方效其实等同于宣白承气汤。

太阳病三日，发汗不解，蒸蒸发热者，属胃也，调胃承气汤主之。（248）

伤寒吐后，腹胀满者，与调胃承气汤。（249）

【提问】从药物组成来看，三承气汤之间有何关系？如何相互转化？

【回答】调胃承气汤的应用范围十分广泛，从药物组成来看，大承气汤的作用是最强的，方中有大黄、芒硝、枳实、厚朴。有两种方法削弱大承气汤的作用，或去枳实、厚朴加甘草易为调胃承气汤，或去芒硝易为小承气汤。其中大承气汤通腑、泻热，小承气汤主要通腑，调胃承气汤主要泻热。248 条就是太阳病发汗后病不解除，反而转属阳明，出现阳明"蒸蒸发热"，调胃承气汤就为泻热之用。249 条则是用吐法之后胃液受伤，导致胃虚，使得热邪入里而形成的实热胀满，此时用调胃承气汤泄热。所以，调胃承气汤主要是为阳明病胃家实的轻证而设。

太阳病，若吐，若下，若发汗后，微烦，小便数，大便因硬者，与小承气汤和之愈。（250）

【提问】为什么这里要用到小承气汤？此处见"微烦"为何不使用栀子豉汤？

【回答】此条要抓住一个关键症状，即"微烦"。之前在讲栀子豉汤时也提及了心烦这一症状，但栀子豉汤的烦是虚烦，且栀子豉汤证的二便是正常的，也没有腹部胀满疼痛的症状，所以这里肯定不适用栀子豉汤。大承气汤也可见到小便数、大便硬，为什么用小承气汤而不用大承气汤呢？太阳病患者经过汗、吐、下之后伤了胃中津液，胃热成燥，导致大便硬结，而此时还未见潮热。也就是说大便硬结刚成，还未到大承气汤的燥屎坚硬程度，故投以小承气汤。其实，这也可以看作是一种试探疗法。

得病二三日，脉弱，无太阳柴胡证，烦躁，心下硬，至四五日，虽能食，以小承气汤，少少与，微和之，令小安。至六日，与小承气汤一升。若不大便六七日，小便少者，虽不能食，但初头硬，后必溏，未定成硬，攻之必溏。须小便利，屎定硬，乃可攻之，宜大承气汤。（251）

【提问】大承气汤、小承气汤的使用时机是什么？

【回答】之前的条文已经在反复强调什么时候当用大承气汤，什么时候又不能用大承气汤。这一条又是在提醒我们，在运用大承气汤攻下时要谨慎小心，反复斟酌使用。尤其对于三承气汤使用时机的把握是非常重要的，用早了可能会伤及人体脾胃，用晚了又可能会贻误病情。所以，找准用方的正确时机是非常关键的，而仲景也是在反复强调这个正确的节点。

患病二三日见到"弱脉"，此时的弱脉就是关键点。阳明病经证脉象洪大，大承气汤证脉象沉迟，阳明经证见"大热、大汗、大渴"，症状较重；到了腑证时，热势会有下降，且为定时发热，此时的热局限到大肠，故全身症状会较经证时有所减轻。这里见到弱脉，是为虚象，不符合经证以及腑证。再看得病二三日，一般病邪还在太阳或是少阳，而这里又说无太阳柴胡证，那就只能在阳明了。一般此种情况小儿比较多见，疾病传变较迅速。这类患儿一般先有发热，很快就转为下午定时发热，并且会伴有大便干结在通便治疗后，体温往往有明显下降。

患病四五日后，患者还能食，倘若是大承气汤是不能食的，但此时病在阳明已经有四五日，估计已有大便干结，但还未形成燥屎，因此不是大承气汤适应证，那就可从调胃承气汤或是小承气汤中选方。小承气汤重在通腑，调胃承气汤主要为泻热，所以选用小承气汤。又因患者脉弱，身体比较虚，要先少少予以小承气汤试探，防止药效过猛。如果经过五六天仍不解，再稍加大小承气汤用量。到了六七天，患者仍不大便，且不能食，此时是不是就该用大承气汤了？还是不行，还得判断大便不通是什么情况，大便便质是偏干还是偏稀的。因为临床上很多大便不通的患者便质是偏稀的，此时大便初头硬，之后便溏，也不能投以大承气汤。而且这里患者小便少，大承气汤一般适用于小便数的情况。因大便燥结逼迫津液外渗，所以就会导致小便数，小便少说明燥热还不甚，津液还能反渗到大肠。所以必须得等到小便数利、粪便坚硬后，才能用大承气汤攻下，必须得掌握这个治疗时间点才可。

伤寒六七日，目中不了了，睛不和，无表里证，大便难，身微热者，此为实也，急下之，宜大承气汤。（252）

【提问】为什么这里要用大承气汤以急下之法治疗？

【回答】从第252条到254条在讲阳明三急下证，之前的242条也可以算是阳明急下证之一。此条患者有喘冒兼有大便不通，看似症状不是很严重，但此时如不及时用大承气汤通下大便，就可能发生呼吸功能衰竭等危重症。"目中不了了，睛不和"，就是双目没有精神，从眼睛可以看到肾精亏虚的情况。从现代医学来看，"目中不了了"可能是由呼吸功能下降引起，一般患者家属不会发现患者眼睛无神，可能会发现口唇发绀，来医院就诊才发现血氧饱和度有明显下降。表面看患者神志清楚，但此时患者呼吸及循环功能已经很差，病情比较严重，这是因为之前发热时间过久或者是炎症较重，导致阴精亏损，肺之化源欲绝。所以在阴精受损时就应及时运用大承气汤，防止进一步损害人体肾精，即急下存阴之意。

阳明病，发热汗多者，急下之，宜大承气汤。（253）

【提问】阳明病本身就汗多，因此这里应该是白虎汤证才对，为何用的是大承气汤？

【回答】这里要认识到，阳明病见汗多并不一定就是白虎汤证，需根据具体情况而定。患者本身阴虚，稍微汗出血压就会下降，但患者又有大便不通，此时在血压下降的情况下本不该通便，但大便不通又容易造成一系列变证。所以，针对此类患者，可以用附子理中汤护阳，在用附子理中汤的基础上再通大便就会安全很多。见到汗多用白虎汤只是常规思维，而临床上要有长远的眼光，借刘渡舟先生的话来讲，此处用白虎汤只起到扬汤止沸的效果，用大承气汤才会达到釜底抽薪、急下存阴的效果。

发汗不解，腹满痛者，急下之，宜大承气汤。（254）

【提问】这里的"发汗不解"意味着什么？是不是非用大承气汤不可？

【回答】我们可以把此条还原到临床场景中来看。一般小儿疾病的传变大多比较快，这里强调的不是非要用大承气汤，而是强调疾病的传变很快，必须要急下，防止邪气的迅速传变。"发汗不解"，发汗是治疗太阳表证的，发汗后不仅病未解除，反而出现了腹满痛、燥热的阳明腑实证。根据这条可以看出，患者病情进展是很急的，所以此时不能再犹豫了，否则就会延误病情。尤其是针对小儿的情况，常需急下大便，以免变证的发生。

腹满不减，减不足言，当下之，宜大承气汤。（255）

【提问】这里的腹满有何特点？虚性腹满与实性腹满有何区别？

【回答】这一条承接254条，病属阳明腑实证，同时在强调腹满这一症状。腹满的特点是持续性的胀满，并且拒按，同时还有腹痛的症状。此时就可以用大承气汤泻下。

阳明少阳合病，必下利；其脉不负者，为顺也；负者，失也；互相克贼，名为负也。脉滑而数者，有宿食也，当下之，宜大承气汤。（256）

【提问】怎么解读这里的脉象？大承气汤的指征有哪些？

【回答】这一条主要是在讲脉象。首先左手关脉候少阳肝，右手关脉候阳明脾胃。如果是左手关脉大于右手关脉，这里的下利是因肝木克脾土所致，不能用大承气汤治疗。必须是右关脉大于或等于左关脉，且右关脉滑或是双关均为滑脉，这种情况才可以用大承气汤的。这一条主要是在讲宿食内停再用大承气汤的情况。另外还可从脉象来判断是否有宿食，同样是通过左右关脉的情况来判断。

总结大承气汤的指征，包括潮热、燥屎、宿食、喘冒、目中不了了、腹满减不足言。

病人无表里证，发热七八日，虽脉浮数者，可下之。假

令已下，脉数不解，合热则消谷喜饥，至六七日不大便者，有瘀血，宜抵当汤。（257）

若脉数不解，而下不止，必协热而便脓血也。（258）

【提问】阳明蓄血证有哪些几种情况？病机是什么？太阳蓄血证和阳明蓄血证如何鉴别？

【回答】之前在太阳病篇讲到太阳有血分证，方选桃核承气汤、抵当汤类，这两条就是在讲阳明血分证。阳明有经证、腑证，经证之血分证就表现为齿衄、鼻衄等上部出血，可选方玉女煎（由白虎汤加减化裁而来）；下部出血之尿血、便血，是肉眼可见的出血，无形的出血还包括盆腔炎等，可选用抵当汤化裁。

患者发热有七八天，脉还见浮数，说明仍在发热，而阳明发热有两种情况：一是热结于大肠，就会出现大便燥结等；二是热结于血分，可能会出现有形之血如便血，还有更多的无形出血，如充血、水肿以及盆腔炎。而一旦热与血互结后，单纯用下法可能就无法奏效，还需化瘀通下。所以抵当汤中除了大黄以外，方中还有桃仁、水蛭以及虻虫。再看条文，"合热则消谷喜饥"，这是阳明瘀血的一个特点。之前提到阳明瘀血还可伴有神志的改变，如"喜忘"。而在太阳病篇提到抵当汤所涉及的神志改变为"发狂"。此时是热与血结形成阳明瘀血证，再用大承气汤不能奏效，就需用抵当汤下瘀血才行。

第258条承接上一条，论述下之后发生的变证，导致热迫血行，形成了便下脓血。一般只要还未发生上消化道出血等危急重症，都可适当使用下法治疗，所以在治疗阳明病时，要把疾病截断在气分，防止其往血分发展，导致更多的变证。

伤寒，发汗已，身目为黄。所以然者，以寒湿在里不解故也。以为不可下也，于寒湿中求之。（259）

【提问】黄疸该如何论治？

【回答】我们要始终谨记：阳明经是与太阴经联系在一起的，太阴主湿，阳明主热，热与湿合，湿热相互熏蒸，就可能会发生黄疸。针对湿热以三焦辨证，上焦用栀子豉汤，中焦选半夏泻心汤类及其加减化裁方，下焦则用猪苓汤，而这里讲的主要是湿热黄疸。刘渡舟先生将黄疸的治疗归为三类，上焦黄疸选麻黄连翘赤小豆汤，中焦黄疸选栀子柏皮汤，下焦黄疸选茵陈蒿汤。

胆红素在体内的代谢主要是以尿胆原与粪胆原的形式从小便及大便中排出。倘若二便排泄都有问题，那么代谢产物就可能从皮肤排出，形成黄疸。在张仲景那个时期不知道胆红素代谢过程，但事实上用茵陈蒿汤可促使粪胆原从大便而出，用茵陈五苓散可促使尿胆原从小便而去。所以，古人非常有智慧。临床上治疗黄疸，可以将茵陈蒿汤与茵陈五苓散合用，使胆红素从二便而去，效果也是十分显著的。另外因为湿热黄疸常兼有瘀，所以在临床上还可在茵陈蒿汤或茵陈五苓散中酌情加入丹皮、赤芍，引入血分。这样一来，治疗黄疸的效果就会更好。

从六经辨证角度来看太阴阳明合病，湿为重，病在太阴为主，就用茵陈五苓散；热为重，病在阳明为主，就选茵陈蒿汤。而条文中说"以寒湿在里不解故也"是讲太阴阳明合病，以太阴为主，湿重于热，方可选茵陈五苓散、茵陈术附汤等，即是从太阴入手论治，而不用下法。

伤寒七八日，身黄如橘子色，小便不利，腹微满者，茵陈蒿汤主之。（260）

伤寒身黄发热者，栀子柏皮汤主之。（261）

栀子柏皮汤：

肥栀子十五个（擘） 甘草一两（炙） 黄柏二两

上三味，以水四升，煮取一升半，去滓，分温再服。

伤寒瘀热在里，身必发黄，麻黄连翘赤小豆汤主之。（262）

麻黄连翘赤小豆汤：

麻黄二两（去节） 连翘根二两 杏仁四十个（去皮尖）赤小豆一升 大枣十二枚（擘） 生梓白皮一升（切） 生姜二两（切） 甘草二两（炙）

上八味，以潦水一斗，先煮麻黄再沸，去上沫，内诸药，煮取三升，去滓，分温三服，半日服尽。

【提问】上述三个方有何区别？在临床上该如何选用？

【回答】第260条、262条是讲湿热发黄之阳黄，260条的茵陈蒿汤针对热重于湿之黄疸。湿热发黄故身黄鲜明如橘子色；湿热蕴郁，腑气不利，所以出现"腹微满"。湿热合邪，兼小便不利，湿邪不能从小便而去，故而发黄，而茵陈蒿汤是治疗阳黄常用的方剂。

茵陈蒿汤的作用主要偏于下焦，栀子柏皮汤的作用偏于中焦，麻黄连翘赤小豆汤的作用偏于上焦。麻黄连翘赤小豆汤中的赤小豆走下焦利小便，而麻黄、连翘走表发汗，杏仁宣肺，主要针对病在表。

辨少阳病脉证并治

少阳之为病，口苦，咽干，目眩也。（263）

【提问】如何理解少阳经证及腑证？为什么会有少阳郁火？

【回答】关于少阳病，从太阳病篇 96 条中就已经有所讲述，且涉及的条文也较多，此处就不再过于赘述。对于少阳病，刘渡舟先生提出少阳也有经证及腑证，再结合之前的少阳提纲证、四大主症及七大或然症，对于小柴胡汤的方证定位就十分清楚了。少阳经证常表现为"耳聋、头痛"等，这里的头痛一般表现为头部两侧作痛（前额头痛为阳明头痛，后项作痛为太阳头痛，巅顶头痛为厥阴头痛）。所谓经证就是少阳经所过之处发生的病症，所以除了耳聋、头痛外，其他少阳经发生的病症如颞颌神经炎等，也是可以选用小柴胡汤加减治疗的。少阳腑证可表现为"口苦、心烦、喜呕"等，由于病位在里，可理解为三焦气道、水道不畅引起的一系列症状。从这个意义上来讲，小柴胡汤证是经腑同病。那么和解少阳包含两层含义，一层是通少阳之经，另一层是通三焦之腑。另外，和解少阳的方子也不止小柴胡汤，如蒿芩清胆汤、甘露消毒丹、温胆汤等都是小柴胡汤变化而来的，临床上也是可以灵活运用的。

少阳属木，肝为乙木，胆为甲木。"少阳之上，火气治之"，为何会有郁火呢？从人体正常生理来看，火从少阴而来，往太阳而去，从少阴到太阳必须要有少阳的"升发"作用，才能使得阳气达表，从而发挥温煦、卫外的功能。郁火即是少阳升发不足，阳气不能达表，郁于三焦之中而出现一系列"火"的症状，可以用四逆散来治疗。

少阳中风，两耳无所闻，目赤，胸中满而烦者，不可吐、下，吐、下则悸而惊。（264）

【提问】如何理解少阳中风？小柴胡汤为什么应用范围如此广泛？

【回答】少阳中风指少阳经腑同病，也可理解为表里同病。"两耳无所闻，目赤"是为少阳经证，"胸中满而烦"是为少阳腑证，可选柴胡桂枝汤、侯氏黑散一类的方剂治疗，由此看出汗法与和法是可以协同运用的。

手少阳三焦经从手入胸中，胸中是为小柴胡汤的主治范围所在，且小柴胡汤能通调三焦气道、水道，而人体许多疾病都与三焦有关，所以小柴胡汤的应用范围是十分广泛的。这一条讲到了少阳禁用吐、下之法，以及下一条文还提到少阳禁汗，当如何理解？个人认为，在临床治疗时以小柴胡汤作为底方开通三焦，适当加用汗、下之法是安全的，常用处方如柴胡加芒硝汤、柴胡桂枝汤等。但若不加小柴胡汤，单用吐下之法后损及人体津液，就会导致惊悸等症状。

伤寒，脉弦细，头痛，发热者，属少阳。少阳不可发汗，发汗则谵语，此属胃，胃和则愈，胃不和，则烦而悸。（265）

【提问】为什么发汗会导致谵语？"胃气和"有什么意义？

【回答】少阳与阳明是经常联系在一起的，此处脉细是指阳明脉而言。脉应当是弦而有力的，若是弦而无力，可能属于厥阴病的脉象。"胃和则愈"，因发汗之后伤及人体津液故而化燥，化燥后就会导致病从少阳向阳明传变，此时及时运用调胃承气汤或者是通过自身调理，疾病就会有逐渐好转的可能。倘若阳明胃不和，胃中有燥热，发展为阳明重症就会出现神志改变。

本太阳病，不解，转入少阳者，胁下硬满，干呕不能食，往来寒热，尚未吐下，脉沉紧者，与小柴胡汤。（266）

小柴胡汤方：

柴胡八两　黄芩三两　人参三两　甘草三两（炙）　半夏半升（洗）　生姜三两（切）　大枣十二枚（擘）

上七味，以水一斗二升，煮取六升，去滓，再煎取三升。温服一升，日三服。

［桂林古本：少阳病，气上逆，今胁下痛，甚则呕逆，此为胆气不降也，柴胡芍药枳实甘草汤主之。

柴胡芍药枳实甘草汤方：

柴胡八两　芍药三两　枳实四枚（炙）　甘草三两（炙）

上四味，以水一斗，煮取六升，去滓，再煎取三升，温服一升，日三服。］

【提问】为什么少阳病会出现干呕不能食的表现？

【回答】少阳与太阴是经常联系在一起的，一见少阳病，必要考虑到太阴方面的问题。临床常见左手关脉弦长，右手关脉细弱，这就提示肝旺克脾，故见"干呕不能食"。比如临床会见到月经期的患者呕吐、腹泻，就是因肝郁克脾所致。女子以肝为先天，肝肾共同作用于子宫，从而出现月经来潮。若月经不来，则会出现肝郁克脾，症见乳房胀痛、恶心呕吐、腹泻等，如果在疏肝的同时活血化瘀，使月经得以时下，则诸症缓解。

【提问】怎么理解文中的"胆气不降"？

【回答】此条为少阳经证。少阳病的治疗重在疏通三焦气机。通利三焦除用小柴胡汤外，柴胡芍药枳实甘草汤也是开通三焦的常用方剂。少阳之气以两胁为升降之道路，其气布于三焦。少阳气机不利，气郁不通，则见胁下疼痛；少阳胆腑之气不降，故见呕逆。因此以柴胡芍药枳实甘草汤疏通气机、透达郁阳。

若已吐下，发汗，温针，谵语，柴胡汤证罢，此为坏病，知犯何逆，以法治之。(267)

【提问】这种坏病是如何形成的？临床上遇见这种坏病该如何处理？

【回答】从条文中看，该病经过太阳的汗法、阳明的下法、少阳的和法以及温针等外治法治疗后，症状仍不缓解，并进行性加重，出现谵语等危重的表现，这提示疾病已进入三阴范畴。仲景在此未给出具体方剂，可根据太阳病篇第16条"观其脉证，知犯何逆，随证治之。"的原则进行处理。

此条对于现实是很有指导意义的。临床坏病很多，治疗关键是如何提前截断病程，防止坏病的发生。个人认为病在三阳阶段，可从少阳截断防止疾病进入三阴，比如临床上可使用柴胡桂枝干姜汤截断一部分胃肠肿瘤发生，这具有十分重要的现实意义。

三阳合病，脉浮大，上关上，但欲眠睡，目合则汗。(268)

【提问】条文中的三阳合病病机是什么？为什么选小柴胡汤治疗？

【回答】脉浮是太阳病，脉大是阳明病，上关上指少阳有热，所以反映了三阳有热，且阳热很盛；"目合则汗"即是盗汗，且为半身汗出，是因上焦有热所致。小柴胡汤证特点就是上焦有郁热，"阳加之于阴谓之汗"，阳气盛后，尤其是又有少阳郁火相蒸，就会伤及阴液，从而出现盗汗。此证是三阳合病，三焦不通以上焦为主，故而治从少阳，选方用小柴胡汤。

总结少阳病特点：①少阳分经证和腑证，而少阳经证正方应该是四逆散，少阳腑证正方则是黄芩汤和小陷胸汤，经腑同病则是小柴胡汤。②少阳易化火，"少阳之上，火气治之"，少阳无寒证。③少阳涉及三焦，少阳会化火、生痰、生饮、生水，所以小柴胡汤经常与五苓散、真武汤等合方。④少阳病与其他阳经、阴经密切相关，所以经常有两经或三经合病等。

伤寒六七日，无大热，其人烦躁者，此为阳去入阴故也。（269）

伤寒三日，三阳为尽，三阴当受邪，其人反能食而不呕者，此为三阴不受邪也。（270）

【提问】病邪在三阳经是如何传变的？疾病在少阳阶段的传变有何临床意义？

【回答】此两条都在讲少阳病的传变，与第267条相呼应。第269条因病已入三阴所以其人无大热，此处烦躁可能是少阴烦躁或是厥阴烦躁。第270条所讲的三阳为尽、三阴不受邪的这种情况见于脾旺之人，此应《黄帝内经》之言："四季脾旺不受邪。"从这个意义上来说补太阴就是防坏病、防传变，这一理念通常可以指导治未病的一些调理措施，比如从调理脾胃入手开具膏方增强免疫以防病。另外，三阳的传变次序具有两层含义：一是以太阳为表，少阳半表半里，阳明为里；二是太阳为大阳，阳明为二阳，少阳为三阳。所以传变次序到底是先传阳明还是先传少阳呢？一般而言，这两种情况在临床上都是可以见到的。如果是病邪从外入里，则是从少阳传阳明，表明病情是在加重的；而若是从阳明传少阳，则有可能是一种好的征兆，病势有向外的趋向。从少阳截断疾病的发展是非常重要的，所以我在临床上也常常把小柴胡汤当作截断方来使用，就是阻止病情向里进展，防止疾病变得复杂。关于少阳最常见的疾病变化，一则是发展为阳明病，二则是入太阴，"实则阳明，虚则太阴"，阳明则热化，太阴则湿化。一般体质壮实之人就会向阳明发展为少阳阳明合病或者是纯阳明病，一般表现为急性病；而若是太阴脾虚之人，一般疾病进程比较隐匿，不会有什么明显的症状，往往会向慢性病发展。还有一种可能，当阳明、太阴之病势均力敌时，可能就会发展为湿热病。所以，我们要做的就是在少阳病的阶段，及时阻断疾病的发展，避免使得病情加重、复杂。

伤寒三日，少阳脉小者，为欲已也。（271）

【提问】在临床上如何根据脉象调整小柴胡汤的用药？

【回答】针对此条我有部分的临床经验要分享。临床用小柴胡汤时，如是以祛邪为主，一般会去掉参、枣、草，加强祛邪的力度；大柴胡汤为少阳阳明合病，病机为纯实无虚，在小柴胡汤的基础上去掉人参、甘草，是为了防止补益之品增强正邪相争（促进炎症因子风暴），加白芍为抑制免疫反应。所以，当见脉大时，去掉参、枣、草降低正邪斗争；在见到脉小时，此时邪气势衰，适时加入参、枣、草，乘胜追击就会祛邪外出，则疾病就可能逐渐痊愈。

少阳病欲解时，从寅至辰上。（272）

【提问】为什么寅时至辰时少阳病容易好转？

【回答】此条与太阳、阳明欲解时相呼应，人与自然是一个整体，人体气机的升降与天地五运六气息息相关，我们可以借《素问·生气通天论》的观点掌握时间医学的自然规律，从六经欲解时认识疾病的病理生理过程。人体本身就有一定的自我调节能力，寅时阳气刚升，有助于人体正气，正气旺则邪气退。所以，利用这一有利条件，掌握天人相应的规律，在寅时至辰时从少阳经用药或施以针灸，都可使疾病痊愈。

辨少阳病脉证并治

辨太阴病脉证并治

太阴之为病，腹满而吐，食不下，自利益甚，时腹自痛。若下之，必胸下结硬。（273）

【提问】如何理解太阴病提纲证？

【回答】针对此处太阴病，可从一门诊医案说起。患者就诊时诉数月来每次经期总是提前或延后10天，月经量少，色黯，无凝血块，无痛经。午后头昏，自觉双腿乏力，诉"提重物时下腹无力"，伴食欲下降，夜间难以入睡，潮热汗出。大小便基本正常。舌淡，舌体胖大有齿痕，脉弱。分析病情如下：患者主诉为月经量少、先后不定期，伴见头昏，自觉双腿乏力，其中叙述了一个重要线索：提重物时下腹无力。结合患者舌淡，舌体胖大有齿痕，脉细弱。中医判断为虚劳是明确的。

从六经辨证来说，虚劳常见于太阴和少阴问题，从脏腑辨证来讲就是脾肾亏虚。首先，从太阴角度来讲，虚劳从气从血者多，从气者常从小建中汤或四君子汤入手，气血两虚者可酌情选用归芪建中汤或归脾汤，太阴虚劳日久常伴阳虚，可从理中汤入手。其次，从少阴角度来讲，虚劳从气、从阳、从精者多。从气从阳者，可以从金匮肾气丸入手；从精者，当以左归丸、右归丸入手。结合患者所述"提重物时下腹无力"，提示患者当以太阴虚劳为主，因力之所出即是气之所出，道家讲"气归丹田"，所以人用力时气由丹田而出，此乃医易同轨之理。丹田居大腹，而大腹为太阴所主。所以，本证当以补太阴为要，理中汤补脾阳，黄芪建中汤补脾气，加当归、黄芪气血双补。丹田为先天之气所居，与肾气相通，道家有所谓"胎息"之法。方中适当加入补骨脂、菟丝子、巴戟天一类补肾精之品，取"以精化气，以精填血"之意。

所以，太阴病分脾（太阴）气虚及脾（太阴）阳虚，而气虚常兼有血虚，可适当加入当归、黄芪，可选归芪建中汤或归脾汤；一旦涉及阳虚后，脾阳虚和肾阳虚就难以分割，脾气虚也易转化为阳虚。另外，"太阴之上，湿气治之"，所以常会出现气虚夹湿、阳虚夹湿，倘若气虚夹湿，则在桂枝汤中加入祛湿药，就等同于用五苓散；如果阳虚夹湿则用理中汤。但因太阴与少阴密不可分，所以，常于理中汤中加附片，理中汤中人参、干姜补气、补阳，白术燥湿除水。如向厥阴方向发展，刘渡舟先生建议用丁萸理中汤。

从条文中分析得知，脾气虚则运化无力，故见腹满、食不下；脾虚不能运化水湿，则会见自利；"时腹自痛"主要是与阳明病相鉴别，阳明病也会见腹满、腹痛，但阳明病的腹痛是持续性的，与太阴的间歇性腹痛是不同的，前者为实，后者为虚。

太阴中风，四肢烦疼，阳微阴涩而长者，为欲愈。（274）

【提问】如何理解太阴中风证？

【回答】"太阴中风"的实质就是脾虚之人患有感冒，脾虚外感正治当用桂枝汤。太阴脾虚之人患外感后有一个特点，先是周身烦疼不适，发热体温不会很高，之后会出现胃肠型感冒，也就是出现腹泻、恶心、呕吐等症状。此时可以用发汗法治疗，比如选用桂枝汤。但是要注意运用桂枝汤的时机是很短暂的，如果把握及时，就可在太阴阶段截断病程，防止病邪进入少阴、厥阴。结合太阳病篇第10条"风家，表解而不了了者，十二日愈"，就能理解治未病的原则。

太阴病，欲解时，从亥至丑上。（275）

【提问】为什么从亥时到丑时太阴病更容易转佳？

【回答】这一条讲的是太阴病欲解的时间。只要在此刻用药上给予入太阴的药物（补脾阳、脾气），针灸上可于足太阴脾经、足阳明胃经上选穴针刺、艾灸，患者会加速痊愈。这主要是借助天时的有利条件，再适当地针药并用，病情就能更快好转。这也体现了从太阴截断的治未病法则。可结合太阳病篇第8条"太阳病，头痛至七日以自愈者，以行其经尽故也。若欲作再经者，针足阳明，使经不传则愈"来理解。

太阴病，脉浮者，可发汗，宜桂枝汤。（276）

【解析】此条太阳病篇已叙述，太阴病篇中的桂枝汤实为建中汤。

自利不渴者，属太阴，以其脏有寒故也，当温之，宜服四逆辈。（277）

【提问】为什么这里要选用治疗少阴病的四逆汤类方剂来治疗太阴病呢？

【回答】前面提到，太阴病分为气虚及阳虚两种情况，这一条主要就是在说阳虚，而阳虚还得进一步判断有没有涉及少阴。脾和肾本身就联系十分密切，太阴病很快就能发展到少阴病，形成太阴少阴合病，此时再单纯地应用理中汤肯定是不行的，就需要加入附子，也就是条文中说到的四逆辈。其他如附子理中汤、四逆汤、通脉四逆汤、白通汤等都是可以选用的。此外，理中汤证的自利相较气虚所导致的自利，程度肯定是更严重的。所以，本条意在鉴别太阴自利与少阴自利，太阴自利是不会出现口渴的，若自利还出现口渴，那就应该是少阴病了。

伤寒，脉浮而缓，手足自温者，系在太阴；太阴当身发黄，若小便自利者，不能发黄；至七八日，虽暴烦，下利日十余行，必自止，以脾家实，腐秽当去故也。（278）

【提问】如何理解太阴发黄？脾阳恢复时为何会出现腹泻？

【回答】此条着重讲太阴发黄。"手足自温"是鉴别太阴病和少阴病的关键点。太阴主湿，并不是只有湿热才能发黄，发黄的条件是湿邪没有去路。当小便自利时，湿邪能从小便而去，是不会发黄的。因湿有去处，不必从皮肤而出，就不会发黄。倘若湿邪未能有出路，因为太阴与阳明常合而为病，就会湿热相合。当然还得看是湿偏重还是热偏重，热为主多半大便不通，就用茵陈蒿汤；而若是湿重，小便多半不利，就用茵陈五苓散。而若是未涉及阳明，单纯湿邪为患，日久寒湿就会形成阴黄，就选茵陈术附汤。

"至七八日……必自止"，此时脾阳自行恢复，依靠人体的自我调节能力。脾阳得复后，就会出现腹泻，这是祛邪外出的反应，是一种好的现象。

本太阳病，医反下之，因而腹满时痛者，属太阴也，桂枝加芍药汤主之；大实痛者，桂枝加大黄汤主之。（279）

桂枝加芍药汤方：

桂枝三两（去皮） 芍药六两 甘草二两（炙） 大枣十二枚（擘） 生姜三两（切）

上五味，以水七升，煮取三升，去滓，温分三服。本云桂枝汤，今加芍药。

桂枝加大黄汤方：

桂枝三两（去皮） 大黄二两 芍药六两 生姜三两（切） 甘草二两（炙） 大枣十二枚（擘）

上六味，以水七升，煮取三升，去滓，温服一升，日三服。

太阴为病，脉弱，其人续自便利，设当行大黄芍药者，宜减之，以其人胃气弱，易动故也。下利者，先煎芍药三沸。（280）

【提问】太阴经证该怎么治疗？桂枝加芍药汤又该如何随症加减呢？

【回答】此处着重讲太阴便秘。太阴病分为经证和脏证，经证就是之前所说的脾气虚，脏证就是脾阳虚，而这条又是在讲气虚（经证）。气虚常兼血虚，此时就可以在桂枝汤中加入血分的芍药（芍药本身可以通便）。若大便仍不通，就可选用桂枝加大黄汤。

也就是说，太阴经证若不夹瘀血就是单纯的桂枝汤证；若是夹有瘀血，有几种加减方法：一是加芍药，二是加大黄。关于桂枝加芍药汤与桂枝加大黄汤的运用，主要就是针对脾虚之人出现大便难解的问题。其中的芍药一般要用到40g以上，只有用到这么大剂量才能起到通便的效果，如果不行，或是担心对于芍药运用大剂量不能把握，就可用少量芍药，再加大黄也是可以的。还有就是针对一些肠系膜淋巴结炎，也是可以选用此方的。

【提问】脾胃虚弱者用药要注意哪些？

【回答】280条即结合上文论述了脾胃气弱者应当要慎用大黄类寒凉药物。

辨少阴病脉证并治

少阴之为病，脉微细，但欲寐也。（281）

【提问】如何理解少阴病提纲中描述的症状？

【回答】此条为少阴病提纲证，从此条开始进入少阴病篇。太阴病以气血虚为主，到后期出现阴阳虚，疾病就会逐渐转为少阴病，尤其是纯粹的阴阳两虚之时，可能就已成为少阴病，不再兼有太阴病。

少阴之为病，为何会出现"但欲寐"？阳气是从少阴出来的，阳气主升发，少阴阳气不抒，所以出现"脉微细，但欲寐"的表现。患者大病之后，阳气被过多耗损，之后就进入少阴病阶段。老年人生理功能衰退，时常出现阳虚的症状，那么对比年轻人来说老年人也是属于少阴病阶段，此时如有外感多为太少两感，体现了少阴阳虚的本质。治疗时，既要考虑在太阳经祛邪，又要考虑到少阴经阳虚的情况，因此常选用麻黄附子细辛汤一类的方剂。

少阴病，欲吐不吐，心烦，但欲寐，五六日，自利而渴者，属少阴也，虚故饮水自救；若小便色白者，少阴病形悉俱。小便白者，以下焦虚，有寒，不能制水，故令色白也。（282）

【提问】为何会出现"自利而渴"？为何会出现"小便色白"？为何会出现"欲吐不吐"？

【回答】"但欲寐"在上一条已有讲述，是因肾阳虚所致。肾阳虚后不能制水，下面的水液由于阳气不足，不能正常气化蒸腾，因此停聚在下焦，故见"自利而渴"。为何会出现"小便色白"？小便正常应该是淡黄色，当稀释尿液后才会变白，这说明肾阳不足，固摄能力下降，出现尿多而口渴的症状（真水不足，废水有余）。"欲吐不吐"多见于尿毒症患者，是废水有余造成的。我认为，废水变为真水必须经过肾阳的蒸腾，才能进入三焦，变为津液的一部分，正如《素问·经脉别论》所说："饮入于胃，游溢精气，上输于脾，脾气散精，上归于肺，通调水道，下输膀胱，水精四布，五经并行。"

这里的少阴病"小便色白"主肾阳虚，需与少阴的热化相鉴别。少阴有寒化以及热化，有阴虚与阳虚之别，"益火之源，以消阴翳""壮水之主，以制阳光"，短短十六个字，就很好地概括了少阴病的治法。如果阳虚之人少阴寒化而虚寒夹饮，出现口渴、但欲寐、小便自利等，治则就是"益火之源，以消阴翳"，就可方选四逆汤、真武汤等；阴虚之人，少阴热化，会见到口干、失眠等，治则就是"壮水之主，以制阳光"，就可方选黄连阿胶汤等，用以交通心肾。

患者脉阴阳俱紧，反汗出者，亡阳也；此属少阴，法当咽痛，而复吐利。（283）

【提问】太阳伤寒出汗该如何解释？又该做何种治疗呢？

【回答】此处脉阴阳俱紧，阴为尺脉，阳为寸脉，脉见紧脉，本该是太阳伤寒，应当是无汗的，而反见到汗出，说明这里不是普通的太阳伤寒证，而应是太少两感更为准确。当用何方治疗呢？亡阳汗出者，桂枝加附子汤可主之，它是治疗漏汗的主方。临床上见到此类患者，如果不能及时服用汤剂治疗，还可使用灸法。少阴病其实是很常见的，很多老年人临床误治后容易发展到少阴病或者太少两感，可酌情使用麻黄附子甘草汤等表里同解。

【提问】为什么会出现咽痛而吐利？

【回答】吐利上文已做解释。少阴肾经循行至咽部，出现少阴阳虚，因此出现咽痛不适。少阴阳虚咽痛可参照后文的阐述。

少阴病，咳而下利，谵语者，被火气劫故也，小便必难，以强责少阴汗也。（284）

【提问】为什么使用火疗法强发汗后会出现"咳而下利，谵语"？这种坏病该如何治疗？

【回答】少阴病经过强发汗以后形成表虚，导致太少两感。如果亡阳汗出后无法及时服药，可以用艾灸治疗，阳气就会逐渐恢复了。但艾灸虽可以升发阳气，此时容易带动虚火，虚火上扰就会导致咽痛、咳嗽，上扰清窍就会出现神昏谵语。可以用桂枝加附子汤治疗这种坏病。

【提问】为什么少阴病在这里不能使用"火劫法"？

【回答】这里的少阴病实际上是指少阴伤寒，是太阳少阴合病，属于太少两感之证，也是临床常见的情况。此时不应使用"火劫法"，如拔火罐、艾灸、火针等强发汗，这样会更伤少阴津液。也不能单用麻黄汤等强发汗，导致患者过汗，津液被伤，燥热扰心，出现谵语，阴液不足则小便难。当然否定用"火劫法"强发汗不等于否定使用"汗法"，这里可以在顾护少阴阳气的基础上适当发汗，如使用桂枝汤发汗的同时加用附片顾护少阴阳气，兼用芍药限制桂枝发汗，达到固阳发汗的目的。

少阴病，脉沉细数，病为在里，不可发汗。（285）

【提问】此处的少阴病有什么特点？哪些少阴病可以发汗？

【回答】少阴病的第一个特点体现为寒化与热化。少阴寒化是由于伤阳，热化是由于伤阴。脉沉迟微为少阴寒化证，脉沉细数为少阴热化。少阴病寒化、热化涉及心、肾两脏的变化，常合并太阳、太阴等其他经脉，单用汗法会导致误治、失治，应该根据具体病情合用药。

少阴病第二个特点体现为三阴叠加。六经疾病传变的三阳阶段是序贯进行的，一经病程结束，再传入下一病程，往往不会叠加，临床表现也随之发生改变。三阴阶段的传变是递进式的，各个阴经的疾病特征没有明显的界限，三阴症状常重叠在一起难以分清，比如少阴病也有部分太阴病的表现。在治疗上就可根据病情通用基础处方，比如乌梅丸中就含有太阴、少阴、厥阴的药物，体现了三阴同治的原则。

太少两感病可适当发汗，选用麻黄附子细辛汤、麻黄附子甘草汤等。纯少阴病不可发汗，应用四逆汤、白通汤等四逆汤类方。

少阴病，脉微，不可发汗，亡阳故也；阳已虚，尺脉弱涩，复不可下之。（286）

【提问】为什么少阴病阳虚不能使用下法？如果要使用下法可以怎样用药呢？

【回答】一般来说，少阴病因伤及阳气，病情较平常为重，因此不能用下法。否则可能导致阴阳离决，生命垂危。阳气欲脱的患者出现大汗淋漓，某些时候也会有欲便的感觉，这种情况下阳气就可能顺着排便脱出体外，导致患者阴阳离决而死亡。临床上针对这种情况可结合前文第29条、30

条所述的合治法与分治法，在顾护阳气的基础上，适当加以通便，能够解决一些复杂的危重情况。

少阴病，脉紧，至七八日，自下利，脉暴微，手足反温，脉紧反去者，为欲解也，虽烦下利，必自愈。（287）

【提问】怎样理解"虽烦下利，必自愈"？

【回答】一般认为，太阴病的特点是吐泻，厥阴病的特点是逆冷，少阴病的特点是神志改变。现在出现下利，即是太阴病的表现，而少阴病出现脉紧说明有外感。综合来看，此处属于太阳少阴两感。对于一个原本属于少阴体质的人，在外感之后应该出现脉紧、不下利的症状，而今出现脉不紧、下利且手足有转温的趋势，说明下利是邪气由少阴外传至太阴的表现。从本条来看，通过手足的温度来判断少阴病的轻重程度以及预后，对于临床有重要的启示作用。

【提问】什么是排病反应？有何临床价值？

【回答】我觉得伤寒论的学习可以从以下三个方面去剖析：①研究伏邪致病的特点。②六经理论治疗外感疾病、杂病。③温病学理论和伤寒学理论融合，寒温同用。

本条的"自下利"可理解为一种排病反应，伏邪致病常有排病反应的过程，如排便、手足反温等，此为病邪欲去之象。正气来复，邪去则安。临床上应先判断病势，常常不需要急于主动干预。若正气充足可以等其通过排病反应自愈，若正气弱则可选择艾灸、汤药等法助其正气抗邪。《伤寒论》以扶阳为核心，主张围绕阳气的强弱来遣方用药。

少阴病，下利，恶寒而蜷卧，若利自止，手足温者，可治。（288）

【提问】少阴病哪些属于可治的范畴？如何判断？

【回答】从第296条我们可知少阴病的死证，包括：

①吐利、大汗淋漓（阴脱）。②烦躁、但欲寐（阴阳离决，神志改变）。③四肢厥逆（四肢冷过肘膝）。但这三类症状必须同时具备才可定义为死证，如果缺一类症状就有一线生机——当然在现代医学快速发展的背景下，过去的死证也不一定就是死证。恶寒蜷卧说明阳气虚极，如果下利止住，手足温则为阳气来复，可以治愈。手足温也可以理解为阳气达表，对于抵抗病邪起到重要作用。阳气源于下焦（元阳），充养于中焦，宣发于上焦，布散于体表。正因为阳气充养于中焦，所以我们要重视脾胃的作用，通过补脾来加速先天之阳转化为后天气化之阳的过程，气化之阳充盈六经，周流全身后可提高机体抗邪能力。

少阴病，恶寒而蜷，时自烦，欲去衣被者，可治。（289）

【提问】如何理解"恶寒而蜷，时自烦，欲去衣被者，可治"？

【回答】"恶寒而蜷"说明阳气不足，可能有四肢厥逆的表现。"时自烦"说明有神志改变。由于没有出现吐利，即三大死症没有同时具备，说明仍可治，此时患者阳气来复，由此欲去衣被，说明病情好转，可以治愈。少阴病主要表现就是烦躁等神志改变，因此用方多与调理神志异常有关，如黄连阿胶汤、真武汤、麻黄附子甘草汤等等。少阴病患者手足不温、怕冷、神志改变、吐利，间杂了太阴和厥阴的临床表现，太阴病以吐利为主症，也有怕冷，但是手足温；少阴怕冷则同时手足不温。在临床上有少阴虚体质患者，出现烦躁、神志异常，如果四肢温度逐日下降，说明体内阳气日益不足，则会转化为厥阴死证，以四肢厥冷为主，间杂烦躁、吐利。

少阴中风，脉阳微阴浮者，为欲愈。（290）

【提问】什么是少阴中风？临床上该如何治疗？怎么判断病情的发展？

【回答】少阴中风就是太少两感，治疗方法一是用麻黄附子细辛汤、麻黄附子甘草汤；二是用桂枝加附子汤。结合条文来看，除了用药以外，少阴中风也有自愈的可能。自愈的标志是脉阳微阴浮，阳微是指寸脉微。外感患者的寸脉本该紧，但是现在脉象缓和，说明寒邪渐退。阴浮是指尺脉浮，尺脉浮说明尺脉有力，阳气来复，阳气盛才可见尺脉浮，都是自愈的表现。

少阴病，欲解时，从子至寅上。（291）

【提问】为什么少阴病在子时到寅时更容易好转？

【回答】这一条讲的是少阴病欲解的时间。只要在23点至次日5点的时间内用药注重补少阴（补肾阳），针灸上可于足少阴肾经、手少阴心经上选穴针刺（补法）、艾灸，患者会加速痊愈。这主要就是借助天时的有利条件，再适当针药并用，病情就能更快好转。这也是体现了从少阴截断的治未病法则。

少阴病，吐利，手足不逆冷，反发热者，不死；脉不至者，灸少阴七壮。（292）

【提问】除了选用灸法，面对这种情况还可以如何急救回阳？

【回答】"吐利，脉不至"根据前文属可治范畴，可在手少阴心经、足少阴肾经找穴位艾灸治疗。手足温要注意鉴别是否为格阳证。阳往上行，阴往下行，阴阳隔离则手足寒温不同。艾灸后可服通脉四逆汤急救回阳，通脉四逆汤中干姜剂量大，为君药，大剂量干姜的作用是急温脾阳，通过温补脾阳来加速先天之阳转化为后天气化之阳的过程，属于"补后天救先天"。四逆汤附子为君药，强调直接温补肾阳，通过辅助肾阳来温煦中焦脾胃，属于"补先天救后天"。同时，干姜、附子的协同作用使得通脉四逆汤温肾助阳的作用强于四逆汤，用于急救肾阳欲脱效果更好。

少阴病，八九日，一身手足尽热者，以热在膀胱，必便血也。（293）

【提问】少阴病便血有哪些原因？在临床上意味着什么？

【回答】便血在此处常指小便，也可指大便。出现便血的原因有：①病由少阴转太阳，由阴传阳，为排病表现。膀胱蓄血证属于病在太阳，此条文指少阴病，阴病出阳，病位转移到太阳，邪毒从小便排出体外，是疾病好转之象。太阳病膀胱蓄血用桃核承气汤。我曾用蒿芩清胆汤治疗一例严重肾脓肿的患者，患者服药一日后排出大量血尿，尿中富含白细胞，热退。几日后复查小便正常，体温正常，病情好转出院。②便血是少阴动血表现之一。从温病学的卫气营血理论来看，随着疾病由表及里，太阳、少阳、阳明、少阴都有血证。阳明、少阳血证患者往往是年轻群体，病情较轻，易于治疗；少阴血证多见于老年患者，病情多重，难以治疗。

少阴病，但厥无汗，而强发之，必动其血，未知从何道而出，或从口鼻，或从目出者，是名下厥上竭，为难治。（294）

【提问】少阴病动血的原因是什么？为什么会出现下厥上竭的情况？该如何处理？

【回答】此条解释了少阴病动血的一个原因，就是用了发汗药后会"拔肾根"，即激惹肾中阳热之气，变为火毒循行于体内，导致血证。血液或从口鼻出，或从下出，同时阳气随血而出。肾中阳气从上脱出，导致元阳不温，四肢心脉产生下厥上竭的症状，进而可以演变为阴阳离决的死证。少阴出血的疾病进展及预后要根据患者的情况进行判断。如果素来身体强壮，无基础疾病，那么往往会出现阴病出阳，表现为太阳膀胱蓄血，为正常排病表现，病情向愈。如果患者年龄较大，基础疾病较多，则往往会变为少阴动血、阳随血脱的凶险状态，即为下厥上竭，难治。

少阴病，恶寒身蜷而利，手足逆冷者，不治。（295）

【提问】为什么古人会认为这种情况不治？

【回答】此处应为太阴病加重，出现手足逆冷、下利。文中归于少阴病，说明还应该有神志改变，而这些神志改变可能表现为神情淡漠、厌食等不典型的症状。例如某些老年患者，素来神志就较差，又出现了手足逆冷、恶寒蜷卧，说明病情严重（可能存在早期休克），在古代往往是不治之症。

少阴病，吐利，躁烦，四逆者，死。（296）

【提问】怎么理解少阴病三大死症？该如何救治？

【回答】少阴病吐利、躁烦、四肢逆冷三大死症悉具，表明病情很可以已至厥阴。《黄帝内经》原文用"升降息则气立孤危，出入废则神机化灭"来阐述导致患者死亡的直接原因——体内气机升降出入完全失调、消失（太阴虚，化源绝）。水谷精微不能纳入运化，各脏器、神窍得不到充养，清气不得升，浊气不得降，最终器官衰竭而亡。抢救这种危重症患者，第一是要调气机，核心就是恢复脾胃正常的气机升降功能。"出入废则神机化灭"则是指少阴虚而阴阳离决，是神志改变及气机逆乱的根本原因，所以会出现神机化灭，首先要有阴阳的互根互用，才会有气机的升降出入。因此在急危重症中要善于调理少阴之阴阳，脾胃之升降，使得阴平阳秘，气机通畅。第二就是要调神，使患者神志恢复，能够统摄各脏腑的活动。前文讲了很多能自愈的内容，前提是患者要有自主意识的存在，否则"主不明则十二官危"。

少阴病，下利止，而头眩时时自冒者，死。（297）

【提问】这里的头昏眩晕是什么原因导致的？在临床上预示着什么？

【回答】"头眩时时自冒"应为阳脱之象，患者应有大汗淋漓，呼多吸少。这不是血虚之象，而是阴阳离决的危候。

少阴病四逆，恶寒，而身蜷，脉不至，不烦而躁者，死。（298）

【提问】此时"不烦而躁"为什么预示着病情凶险？

【回答】"不烦而躁"与烦躁一样都是神志改变，阴证见烦躁神志改变，意味着病情凶险，较阳证更为难治。这里如果再加上下利，少阴三大死症齐备，则情况危险。如无下利，可能还有一线生机。

少阴病，六七日，息高者，死。（299）

【提问】"息高"是什么意思？有何临床意义？

【回答】"息高"指呼多吸少，意味着阳气脱于上，是阴阳离决的死候之一，类似现代的库斯莫尔大呼吸的表现。此时阳气欲脱，呼吸表浅，肾失摄纳，阴阳离决。

少阴病，脉微细沉，但欲卧，汗出不烦，自欲吐，至五六日，自利，复烦躁不得卧寐者，死。（300）

【提问】如何理解本条所说的少阴死证？

【回答】太阴病因手足温，少见死证；厥阴、少阴病经常出现手足逆冷，病情就容易演变为危重症。此条文"但欲卧"类似于"但欲寐"，都是神志改变的一种说法。神志改变可分为"阴""阳"两种类型：①阳气上脱，表现为大汗淋漓，气随液脱，阳气上脱的患者会因为阳热扰心出现烦躁。②阳气下竭，表现为下利，气随便脱。"至五六日"应为病进的描述，而不是再添新病导致的自利。此时患者病进，之前无烦躁，现在烦躁不得卧寐，神志改变加重，变为死证，说明五六日病进前患者尚可有机会转危为安，因为失治误治，错过了治疗窗口，没有使用四逆汤类因而导致病进，变为难治的死证。在治疗原则上，阳明病应急下，少阴病应急温。

少阴病，始得之，反发热，脉沉者，麻黄细辛附子汤主之。（301）

麻黄细辛附子汤方：

麻黄二两（去节） 细辛二两 附子一枚（炮，去皮，破八片）

上三味，以水一斗，先煮麻黄，减二升，去上沫，内诸药，煮取三升，去滓，温服一升，日三服。

少阴病，得之二三日，麻黄附子甘草汤微发汗，以二三日无证，故微发汗也。（302）

麻黄附子甘草汤方：

麻黄二两（去节） 甘草二两（炙） 附子一枚（炮，去皮，破八片）

上三味，以水七升，先煮麻黄一两沸，去上沫，内诸药，煮取三升，去滓，温服一升，日三服。

【提问】麻黄附子细辛汤与麻黄附子甘草汤在临床运用上有何不同？

【回答】此处应为少阴太阳合病，即太少两感之证。少阴病体质的人感受外邪后，因为体内正气亏虚，难以达表与邪气抗争，往往不发热、脉沉。卫气与病邪相争而出现发热，主要来源于元阳（少阴阳气）。元阳出于下焦，从上焦睛明穴出表，生成卫气。老年体弱患者本身元阳不足，外邪可直中少阴或者形成太少两感，患者往往不发热，没有太阳病的表现。如果有发热，可以用麻黄附子细辛汤；如果直中少阴而不发热，用麻黄附子甘草汤。少阴受邪，往往累及手少阴心经及足少阴肾经循行部位，比如出现少阴咽痛症，可以使用桔梗汤、猪肤汤等。

外邪直中少阴的过程中，往往在表只做短暂停留，之后迅速进入少阴，在表可用麻黄附子甘草汤微发汗而截断病程，防止外邪直中少阴形成伏邪，导致更多、更复杂的慢性疾患（包括肿瘤）。治疗太少两感除了使用麻黄剂也可以使用桂枝剂，比如桂枝加附子汤、桂枝芍药知母汤，使用桂枝剂较麻黄剂更加安全。治疗太少两感，初得之，可以使用麻黄附子细辛汤，激发少阴阳气，虑其有"拔肾根"的作用则只在短期内使用，或者在原方中加入熟地黄，即阳和汤。麻黄、附子合用既可以加强麻黄发汗的作用、又可以调动附片温肾阳、促进少阴阳气达表的作用；干姜、附片合用则可以既加强附片温肾阳的作用，又可加强干姜温脾阳的作用。要注重药物的协同作用，可使少量药物就能达到更好的药效。

少阴病，得之二三日以上，心中烦，不得卧，黄连阿胶汤主之。（303）

黄连阿胶汤方：

黄连四两　黄芩二两　芍药二两　鸡子黄二枚　阿胶三两（一云三挺）

上五味，以水六升，先煮三物，取二升，去滓，内胶烊尽，小冷，内鸡子黄，搅令相得，温服七合，日三服。

【提问】少阴寒化与热化有何不同？黄连阿胶汤为什么能够治疗少阴热化？

【回答】此条讲解少阴热化的治疗。少阴热化主要是指心肾不交，肾水不能上济于心火，心火亢盛，心中烦而不眠。少阴寒化是肾中阳气不足，肾阳不能温煦心阳，因此下利、手足逆冷、但欲寐。少阴病寒化、热化是根据患者肾中阴阳盛衰的情况来判定的。黄连阿胶汤用阿胶补肾水，黄连降心火，加用黄芩降肝火以泻心火，芍药柔肝阴、降肝火以降心火。心肝为母子关系，运用泻心汤的组方原理是降肝以泻心。治疗上要重视五行理论，运用五行制化原理遣方用药。具体临床应用可参看灼口综合征的治疗，另做讨论。

少阴病，得之一二日，口中和，其背恶寒者，当灸之，附子汤主之。（304）

附子汤方：

附子二枚（炮，破八片，去皮）　茯苓三两　人参二两
白术四两　芍药三两

上五味，以水八升，煮取三升，去滓。温服一升，日三服。

【提问】附子汤与真武汤有何区别？二者合用对临床治疗有什么启示？

【回答】附子汤证的病机为少阴阳虚有寒，真武汤也为少阴阳虚有寒，两者究竟有何区别？首先，两者都以扶阳为目的。从药物组成来看，附子汤中用了人参，于扶阳之时兼予补气，而真武汤中以生姜易人参。所以，我们首先必须弄清楚阳虚与气虚的关系。气虚与阳虚之间是有密切联系的，后世的参附汤体现了扶阳与补气同用的组方原则。单纯补阳效果不好时，可以兼予补气；单纯补气效果不好时，也可以

兼予补阳。所以我们常常把真武汤与附子汤合方运用。

本条讲的是肾阳虚，还提出附子汤是可以与灸法同用的。先用灸法之后，再服用附子汤，也就是说怕冷之人可以用附子汤，尤其是背心怕冷时。但附子汤治疗的背心怕冷与之前提及的白虎加人参汤治疗背微恶寒还是有区别的，白虎加人参汤是治阳明病的方子，其出现怕冷是因阳明热盛伤气后出现的背恶寒，这与附子汤治疗的恶寒肯定是不同的。

少阴病，身体痛，手足寒，骨节痛，脉沉者，附子汤主之。（305）

【提问】如何鉴别《伤寒论》中不同的身体疼痛？

【回答】《伤寒论》中讲到几个治身体疼痛的处方，如桂枝汤证、麻黄汤证皆可出现身疼痛，通常来说解表发汗即可。有汗后身疼痛，脉沉迟，用桂枝新加汤。麻黄汤证见身体痛，还应见发热、脉浮紧；桂枝汤治疗身体痛是因方中含芍药，取芍药甘草汤缓急止痛之意。

【提问】如何鉴别桂枝新加汤与附子汤？

【回答】从药物组成来看，桂枝新加汤中有桂枝、生姜，无附子、白术、茯苓，可看成小建中汤化裁，所以属太阴，主肌肉疼痛。而附子汤中的附子走少阴，从疼痛部位上来讲主骨节疼痛，所以临床上治疗关节炎多选用附子汤。因为在临证中肌肉疼痛与骨节疼痛有时很难区分，也可将两方合用。

少阴病，下利便脓血者，桃花汤主之。（306）

桃花汤方：

赤石脂一斤（一半全用，一半筛末）　干姜一两　粳米一升

上三味，以水七升，煮米令熟，去滓。温服七合，内赤石脂末方寸匕，日三服。若一服愈，余勿服。

【提问】桃花汤中赤石脂的服用方法有何特别之处？对于临床有何启示？

【回答】此条应与之前第293条、294条结合起来看，都属于少阴动血证。桃花汤的煎服法有其独特之处，一是将赤石脂一半入汤药中煎煮，另一半研成粉末后再加入熬好的汤药中；二是服用桃花汤时脓血便止住后切勿再服。为何要强调此种煎服方法？赤石脂与干姜都为温性的药物，熬是为取赤石脂温性的作用，起到温养整体的效果。局部用粉末是为取局部固涩、修复肠道黏膜的作用，也就是整体与局部相结合。为何血止后不能再服用呢？因赤石脂与干姜都为温性的药物，本身虚寒之邪已经祛除，倘若再给，温养过度，会再次导致出血，因此要见好就收。针对赤石脂，在159条中有讲到赤石脂禹余粮汤，该方治疗下焦滑脱下利之证，故用两味固涩药涩肠固脱，方中赤石脂性温，禹余粮性甘平，合用可救阴。

少阴病，二三日至四五日，腹痛，小便不利，下利不止，便脓血者，桃花汤主之。（307）

【提问】少阴病虚寒下利，为何用桃花汤治疗？

【回答】针对血证，太阳病篇、阳明病篇均讲到蓄血，太阳蓄血方用桃核承气汤、抵当汤，阳明蓄血则用抵当汤，少阳血证用黄芩汤。通过对温病的学习，我们可以了解到病入血分说明病情在加重。对于少阴血证，我们一般认为少阴热化所出现的血证更为多见，刘渡舟先生认为少阴热性下利之白头翁汤证应更为多见，相对来说少阴寒化的出血证在临床中比较少见。桃花汤中仅有一味赤石脂起到收敛固涩的作用，当出现脓血便时，我们会考虑是否为一种排病反应，所以提到服用桃花汤止利后勿再服，这也是基于防止毒素不能通过大便排出的这一因素而考虑的。

针对此处的下利脓血，与现代医学联系较为密切的应该是溃疡性结肠炎，桃花汤就可用于属寒性的溃疡性结肠炎的治疗。总结寒性下利可从三焦角度来看，一个是中焦（太阴）的虚寒下利，用理中汤；一个是下焦（少阴肾）的虚寒下利，用四逆辈；如果下焦虚寒下利伴有滑脱，用桃花汤。

少阴病，下利便脓血者，可刺。（308）

【提问】此处的下利脓血是否可以用桃花汤治疗？

【回答】此条是讲少阴热性下利，用刺法是以泻为主，说明是实证，不能再用桃花汤。后世一些医家提出可以刺幽门、交信来泻少阴之热，也有人主张可以用白头翁汤治热性下利。

少阴病，吐利，手足逆冷，烦躁欲死者，吴茱萸汤主之。（309）

【提问】吴茱萸汤在治疗上的运用时机是什么？

【回答】此条与296条"少阴病，吐利，躁烦，四逆者死"十分相似，而这一条并不是死证，还可以用吴茱萸汤救治，说明病已进入厥阴阶段。"升降息则气立孤危，出入废则神机化灭"，从条文中可以看出患者还没有达到阴阳离决的程度（未达到"出入废则神机化灭"的程度），此时用吴茱萸汤的目的就是通过调厥阴升降来挽救这种危重局面。吴茱萸汤在阳明病篇、少阴病篇、厥阴病篇中皆有提及，在厥阴病中晚期用吴茱萸汤截断病程，避免病情进一步发展而致死亡。后世医家张锡纯就善用大剂量山茱萸挽救厥阴脱证。

少阴病，下利，咽痛，胸满，心烦者，猪肤汤主之。（310）

猪肤汤方：

猪肤一斤

上一味，以水一斗，煮取五升，去滓，加白蜜一升；白粉五合，熬香；和令相得。温分六服。

【提问】为什么本证可以用猪肤汤治疗？

【回答】此处的猪肤就如同阿胶的作用。古时富人吃阿胶，普通百姓就用猪皮。咽痛是因少阴阴虚火旺所致，而少阴经经过咽喉，所以临床上可见一些慢性咽炎患者，当单纯用清热药物治疗效果不好时就可考虑为少阴虚火，而猪肤及阿胶都能滋阴清虚火，所以可用于治疗这类患者。当然还可于方中加入牛膝等以引火下行。

少阴病，二三日咽痛者，可与甘草汤；不差，与桔梗汤。（311）

甘草汤方：

甘草二两

上一味，以水三升，煮取一升半，去滓。温服七合，日二服。

桔梗汤方：

桔梗一两　甘草二两

上二味，以水三升，煮取一升，去滓。温分再服。

【提问】方中选用生甘草而不是炙甘草，意义是什么？

【回答】《伤寒论》中，其他地方用的都是炙甘草，只有这里用的是生甘草。生甘草性甘寒而平，参照五行制化中的以土伏火理论，且生甘草作用力度较炙甘草更强。如单用生甘草效果不佳时再加桔梗。《伤寒论》告诉我们治疗疾病法之所在，并提出了许多药对。所以，在《伤寒论》中梳理和归纳药对并用于临床，对于提高医疗水平是颇有裨益的。

少阴病，咽中伤，生疮，不能语言，声不出者，苦酒汤主之。（312）

苦酒汤方：

半夏十四枚（洗，破如枣核） 鸡子一枚（去黄，内上苦酒，着鸡子壳中）

上二味，内半夏，着苦酒中，以鸡子壳置刀环中，安火上，令三沸，去滓。少少含咽之，不差，更作三剂。

【提问】苦酒汤有何临床意义？

【回答】苦酒就是醋，鸡子白就是鸡蛋清。其中鸡子白是少阴经的引经药。咽中生疮大致相当于现代医学的化脓性扁桃体炎，其中脓液可理解为中医中的痰饮，方中用半夏就是为了化痰。

【提问】半夏、桔梗在治疗上的作用有何不同？

【回答】半夏能抑制腺体分泌，而桔梗则是为了稀释痰液，两个药物的作用方向是相反的。所以小青龙汤中用的就是半夏而非桔梗，为了减少痰液分泌。

少阴病，咽中痛，半夏散及汤主之。（313）

半夏散及汤方：

半夏（洗） 桂枝（去皮） 甘草（炙）

上三味，等分，各别捣散已，合治之，白饮和，服方寸匕，日三服。若不能散服者，以水一升，煎七沸，内散两方寸匕，更煮三沸，下火，令小冷，少少咽之。

【提问】此条与312条同为治咽中痛，在治疗上有何不同？

【回答】此方与上一条相比，"脉反浮"说明外有寒内有饮，类似于小青龙汤的病机，所以小青龙汤中含有半夏散。"病痰饮者当用温药和之"，脾为生痰之源，该方中用桂枝甘草汤就是温太阴脾阳而减少痰饮生成，加半夏协助化痰湿；而前方生痰之源为少阴，所以加鸡蛋清为引药入少阴化痰。

少阴病，下利，白通汤主之。（314）

白通汤方：

葱白四茎　干姜一两　附子一枚（生，去皮，破八片）

上三味，以水三升，煮取一升，去滓。分温再服。

少阴病，下利，脉微者，与白通汤；利不止，厥逆无脉，干呕，烦者，白通加猪胆汁汤主之。服汤，脉暴出者死，微续者生。（315）

白通加猪胆汁汤方：

葱白四茎　干姜一两　附子一枚（生，去皮，破八片）
人尿五合　猪胆汁一合

上五味，以水三升，煮取一升，去滓，内胆汁、人尿，和令相得，分温再服。若无胆，亦可用。

【提问】白通汤中的葱白有何作用？

【回答】白通汤较四逆汤而言，减干姜一两半为一两，去掉了炙甘草的缓冲作用。那么白通汤中的葱白起到什么作用？后世医家说葱白为通阳破阴而设。白通汤针对的病机是阳虚寒盛，方中的附子、干姜是为温阳，葱白起到输送阳气的作用。阳气温养起来后，需要有葱白的输送才能更好地发挥作用。

【提问】"脉暴出者死，微续者生"如何理解？

【回答】"脉暴出者死，微续者生"应该是承接在"与白通汤"之后。也就是说，在服用了白通汤之后有两种后果，一种是"脉暴出者死"，一种是"脉微续者生"，为截然不同的两种预后。所以单用白通汤而不加猪胆汁风险极大，如同在做一次或生或死的赌博。当然，这里也体现出了脉诊的重要性。加了猪胆汁、童便后，会使葱白输送的阳气缓缓而出。所以，如果是在医院或是诊所遇到这种患者时，要及时告知患者家属病情危重，及时用药或用灸法，守住患者阳气使之不暴脱，并及时送往上级医院诊治。对于猪胆汁、童便等，在临床不能随便使用，目前一般用龙骨、牡蛎、山茱萸或炙甘草等来代替，葱白可用细辛来代替。

少阴病，二三日不已，至四五日，腹痛，小便不利，四肢沉重疼痛，自下利者，此为有水气。其人或咳，或小便利，或下利，或呕者，真武汤主之。（316）

真武汤方：

茯苓三两　芍药三两　白术二两　生姜三两（切）　附子一枚（炮，去皮，破八片）

上五味，以水八升，煮取三升，去滓。温服七合，日三服。若咳者，加五味子半升，细辛一两，干姜一两；若小便利者，去茯苓；若下利者，去芍药，加干姜二两；若呕者，去附子，加生姜，足前为半斤。

【提问】真武汤的病机是什么？真武汤与五苓散的区别何在？

【回答】真武汤是为少阴阳虚水泛证所设。肾气、肾阳不能主水，水邪随三焦泛滥成灾，就变成了"水气病"，所以水阻在上焦为咳，在中焦为呕，在下焦为下利和小便不利，阻于经络则出现周身性水肿以及四肢沉重疼痛。关于真武汤与五苓散的实质性区别，真武汤用附子通肾阳，五苓散用桂枝通心阳。心阳一通，心脏射血功能增强，同时也就加强了水液循环代谢。而真武汤是通过增强肾脏的滤过功能而利水，临床上经常用小柴胡汤合真武汤、五苓散，真武汤中还有白芍，起到防止利水过度的作用。

少阴病，下利清谷，里寒外热，手足厥逆，脉微欲绝，身反不恶寒，其人面色赤；或腹痛，或干呕，或咽痛，或利止，脉不出者，通脉四逆汤主之。（317）

通脉四逆汤方：

甘草二两（炙）　附子大者一枚（生用，去皮，破八片）干姜三两，强人可四两

上三味，以水三升，煮取一升二合，去滓，分温再服。其脉即出者愈。面色赤者，加葱九茎；腹中痛者，去葱，加芍药二两；呕者，加生姜二两；咽痛者，去芍药，加桔梗一两；利止脉不出者，去桔梗，加人参二两。病皆与方相应者，乃服之。

【提问】通脉四逆汤的组方有何特点？

【回答】通脉四逆汤是为治疗戴阳证而设，由于阴寒过盛，阴阳发生格拒，而阳气是根于少阴的。寒邪太盛，阳气在下焦不能闭藏，被寒邪格拒而上现于头面，从而出现下利清谷、手足厥逆、脸上发红、身反不恶寒之里寒外热的症状。腹痛及干呕是内有寒邪的表现，咽痛是阳热上逆的表现，利止、脉不出是阳气欲脱的表现。如果患者脉象逐渐恢复，说明阳气已逐渐分布于周身，就不会出现阳脱。用干姜是为温养全身。且在通脉四逆汤中，一般认为还应加人参，取参附汤之意。当回阳固脱通脉之后，阳气便会回到全身，不出现上脱或者下脱，体温逐渐会恢复，脉象也逐渐平缓，胃口也开始慢慢恢复，此时病情逐渐趋于平稳。

【提问】通脉四逆汤与四逆汤有何不同？

【回答】通脉四逆汤较四逆汤加大了附子、干姜的剂量，且四逆汤中附子为君，通脉四逆汤则是以干姜为君。通脉四逆汤温中的作用强于四逆汤，方中加大了干姜的用量，能将

元阳布散于全身，而不仅限于头部，就不会出现手足厥逆、脉微欲绝等阳气欲脱之症。

少阴病，四逆，其人或咳，或悸，或小便不利，或腹中痛，或泄利下重者，四逆散主之。（318）

四逆散方：

甘草（炙）　枳实（破，水渍，炙干）　柴胡　芍药

上四味，各十分，捣筛，白饮和服方寸匕，日三服。咳者，加五味子、干姜各五分，并主下利；悸者，加桂枝五分；小便不利者，加茯苓五分；腹中痛者，加附子一枚，炮令坼；泄利下重者，先以水五升，煮薤白三升，煮取三升，去滓，以散三方寸匕，内汤中，煮取一升半，分温再服。

【提问】四逆散所治疗的手足逆冷有何特点？在哪些情况下我们可以使用四逆散？

【回答】胡希恕先生认为本条文说的不是少阴病，而是少阳病。由于气机的阻塞，阳气不达四肢而发生手足逆冷。人体的阳气要出表，一是可通过中焦脾胃的运化输布，二是气机要通畅。当遇到危重症时，要恢复人体阳气，一般用四逆汤类，而四逆散一般不用于危重症。四逆散中柴胡、枳实、白芍、甘草的作用主要是打通少阳枢机，恢复全身正常的气机升降，阳气就能周行于全身。如果哪里有气机不通、阳气不达，哪里就会出现症状表现，故而出现条文中所说的"或咳，或悸，或小便不利，或腹中痛，或泄利下重者"诸症。四逆散其实就是简化的小柴胡汤，开通三焦气机运行，所以许多方中都能看到四逆散的影子，比如血府逐瘀汤、大柴胡汤、柴胡疏肝散等等。通常我们认为六经有两个枢，少阴为三阴之枢，少阳为三阳之枢。少阴枢机升发肾中元阳之气，少阳枢机负责将少阴元阳之气通过三焦输布于全身，阴

枢及阳枢同时打开，阳气才能顺利到达全身。所以我们在少阴病篇讲得最多的内容就是阳气不够，但当阳气足仍感寒冷时，就得考虑开少阳枢机了。

少阴病，下利六七日，咳而呕渴，心烦，不得眠者，猪苓汤主之。（319）

猪苓汤方：

猪苓（去皮）　茯苓　泽泻　阿胶　滑石（碎）各一两

上五味，以水四升，先煮四味，取二升，去滓，内阿胶烊消，温服七合，日三服。

【提问】猪苓汤与黄连阿胶汤有何异曲同工之处？

【回答】"下利六七日"提示病程略长，已伤少阴之阴，其后"心烦、不得眠"是典型的阴虚有热的表现，"咳而呕"表示其人内有饮邪。猪苓汤在针对少阴热化的同时可兼有祛湿的功效，可达到"补阴不助湿，祛湿不伤阴"之效。此条论述少阴阴虚有热、水热互结的证治，即少阴热化夹饮，之前我们学习过少阴热化之黄连阿胶汤证，所以猪苓汤可视为加减化裁后的黄连阿胶汤，可解决临床湿热夹阴虚之疑难证。所以，猪苓汤也可以治疗失眠，同样黄连阿胶汤也可以治疗舌苔厚腻者，两方常合方加减化裁。

少阴病，得之二三日，口燥咽干者，急下之，宜大承气汤。（320）

少阴病，自利清水，色纯青，心下必痛，口干燥者，可下之，宜大承气汤。（321）

少阴病，六七日，腹胀、不大便者，急下之，宜大承气汤。（322）

【提问】少阴三急下证有何特点？在临床中该如何处理？

【回答】此三条为少阴三急下证，少阴三急下证就是指少阴病的人合并阳明腑实证。少阴病意味着病情危重，可表现为血压等生命体征十分不稳定。阳明腑实证意味着气机升降不利，如继续发展会不断耗损体内的真阴真阳，进而出现少阴或厥阴死证。

我们在之前讲过防止该类疾病往死证演变的方法。如果是疾病初期，病情只是停留在阳明阶段，就可以直接用大承气汤，也就是说血压稳定的时候使用大承气汤是安全的。这里讲的是疾病中晚期已经出现少阴病的症状（血压不稳定），但阳明病的症状仍然十分严重，此时应赶快投以大承气汤或在大承气汤的基础之上加用保护少阴阳气的药物，如附片、干姜等。其目的是在出现少阴或厥阴死证之前使用下法，降低疾病的死亡率。而阳明三急下证与少阴三急下证不好区分，其中阳明急症伤阴也可以看作是少阴之阴受损，这些治疗也是为了防止病情向少阴死证发展。

少阴病，脉沉者，急温之，宜四逆汤。（323）

【提问】如何理解"急温之"？

【回答】因为少阴病有亡阳的危险，所以在治疗少阴病的整个过程中要秉承及早补阳的思想。这就是治中有防，防亡阳就是防患于未然，要采取积极的态度，用四逆汤急温。

【提问】如何理解"脉沉"？

【回答】脉沉者是不是就必须得急温之呢？此时可以衔接上文少阴三急下证。如果是在血压稳定时出现脉沉，那么存在用大承气汤的时机。如果错过了用大承气汤的时机，原先表现是大热、大汗、大渴等，现在突然出现手脚发冷、血压急剧下降而见脉沉，此时的脉沉意味着病情进入少阴亡阳阶段，就不能再继续使用大承气汤，而当以四逆汤类方回阳救逆。

少阴病，饮食入口则吐，心中温温欲吐，复不能吐。始得之，手足寒，脉弦迟者，此胸中实，不可下也，当吐之。若膈上有寒饮，干呕者，不可吐也，急温之，宜四逆汤。（324）

【提问】阳郁痰实与阳虚寒饮的证治有何不同？在临床上该如何鉴别？

【回答】此条论述阳郁痰实与阳虚寒饮所致的少阴呕吐。"始得之，手足寒，脉弦迟，胸中实"可能是有痰饮堵塞胸中，很可能就是胸痹，即瓜蒌薤白半夏汤证。这里就是在提示我们：如果有痰饮闭塞胸中阳气，即为实证，病在上焦，当吐，则该用温肺化痰之品，兼以温阳；但若是因阳气虚不能蒸腾气化而出现寒饮，此为虚证，病在中焦，当温，此时不能再认为有痰饮，治疗上以温阳为主，兼以化痰。

少阴病，下利，脉微涩，呕而汗出，必数更衣，反少者，当温其上，灸之。（325）

【提问】"脉微涩"有何临床意义？在临床上该如何处理？

【回答】脉微为亡阳（亡津液），脉涩为血虚，脉微涩则为阴阳俱虚，此脉象是汗出或下利太过所导致。尚未出现少阴死证，但已属于少阴危重症范畴。作为临床医生遇到此类患者时，要及时向患者家属交代病情，同时给予补液（补阴），另外还可辅以灸法，如灸气海、关元等穴位，固护住人体阳气，所以灸法亦属于急温之的范畴，可参考对照第292条。

辨厥阴病脉证并治

厥阴之为病，消渴，气上撞心，心中疼热，饥而不欲食，食则吐蛔，下之利不止。（326）

【提问】厥阴病本就是三阴病最后的阶段，厥阴病的病机比较复杂，如何理解伏邪与厥阴病的关系？

【回答】厥阴病的一大特点就是寒热错杂。"下之利不止"属寒象，"气上撞心，心中疼热，饥而不欲食，食则吐蛔"属热象。太阴病"自利而不渴"，少阴病"自利而渴"，厥阴"消渴"，厥阴病多在疾病晚期或是老年人患有外感之时有表现。

此处可以分享一个案例。曾经有一位74岁的胸外科主任，5年前被确诊为肺癌。之前他对于肺癌患者是主张手术治疗的，但此时他并没有首选手术，而是一直在服用中药调理。服药期间病情一直比较平稳，未见癌细胞转移或扩散。而在我处就诊前1个月时，突现出现周身无力等症状，此时查血，发现三系血细胞增高，症状类似于再生障碍性贫血。从中医角度来看，他的肺癌并未痊愈，是为太阴有瘀血；而从年龄上看，已是进入厥阴阶段，这就是病理基础；而后出现了三系血细胞的降低，三系血细胞属于血液系统，肾主骨生髓，属少阴肾；此时又见乏力的症状，属太阴脾。由此来看，患者完全看不到三阳经的症状存在，但是三阴病又与三阳经关系密切，且若是伏邪为患，病邪最后还是得从三阳经而出。所以在选方上，首先选用补中益气汤入太阴，再加八味回阳饮。八味回阳饮又是由麻黄附子甘草汤加减变化而来，从六经角度来看属太少两感用方，此外还加淫羊藿。服用一天后，患者乏力症状逐渐改善。但针对此类患者不能单纯投用麻黄附子甘草汤，因其中麻黄会"拔肾根"，所以还得酌情加入熟地黄，或者加补中益气汤。所以，当针对一些完全没有任何三阳病征兆的疾病而言，我们完全可以从三阴经去入手，比如说可以用乌梅丸使伏邪得以从厥阴透出的机理来治疗肠道息肉。所以，从此病案中我们也能学到，很多疾病在一开始从六经辨证的角度入手，下一步的治疗思路就会清晰很多。此病案中用了麻黄、附片，如果有伏邪会不会有排病反应？排病反应又会从何处表现出来？如果一旦出现排病反应，比如是少阳的排病反应，我们就会想到要加小柴胡汤；如果出现阳明病不解大便的症状，阳明病的用方也会考虑进来。

【提问】厥阴病治疗过程中容易出现一些排病反应，如何用六经辨证的理论来理解？

【回答】我们在厥阴病篇中看到会出现很多前面的用方，这也是厥阴病的特点所在。厥阴病在治疗过程中容易出现排病反应的原因是伏邪从三阴出三阳，这也是病情在往好的方向发展。例如在临床上遇到一长期腹泻的患者，本身患有痛风，但一般不会急性发作，在治疗腹泻时我们一般会考虑用乌梅丸，方中也是含有附片的（振奋阳气，诱发排病）。在治疗腹泻的过程中患者痛风反复发作，而腹泻停止后痛风症状也就消失了。这就是所谓的正邪斗争的过程。适度的正邪斗争是好的，但有些时候扶正需掌握一定火候，其目的是把控排病反应的强度，而这也是厥阴病篇难以解读的原因之一，因此里面包括的方子也涉及较广。

厥阴中风，脉微浮，为欲愈；不浮，为未愈。（327）

【提问】厥阴病为何会出现浮脉？

【回答】这一条阐述以脉象辨厥阴病欲愈和未愈。厥阴中风本就是厥阴体质的患者感受外感风寒之邪出现的一系列症状，有可能是疾病由阴出表的排病反应。厥阴病是绝对不会出现浮脉的，此时的浮脉就是判断疾病是否在向好的方面发展，由阴脉变为阳脉就是好的现象，疾病即将痊愈要好了。

厥阴病，欲解时，从丑至卯上。（328）

【提问】如何理解厥阴"欲解时"？

【回答】这一条讲的是厥阴病欲解的时间，需要在凌晨 1 点至 7 点补厥阴（补肝阴）。除了用药以外，针灸方面可于足厥阴肝经、手厥阴心包经上选穴进行针刺（补法）、艾灸，患者会加速痊愈。这主要是借助天时的有利条件，再适当针药并用，病情就能更快好转。这也体现了从厥阴角度截断的治未病法则。

厥阴病，渴欲饮水者，少少与之，愈。（329）

【提问】厥阴病本就可以出现消渴，为何这里出现口渴却是疾病向愈的表现？

【回答】厥阴病本身会见到消渴，但此条描述的情况是已经过了消渴阶段。出现口渴想要喝水，这是阳气来复的表现，此时稍喝点水会更好。所以，判断阳气是否来复，就可将其作为判断标准。给患者喝一点水，看他的口渴症状有无缓解。如果喝了水就不口渴，说明阳气来复，疾病就在向好的方向发展。而如果是阳气未能来复，一种情况是阳气不足，临床中可用乌梅丸（重用干姜、细辛、附片），补阳使津液能蒸腾气化，故能缓解口渴；另一种情况是三焦不通，可以用开通少阳三焦的方法使水液蒸腾气化而口渴自解。

诸四逆厥者，不可下之，虚家亦然。（330）

【提问】厥证是否可用下法？

【回答】凡属虚寒厥逆证，一般不考虑使用下法治疗，身体虚弱者更是如此。而此条医家会想到用下法，肯定是看到了一些如大便不通的标象，但我们必须注意患者的情况属于三阴病，不能想当然使用下法。假如患者有大量虚汗伴见脉微细，但同时还有发热便秘的阳明病表现，如妄用下法，就会出现之前所说的厥阴死证，预示着疾病会向更坏的方向发展。

伤寒先厥，后发热而利者，必自止。见厥复利。（331）

【提问】为何能够从发热与否判断是否会出现下利？

【回答】这一条论述厥热与下利的关系。"伤寒"先出现手足厥冷的时候有下利，现在发热是因阳气恢复，这时候阴寒退却，下利必然"自止"。"厥"和"利"代表寒，"发热"代表阳热，有了厥利就没有发热，有了发热就没有厥利。关于"见厥复利"，厥和利时常相继出现。我们把厥、发热、又厥、又下利的过程叫作厥热胜复，这体现了阴阳消长、阴阳进退的规律。从另外一个角度来看，这类疾病就是一场拉锯战，往往要看是先发热后发冷还是先发冷后发热。若是先发冷再腹泻，倘若阳气能够逐渐恢复就会出现发热，倘若发热之后阳气消耗太过就会再次出现腹泻。所以冷和利是几乎同时出现的，这就是阴阳消长形成的拉锯战。如果本来是阴寒内盛，疾病不会很快好转，所以要用大剂量的附子，主要是因为阴寒内盛后逼迫阳气外浮，此时用附子不是为了收敛外越的阳气，而是为了消除里面的阴寒，附片杀阴气，即《黄帝内经》所谓的"益火之源，以消阴翳"，这样阳气才能恢复。

伤寒始发热，六日，厥反九日而利。凡厥利者，当不能食，今反能食者，恐为除中，食以索饼，不发热者，知胃气尚在，必愈，恐暴热来出而复去也。后三日脉之，其热续在者，期之旦日夜半愈。所以然者，本发热六日，厥反九日，复发热三日，并前六日，亦为九日，与厥相应，故期之旦日夜半愈。后三日脉之而脉数，其热不罢者，此为热气有余，必发痈脓也。（332）

【提问】一般来说，发热应该提示阳气来复，为何此条文中吃了烂面条后不发热反而是好事？

【回答】这一条主要在讲通过胃气的有无来鉴别诊断戴阳证与热厥。热厥是真热，而戴阳证是假热。如果是假热，土虚不能伏火，吃了烂面条后马上就会发热，发热的形式为暴热（阳气暴出），也就是说吃烂面条是在加速阳气的外脱，预示着病势非常危急；但如果吃了烂面条后胃气尚存，阳气就不会外脱（土伏火），热势会一点一点地恢复。这就是热厥，而热厥是可以用下法的。

本段其实就是在讲通过进食后的表现来判断病势。吃了烂面条立刻出现暴热，此时就得谨慎。此处的暴热与之前少阴病篇讲的通脉四逆汤加猪胆汁情况相近，"服汤脉暴出者死，微续者生"。此条的发痈脓与其后所讲到的喉痹与便脓血一样，都是阳复太过所导致。而我们在临床也经常遇到此类患者，用药一段时间后，突然发现身上起红疹等，那么这是一种好的现象还是坏的现象呢？其实，这都是疾病缓解过程中的排病现象，只要是总体可控，都会预后较好。如果出现不可控制的情况，那就不是好事。

伤寒脉迟，六七日，而反与黄芩汤彻其热。脉迟为寒，今与黄芩汤，复除其热，腹中应冷，当不能食；今反能食，此名除中，必死。（333）

【提问】如何理解"除中"？

【回答】从条文隐藏的意思来看，患者伤寒六七日应该是能够看到热象的，而脉迟与热象不符，说明此热象可能是真寒假热。如果黄芩汤伤及胃阳就会表现为除中，本来胃阳受损，当不能食，但临床还能见到突然食欲增加的异常现象，这是阳气欲脱的先兆。当下最关键的治疗就是守住胃气，有一分胃气就有一分生机。在守住胃气的基础上，再去调元阴元阳，用药就不会出错。

伤寒先厥后发热，下利必自止，而反汗出，咽中痛者，其喉为痹。发热无汗而利必自止，若不止，必便脓血。便脓血者，其喉不痹。（334）

【提问】出现喉痹、便脓血是因阳复太过吗？还是其他因素？

【回答】下利止说明阳气恢复，但阳气恢复太过，又会出现咽中痛与便脓血等表现。这种阳气恢复可能来源于机体的自发性调节，也可能是药物干预的结果。咽中痛与便脓血可以看作是热势的两种走向，热往上走表现为喉痹，热往下发展表现为便脓血，但两者同时出现的可能性不大，所以"便脓血者，其喉不痹"。咽部也可以看作是少阳经所过，之前就曾经讲到，厥阴与少阳互为表里，少阳胆经容易郁火，而厥阴又主入血分，有瘀血排出也不一定是坏事，可能就是一种排病反应罢了。一般情况下排邪是好事情，但过度排邪，如果阳气不脱还好，倘若阳气随着排邪同时而脱，将会使病情更加凶险，所以在排邪的时候要把阳气顾护住，而让邪往外排。《伤寒论》中也讲到顾护阳气的办法，一是可以用通脉四逆汤（土伏火），还有就是运用灸法。而这一条仅描述了排邪，并未提及排邪过程中可能会出现的变证，无论热是往上行还是往下行，中医都认为是虚火，可以在滋阴清火的基础上适当加入砂仁、黄柏等退虚火的药物来治疗。

伤寒一二日，至四五日而厥者，必发热，前热者，后必厥。厥深者，热亦深；厥微者，热亦微。厥应下之，而反发汗者，必口伤烂赤。（335）

【提问】第330条警示厥证是不能用清法、下法的，而这里又说"厥应下之"，为何？

【回答】此处的厥是指热厥，且这里的热是真热。这里的热可能是来自阳明经，也可能是来自其他阳经。也就是说，三阴与三阳合病，比如太阴少阴合病基础上并发了阳明的热，就可以用调胃承气汤清阳明的热，同时用附子理中汤治疗太少合病。厥阴病的热厥是可以用大承气汤的，举例来说，一个90岁左右的患者，突然出现了便秘发热，此时若单纯用大承气汤可能导致患者腹泻或诱发其他并发症。因为高龄患者往往有少阴及厥阴的基础疾病，所以用大承气汤通便的同时，一定要固护少阴的阳气，保住太阴的脾胃之气，才可以避免出现厥阴病的厥多热少的危重局面。总之，厥阴病中的热厥是可以用下法的，但必须掌握时机（温病学家提倡下不厌早），兼顾三阴的本虚证，不然就会出现危及生命的变证。

厥深者意味着阳气严重不足，所以机体调动体内阳气，阳复太过则会出现显著的热象。一般来说厥深热亦深，说明胃气尚存，机体尚能自动调节机体的阴阳平衡。在临床中我们只要注重处处顾护阳气，保护胃气，就能在热深厥深的拉锯战中治愈疾病。

"反发汗者，必口伤烂赤"是说不论是寒厥还是热厥都是禁用汗法的。如果是寒厥及真寒假热，阳气本身就有往外脱的趋势，再用麻黄"拔肾根"，就会加速阳气外脱；若是热厥，厥阴的热一般是在中下焦，一般用引热下行的办法治疗，若逆病势而强用汗法，就会使得邪热上行，出现口舌生疮、红肿糜烂的症状。总之，疾病治疗的过程中要灵活掌握因势利导的原则。

伤寒病，厥五日，热亦五日，设六日当复厥，不厥者，自愈。厥终不过五日，以热五日，故知自愈。（336）

【提问】如何通过厥热胜复的时间判断厥阴病的预后？

【回答】此条是通过厥热胜复的时间来判断寒热之间拉锯战的预后。文中提到"厥五日，热亦五日而自愈者"，这部分人胃气较强。人体本身就有一定的自愈调节能力，关键要看胃气盛衰。大多数时候方药就是在顺其势而为，扶其正、消其邪，同时要搞清楚邪正之间的主次关系，不要起到帮倒忙的作用。

凡厥者，阴阳气不相顺接，便为厥。厥者，手足逆冷是也。（337）

【提问】如何理解本条文中所说的"厥"？

【回答】厥阴病会出现手足厥冷，但手足厥冷不一定就是厥阴病。此条在为后面的条文做铺垫，后面条文中有很多方子都不是治厥阴病的方子，所以这里的"厥"是广义的厥，既包括厥阴病也包括手足厥冷这一症状。引起手足厥冷最常见的原因是阴阳之气不相顺接。比如小孩子见到手发冷，多半是中焦有湿热阻滞，阳气不能达表，我们常用的就是温病学理论的套路，即调理中焦气机；如果是阳气不足造成的四肢厥冷就可用附子理中汤等直接扶助阳气，阳气充足身体也就不冷了。

伤寒，脉微而厥，至七八日肤冷，其人躁无暂安时，此为脏厥，非蛔厥也。蛔厥者其人当吐蛔。令病者静，而复时烦，此为脏寒。蛔上入膈，故烦，须臾复止，得食而呕，又烦者，蛔闻食臭出，其人当自吐蛔。蛔厥者，乌梅丸主之。又主久利方。（338）

乌梅丸方：

乌梅三百枚　细辛六两　干姜十两　黄连十六两　当归四两　附子六两（炮，去皮）蜀椒四两（出汗）桂枝六两（去皮）　人参六两　黄柏六两

上十味，异捣筛，合治之。以苦酒渍乌梅一宿，去核，蒸之五斗米下，饭熟捣成泥，和药令相得，内白中，与蜜杵二千下，丸如梧桐子大。先食饮服十丸，日三服。稍加至二十丸，禁生冷、滑物、臭食等。

【提问】什么是脏厥？什么是蛔厥？乌梅丸的临床应用范围可拓展至哪些临床领域？

【回答】这里的脏厥指的是厥阴病的寒厥，表现为四肢逆冷。脏厥病情比较重，可危及生命，要用四逆汤类的方子才能挽救回来。这里的蛔厥指的是蛔虫在人体扰乱气机，表现为时而烦躁，时而吐蛔。古代用乌梅丸主治这种病证，但现在由于公共卫生条件的改善，蛔厥已经非常少见了。乌梅丸治疗蛔厥的机理是通过调整体内寒热的平衡来调节微生物在肠道的正常分布，使其形成相互牵制状态，共同维持肠道功能正常的微生态环境。肠道微生态就代表了人体免疫力，当出现一些破坏菌群分布的因素时（如滥用抗生素），人体

的免疫力就会受到影响，继而产生一系列与免疫相关的复杂疾病。近代研究肠道菌群的分布与大脑的功能活动密切相关，也就是所谓的脑肠循环。所以当肠道菌群发生紊乱时就会引起大脑功能紊乱，继而出现失眠等一系列症状，乌梅丸可以把肠道菌群的无序状态转为有序，不但可以解决一些免疫相关性疾病，同时还能通过脑肠循环的反馈作用治疗一些疑难的神经及精神类疾病。

乌梅丸当中的寒温并用体现了治疗厥阴病的和法原则，桂枝汤体现的是治太阳病的和法，小柴胡汤体现的是治少阳病的和法，半夏泻心汤体现的是治太阴阳明合病的和法。这些体现和法的方剂常可合方使用，解决临床中的一些疑难杂症。

伤寒热少微厥，指头寒，嘿嘿不欲食，烦躁，数日小便利，色白者，此热除也。欲得食，其病为愈。若厥而呕，胸胁烦满者，其后必便血。（339）

【提问】六经辨证中的厥阴病与卫气营血辨证中的血分病有何关系？

【回答】"指头寒"说明厥不是很重，所以热也比较轻。"嘿嘿不欲饮食，烦躁"等提示出现了少阳经的症状，可以用小柴胡汤治疗。过了几日后，小便自利且色白，说明热已经慢慢退了，也就是说这种热、厥不甚的患者可以不服药，疾病慢慢就会自愈。厥阴篇所载的调气机是非常重要的，所以针对一些危重患者可以适当加入四逆散调理气机。而如果不能向愈就会出现呕吐、胸胁烦满，如果阳复太过就会出现便血，这是可以用白头翁汤来治疗的，可参照第334条。

本条是在讲厥阴便血，这里的便血是出现在"厥而呕，胸胁烦满"之后，排除了少阴便血的可能。厥阴便血在临床上还是比较多见的，常见于溃疡性结肠炎以及肠道肿瘤出血等。从卫气营血辨证与六经辨证来看，厥阴病在很多时候是有血分病症状的，特别是厥阴病到了后期多会进入血分。譬如说，针对妇科的崩漏或者闭经等问题，都可以从厥阴入手治疗。这也是临床在辨证时采用六经辨证的优势所在，知道了这一步的治疗，随之下一步的治疗方案已基本明确。所以，条文提及的"必便血"就是说明疾病是在往厥阴后期发展，究其原因多是由于体内阳复太过或误治使病情加重而出现便血。

病者手足厥冷，言我不结胸，小腹满，按之痛者，此冷结在膀胱关元也。（340）

【提问】如何理解"冷结在膀胱关元"？

【回答】"言我不结胸"就是说医生见到手足厥冷应当问心下痛不痛，按照结胸的一些表现去问，患者可能"言我不结胸"或"小腹满，按之痛"，也没有蓄水或蓄血这样的情况。这就是寒邪凝结在膀胱和关元了，也就是说厥阴经络以及厥阴脏腑都有寒邪凝聚，临床上见到的妇女"宫寒"通常都是由这种原因所引起。所以如果患者手足厥冷又伴有小腹冷痛，提示我们可以从厥阴去辨治，治疗当选用后文中的当归四逆汤或者当归四逆加吴茱萸生姜汤。其中脉细欲绝可用当归四逆汤，小腹冷寒可以加吴茱萸、生姜。

伤寒发热四日，厥反三日，复热四日，厥少热多者，其病当愈。四日至七日，热不除者，其后必便脓血。（341）

伤寒厥四日，热反三日，复厥五日，其病为进，寒多热少，阳气退，故为进也。（342）

【提问】如何通过厥与热的多少来判断厥阴病的预后？

【回答】第341条为厥阴病阳复而病愈及阳复太过而不

愈的变证，阳复太过就会出现病态。阳复是否太过要看厥热的胜复和日数来计算。伤寒发热四日，厥反三日，说明阳复没有太过，疾病在阳气的恢复过程中自愈。如果四天到七天热不除者，就是阳复太过，病邪就会入血分而出现便脓血。

第342条"伤寒厥四日，热反三日，复厥五日"反映了寒多热少的情况，提示我们治疗疾病时始终要关注正邪的强弱。如果正气多邪气少，疾病就是易于向愈的。厥阴病本就是阴盛为主，所以针对阴阳平衡而言，我们希望阳气能够多一些，这才是一种好的现象。所以，厥阴病是十分看重阳气的，而对于伤阴的问题，多在《伤寒论》阳明病篇中进行探讨，而阳明伤阴后的病证在温病学中讨论更多。

通过厥热往复的过程可以看出厥阴病的进退之机。发热的时间长，厥冷的时间短，厥少热多者其病当愈，也就是阳进阴退之意。热太过也有不利之处，如四日到七日，热始终不退去而渐入血分，所以会出现便脓血，这就提示我们要根据疾病的寒热多少调整处方的寒温比例，做到因势利导而不添乱。

伤寒六七日，脉微，手足厥冷，烦躁，灸厥阴，厥不还者，死。（343）

【提问】如何看待厥阴病出现的死证？厥阴死证是否真的没有救治的可能性？

【回答】本条开始讲厥阴死证，厥阴死证比少阴死证更危重，学习厥阴死证对于以后我们在病房认识和处理重症有极大好处。厥阴经主心包络，所以当寒邪蒙闭心包时就会出现烦躁，当心阳被寒邪阻遏时就会出现手足厥冷而体温反而增高，这就是我们常说的阳闭证，这时候可以用灸关元穴激发体内阳气。如果手足厥冷及烦躁的症状能有所改善，说明阳气逐渐挣脱寒邪的束缚，病情可逐渐缓解。现代医学有很多抢救措施，如呼吸机、起搏器等。所以当我们面临这种厥阴病的危重症时，也不至于完全束手无策。

伤寒发热，下利，厥逆，躁不得卧者，死。（344）

【提问】如何理解"躁不得卧"的死证？

【回答】患者先有发热、下利，再出现厥逆，由于阳气浮越在外即将出现阳脱，所以出现了烦躁不得卧的症状。如果是临床上见到此类患者，此时不能用镇静的方法治疗，否则就会使患者出现呼吸衰竭而死亡。针对这类患者，我们常常采用中西医结合的方法抢救。中医主要以扶阳为主（比如静滴参附注射液），也可以适当使用第340条灸关元的方法。

伤寒发热，下利至甚，厥不止者，死。（345）

【提问】如何理解"厥不止"的死证？

【回答】厥不止就是下利不止，针对上一条而言，也是阳脱的表现，这应该是病情更为严重了。当疾病走到这一步时，挽回的余地就很小了。所以在早期的时候，可以用附子理中汤等防止阳脱，再用安宫牛黄丸等防止内闭，进而防止以内闭外脱为主的厥阴死证的出现。

伤寒六七日不利，便发热而利，其人汗出不止者，死。有阴无阳故也。（346）

【提问】如何理解"汗出不止"的死证？

【回答】综合以上数条死证，厥阴病常从躁、脉、汗、利四个角度来判断疾病的预后。患者发病六、七日原本无厥阴病表现，突然出现发热、下利，且大汗出不止，这也是阳脱的表现，提示病情严重难治，恐为亡阳死证，反推此处脉象为无根洪大脉。

伤寒五六日，不结胸，腹濡，脉虚，复厥者，不可下，

此为亡血，下之死。（347）

【提问】第335条讲"厥应下之"，此条讲"不可下"，应如何理解？

【回答】"不结胸"可用来鉴别结胸证导致的四肢逆冷与亡血导致的四肢厥冷。因失血导致四肢厥逆的患者，津液亡失，属于寒厥，不可以使用下法；但是对于热厥（第335条），比如临床常见的一些感染性休克患者，可以遵循"厥应下之"的治疗原则，在扶阳的基础上适当给予下法是能够缓解病情的。

发热而厥，七日，下利者，为难治。（348）

【提问】发热四肢厥逆日久出现下利为什么意味着难治？

【回答】发热而厥七日后出现下利，代表阴进阳退的状态。在热厥阶段应当使用下法，过了这个阶段再单纯用下法就不妥了，所以为难治。临床实践告诉我们在扶阳的基础上适当给予下法也是能够缓解病情的。

伤寒脉促，手足厥逆，可灸之。（349）

【提问】手足厥逆患者为何会出现脉促？

【回答】手足厥逆提示为阳虚，阳虚者本当脉缓，但是阳气欲脱者会出现脉促，因此这里的脉促是阳气欲脱的表现，当为寒厥。所以可以使用灸法灸神阙穴、关元穴等来回阳救脱。

伤寒脉滑而厥者，里有热也，白虎汤主之。（350）

【提问】手足厥逆者为什么会出现脉滑？

【回答】厥阴病手足逆冷同时出现脉滑，提示为热厥。热厥是厥阴和阳明合病，临床常可表现为手足冷而体温增高，或伴见血压降低。这种情况早期可适当使用清法和下法治疗，条文中的白虎汤亦可用之。但当血压进一步下降时，提示厥多热少，就不能单用下法和清法了。

手足厥寒，脉细欲绝者，当归四逆汤主之。（351）

当归四逆汤方：

当归三两　桂枝三两（去皮）　芍药三两　细辛三两　甘草二两（炙）　通草二两　大枣二十五枚（擘）（一法十二枚）

右七味，以水八升，煮取三升，去滓，温服一升，日三服。

若其人内有久寒者，宜当归四逆加吴茱萸生姜汤主之。（352）

当归四逆加吴茱萸生姜汤方：

当归三两　芍药三两　甘草二两（炙）　通草二两　桂枝三两（去皮）　细辛三两　生姜半斤（切）　吴茱萸二升　大枣二十五枚（擘）

上九味，以水六升，清酒六升和，煮取五升，去滓，温分五服。

【提问】如何理解厥阴经证和脏证？当如何治疗？

【回答】当归四逆汤与乌梅丸是厥阴病的主要用方，厥阴病的特点是：四肢逆冷、寒热错杂、厥热胜复、多入血分而易出现瘀血。从温病学理论来看，厥阴属于卫气营血的最后一阶段。当归四逆汤主治血虚，寒凝入厥阴经脉与肝经相关。肝为刚脏，不能使用四逆汤这种阳刚亢烈的方剂，应该使用柔润之法。因为附片可以激发肾中的阳气，所以凡是治疗肾经循行线上的寒邪都可以使用附片辛温通阳，而治疗肝经循行路线上的寒邪则要使用当归等柔润通络之法。在临床上温阳主要可以采取两种方式：一是从先天肾论治，采用附片；二是从后天脾胃论治，采用干姜。因此，再用当归四逆汤治疗血虚寒凝经脉的时候，可适当加入黄芪、附片等兼顾脾、肾之药，往往会收到更好的疗效。如果使用当归四逆汤后厥冷还没有缓解，那么可以加用吴茱萸、生姜等温肝经的药物，使阻滞于肝经的陈寒得以消除，也体现了厥阴经脏同治的思路。吴茱萸可治疗厥阴经疾病，是打通陈寒的重要药物。当归四逆汤是由桂枝汤化裁而来，从其中的药物组成来看，属于六经辨证中三阴同治的范畴。

大汗出，热不去，内拘急，四肢疼，又下利厥逆而恶寒者，四逆汤主之。（353）

大汗，若大下利而厥冷者，四逆汤主之。（354）

【提问】厥阴寒厥为什么可以用四逆汤治疗？

【回答】第353条讲的是厥阴寒厥使用温里之法进行治疗。在厥阴病中腹泻多属于寒厥，但是热结旁流是热厥的表现，临床上应该注意鉴别。热厥应使用下法治疗，条文中大汗出、热不去是虚阳外脱的表现，不是里热至极的现象；内拘急、四肢疼是寒凝经脉的表现；下利厥逆而恶寒是寒邪盛、阳气严重不足的表现。第354条下利及厥冷症状更重，仍属厥阴病寒厥。大下利而厥冷意味着阳气衰竭比上文更严重，四逆汤的用量应更大。四逆汤虽是少阴寒化证的主方，但六经中三阴经的阳虚是递进和叠加的，其本质都是脾肾阳虚，所以四逆汤是可以治疗太阴、少阴、厥阴的阳虚。

病人手足厥冷，脉乍紧者，邪结在胸中。心下满而烦，饥不能食者，病在胸中，当须吐之，宜瓜蒂散。（355）

瓜蒂散方：

瓜蒂　赤小豆

上二味，各等分，异捣筛，合内臼中，更治之。别以香豉一合，用热汤七合，煮作稀糜，去滓取汁，和散一钱匕，温顿服之。不吐者，少少加。得快吐乃止。诸亡血虚家，不可与瓜蒂散。

【提问】邪结在胸的厥冷与厥阴病厥冷有何不同？临床中如何治疗？

【回答】瓜蒂散是由于有形之邪结于胸中导致阴阳气不相顺接，胸中烦闷，饥不能食，手足逆冷，脉乍紧。通过涌吐法开通胸中凝结的气机，吐出有形实邪，那么四肢逆冷就好转了。本条当属"痰厥"范畴，也可用于与厥阴病手足逆冷的鉴别。

伤寒厥而心下悸者，宜先治水，当服茯苓甘草汤，却治其厥；不尔，水渍入胃，必作利也。（356）

茯苓甘草汤方：

茯苓二两　甘草一两（炙）　生姜三两（切）　桂枝二两（去皮）

上四味，以水四升，煮取二升，去滓，分温三服。

【提问】治疗水气阻于中焦的厥逆应该用什么方法？

【回答】这个条文讲的是水厥病与厥阴病的鉴别，茯苓甘草汤本是太阳病方。此处的厥是水饮在胃，水气凌心导致心悸以及四肢逆冷等相关症状。治疗厥阴寒厥证当用四逆汤，但在这里是由于水饮阻于中焦，阴阳气机不相顺接而出现四肢厥冷，因此要先温化水饮，水饮一除则气机得通，如果加用四逆散那么疗效可能会更好。若没有先治水，那么水气就会逐渐入胃，继而下行出现下利等相关症状，水厥症状也会随之而缓解。

伤寒六七日，大下后，寸脉沉而迟，手足厥逆，下部脉不至，咽喉不利，唾脓血，泄利不止者，为难治。麻黄升麻汤主之。（357）

麻黄升麻汤方：

麻黄二两半（去节）　升麻一两一分　当归一两一分知母十八铢　黄芩十八铢　葳蕤十八铢（一作菖蒲）　芍药六铢　天门冬六铢（去心）　桂枝六铢（去皮）　茯苓六铢甘草六铢（炙）　石膏六铢（碎，绵裹）　白术六铢　干姜六铢

上十四味，以水一斗，先煮麻黄一两沸，去上沫，内诸药，煮取三升，去滓，分温三服，相去如炊三斗米顷，令尽，汗出愈。

（桂林古本：人参附子汤主之；不差，复以人参干姜汤与之）

【提问】从麻黄升麻汤的组成来看，这个方子有何功效？

【回答】从麻黄升麻汤的方剂组成来看，该方六经兼顾，从阴经到阳经层层托邪、透邪，是治疗伏邪的有效方剂。麻黄、桂枝属太阳用药，石膏属阳明用药，黄芩、芍药属少阳用药，白术、天冬、茯苓属太阴用药，葳蕤属少阴用药，升麻、当归属厥阴用药。六经用药悉具，可治疗多种疑难杂症。寸脉沉而迟表示伏邪在太阴肺，下部脉不至是脾阳、肾阳不足，脾肾阳虚则下利，这时用清热之法就会下利更甚，若用温脾阳之法则上焦伏邪更甚。本来厥证的特点为阴阳气不相顺接，按照卫气营血理论，病入厥阴容易伤及血分，厥阴伏邪上逆侵犯上焦就会唾脓血，厥阴阳气下脱则下利不止，因此需要麻黄升麻汤兼顾上热下寒兼有伏邪的复杂病

机，从六经分经论治，托邪外出，使病痊愈。

伤寒四五日，腹中痛，若转气下趋少腹者，此欲自利也。（358）

【提问】该条文应如何理解？

【回答】腹中痛可能是太阴寒邪，转气下趋少腹说明病情进展到厥阴，欲自利是指下一步将呈现厥阴病的一系列症状。事实上不只有自利，还应有手足厥冷等一系列症状，应属厥阴病中的寒厥，而且寒性下利的特征就是少腹转气。此条也可理解为太阴厥阴同病，也进一步说明了三阴中的递进和叠加关系。

伤寒本自寒下，医复吐下之，寒格，更逆吐下（桂林古本：麻黄升麻汤主之）；若食入口即吐，干姜黄连黄芩人参汤主之。（359）

干姜黄连黄芩人参汤方：

干姜　黄芩　黄连　人参　各三两

上四味，以水六升，煮取二升，去滓，分温再服。

【提问】本证为何出现寒格，应如何处理？

【回答】呕吐有两种情况，一种因寒邪而致的呕吐，这种呕吐常常因误治而来。本为"寒下"是指因寒而下利，医生辨证失误反用寒药，结果患者脾胃阳气更虚，出现吐逆，这就是"寒格"。因此在面对腹泻的患者时要先分析寒热，调整用方和药量，寒证用理中汤、四逆汤类，在治疗中要处处顾护胃气，避免用药失误而出现"寒格"。桂林古本中用麻黄升麻汤来治疗，临床上可以去进一步验证。另一种因热邪而致的呕吐表现为食入即吐，选用干姜黄连黄芩人参汤清胃热的同时顾护脾阳，也可以起到防止"寒格"的出现，临床上可作为治疗尿毒症关格的常用方。

下利，有微热而渴，脉弱者，令自愈。（360）

下利，脉数，有微热汗出，令自愈。设复紧，为未解。
（361）

【提问】在临床上如何通过脉象来判断厥阴病的转归？

【回答】从360条到369条都是在说明如何通过脉象判断厥阴病病情的轻重与转归，厥阴下利及脉弱都应该是阴证的表现。"微热而渴"是阴证中见阳证的表现；"脉数"在条文中意指微快，也是阴证中见阳脉的表现。以上两种情况都预示着厥阴病阳气来复，有自愈的倾向。

下利，手足厥冷无脉者，灸之不温，若脉不还，反微喘者，死。少阴负趺阳，为顺也。（362）

【提问】如何理解灸之"脉不还"的死证？趺阳脉在治疗厥逆中的意义是什么？在此基础上我们可以通过什么方法来回阳救逆？

【回答】综合以上数条死证，厥阴病常从躁、脉、汗、利四个角度来判断疾病的预后。结合第343条"厥不还"，本条中描述"下利，手足厥冷无脉者，灸之不温，若脉不还，反微喘者，死"，当属厥阴危重症。

趺阳脉主胃气，只要胃气尚存，就还有一线生机。因为三阴疾病的传变是叠加递进的，厥阴被伤则少阴肯定已经受损了。但只要趺阳脉还在，脾胃阳气尚存，就可以进行治疗。可以通过补脾胃来救少阴、厥阴危重症，这不失为一种非常有效的方法。

下利，寸脉反浮数，尺中自涩者，必清脓血（柏叶阿胶汤主之）。（363）

【提问】为什么这里会出现下利脓血的表现？临床上如何治疗？

【回答】"寸脉浮数"是阳热有余的表现，"尺中自涩"表示阴虚。厥阴阳热上行则出现咽喉充血，阳热下扰阴络则出现便血。对于本来就阴虚的患者，则更容易出现便血的症状。桂林古本中用柏叶阿胶汤来治疗厥阴便血，从病机来看，上面唾血与下面便血是厥阴热邪伤及阴络所致。侧柏叶凉血止血，阿胶滋阴清少阴之热。此病寒热错杂，治疗时宜顾护三阴之阳，因此加入干姜、人参顾护脾胃阳气。上部唾血与下部便血用人参附子汤，单纯下部便血用柏叶阿胶汤。

下利清谷，不可攻表，汗出，必胀满。（364）

【提问】为什么下利清谷不能攻表？下利清谷又该用何法治疗呢？

【回答】里虚寒证的患者，本已阳气虚，如果用汗法则更伤脾阳，腹部更容易胀满。现代医学研究麻黄汤中的麻黄有抑制胃肠蠕动的作用，若本身脾阳虚者，服用含麻黄的解表剂，胃肠蠕动就会进一步减弱，更容易出现腹胀。里阳虚兼表证，应该用理中人参桂枝汤。

下利，脉沉弦者，下重也；脉大者，为未止；脉微弱数者，为欲自止，虽发热，不死。（365）

【提问】这个条文对我们有什么临床意义？仲景是想告诉我们什么？

【回答】用药后，病情应该逐渐呈阶梯式的改变。这是正常好转的表现，而不应是骤变。脉沉弦表示邪热伏于体内，邪热欲出未出则表现为下重。脉大表示邪热已出，所以下利不止。脉微弱数是阴证见阳脉，此处的"虽发热"是微热的意思，不是指高热，预示着阳气渐复，病情向愈。这个条文告诉我们如何通过脉象来判断邪气的盛衰、病情的走向。在厥阴病篇第343条中我们已经讲过可以通过厥阴的躁、脉、汗、利四个线索来判断病情的预后。

下利，脉沉而迟，其人面少赤，身有微热，下利清谷者，必郁冒，汗出而解，病人必微厥，所以然者，其面戴阳，下虚故也。（366）

【提问】文中的"戴阳"是阴盛格阳的表现吗？我们该如何理解这个条文？

【回答】条文中的戴阳不是阴盛格阳的表现，而是阳虚之象。患者不是面红如妆，而是面色微红，同时有微热的感觉。因为头为诸阳之汇，阳气来复首先就在头面表现出来。人体的阳气一般来说储存在人体下部，阳气不足就会出现下利清谷，同时上部出现微热就是文中所说的郁冒，提示外感不是太重，临床表现只是一种轻微的排病反应而已，预示疾病可以从表而解。在临床上面对这种情况时，我们要顺势而为，因势利导，在病邪较强的时候可以用和法，与病邪周旋，扶助正气与邪气温和对抗，治疗选用小柴胡汤；在病邪较弱的时候可以采取主动进攻，速战速决，选用麻黄附子细辛汤等，鼓舞正气，祛邪外出。条文中由于病邪自内向外，就应该先温其里，再攻其表。

"郁冒"是头晕目眩的意思。正气抗邪于外，邪正相争就会发生郁冒，这是一种可控的排病反应。至于阴盛格阳的戴阳证，是因为阳气要往上脱，所以出现面红如妆，还可同时出现"喘冒"。

在这里总结一下厥阴篇里面关于出汗的四大原因：①有阴无阳，提示亡阳而汗出（伤寒六七日，不利，便发热而利，其人汗出不止者死）。②阳虚不能固表出汗（大汗，又大下利而厥冷者，四逆汤主之）。③阳气自愈的汗出（下利脉数，又微热汗出，今自愈，设复紧，为未解）。④阳气虚，抗邪不利的反映（即本条文的描述，寒厥要自愈，必须要通过阳气来驱逐寒邪于体外，但是此人阳气不足，需要恢复阳气再驱寒）。在临床上尤其要分辨清楚各种出汗的原因，辨识出危急重症。

下利，脉数而渴者，令自愈，设不差，必清脓血，以有热故也。（367）

【提问】如何认识厥阴病后期出现便脓血的现象？

【回答】"下利"本属厥阴寒证，现患者"脉数而渴"是阳气来复的表现。厥阴病篇中已多处分析，阳气来复即是厥阴寒证即将自愈的表现，但也有一部分人不能自愈，反而是出现了"清脓血"的表现，此为阳气来复太过，化而成热，热沸血瘀，病邪逐渐进入血分（可结合334条、339条、363条、371条、372条来学习）。对于"清脓血"的表现我们也要加以判断，如果是可控的，可以将其看作是一个排病反应，脓血之后下利就停止，疾病就逐渐痊愈；若是情况不可控，则需要及时加以干预，避免病情进一步加重。

厥阴患者出现寒热转化是人体自救的一种正常表现，患者本人体质情况决定了是否会出现阳复太过并由寒转热。在现实生活中，阳虚体质的患者为数不少，在疾病的发生、发展过程中往往出现寒厥，所以在治疗中扶阳的思想要贯穿病程的始终。疾病向热证转化的特点是"热沸血瘀"，一旦有热邪就容易入血，形成血瘀，这就是伤寒学厥阴病与温病学血分病互相对应的由来。血必净作为临床上用于重症的辅助抗炎中成药，其主要成分为活血化瘀药（红花、赤芍、川芎、丹参、当归），没有任何清热解毒药。清热解毒的作用是通过抗生素来完成的，而血必净能够引导抗生素到达血分，同时又引导血分毒素通过气分、卫分外达，使病情逐渐减轻。用这种中西医结合的模式来理解"热沸血瘀",从临床效果上来讲是合理的。此外,在临床上有出血倾向的患者按理说就不该再用血必净了,因为容易诱导出血。在疾病进入气分与血分相交的阶段,应用血必净抗炎可以起到截断病程的作用。所以,在厥阴病篇中除了阴阳转化之外,气血转化也表现得很充分。

下利后,脉绝,手足厥冷,晬时脉还,手足温者生,脉不还者死。(368)

【提问】怎么理解条文中的"脉绝""晬时"?有何临床意义?

【回答】本条文是论述下利脉绝的预后。"绝"就是不能连续的意思,预示着阴阳之气不相顺接,预后不良。下利后阳气虚衰,阴阳之间不能相互延续,就表现为脉绝、四肢厥冷。

陶弘景说:"晬时,周时、周遍也。""晬时"就是气血走遍一身的时间,也就是十二时辰。所以如果这个脉绝是一时性的,那么24小时后脉象恢复,手足温暖,患者还有救;如果24小时后脉不还,手足不温,那么就是难治症,可试用第370条的通脉四逆汤来治疗;若脉仍不出,即为死证。

伤寒下利,日十余行,脉反实者死。(369)

【提问】怎么理解这里的"脉反实者"?

【回答】本条文告诉我们,脉象不只候正气,还候邪气,"脉反实"即是邪气盛的反应。在临床上发现脉盛,一定要结合患者整体情况来判断,不能觉得脉象有力就以为患者病情较好,这是临床的大忌,年轻医生尤其应该重视以脉象来判断病情的预后。

下利清谷,里寒外热,汗出而厥者,通脉四逆汤主之。

【提问】通脉四逆汤可以加人参吗？

【回答】条文中讲到"下利清谷，里寒外热，汗出而厥"，此属阳虚、阳气欲脱的寒厥重症，应该用通脉四逆汤进行治疗。通脉四逆汤名为通脉，是因为其主治症状有脉微欲绝。在桂林古本中，此方加入了人参，结合第317条通脉四逆汤加减法中也提到"利止脉不出者，去桔梗，加人参二两"，这里人参的作用类似简化版的生脉饮。附子、干姜、甘草是纯阳药物，组方上有阳无阴，在治疗上要兼顾阴阳协同，因此在脉不出的时候可以加入人参，起到回阳固脱的作用，这样临床效果会更好。

热利下重者，白头翁汤主之。（371）

白头翁二两　黄连　黄柏　秦皮各三两

上四味，以水七升，煮取二升，去滓，温服一升，不愈，更服一升。

【提问】白头翁汤是否为治热利专方？如何鉴别白头翁汤与乌梅丸？

【回答】白头翁汤是专治伤寒厥阴热利的方子，但不意味着它是通治六经热利之方。另外，温病学中治疗下利伤阴用的是一甲煎，此时要用生牡蛎敛阴，不能用白头翁汤。阴虚下利还可以加石斛、生山药，从而养胃阴，固下焦，亦不能用白头翁汤。

桂林古本中提到"其人虚极者，白头翁加阿胶甘草汤主之"，这里的"虚极者"是指下利便血很严重的患者，要在病邪进入下焦血分的时候加阿胶。根据阴阳互根互用的原则，阿胶也可以搭配附子及干姜，所以桂林古本中厥阴寒利便血可以用人参附子汤（附子、干姜、阿胶）、阿胶侧柏叶汤（干姜、阿胶），以及《金匮要略》中的黄土汤（附子、阿胶）。

　　张仲景认为临床上没有纯寒性便血，便血至少应当是寒热错杂，因此用药也提倡寒温并用。我们还可以用乌梅丸来治疗便血，加用阿胶效果更好。乌梅丸寒温共用，十分符合厥阴病寒热错杂的特点。《伤寒论》中的厥阴下利往往夹有湿热（里急是有热，后重是有湿），乌梅丸中用花椒来祛湿，所以它也可用于寒热错杂的湿热下利，但其中的干姜、附片应酌情减少。条文中白头翁汤治疗湿热阻滞下焦的热利，方中没有附子、干姜等温性药物，所以只适用于治疗单纯性的厥阴湿热下利。

　　下利，腹胀满，身体疼痛者，先温其里，乃攻其表，温里宜四逆汤；攻表宜桂枝汤。（372）

　　【提问】如何理解"先温其里，乃攻其表"？

　　【回答】本条文是在说患者厥阴下利又兼表证，结合第366条，对于素体阳虚患者兼有表证，而表证又不太重时，应以扶阳为主，兼顾其表。所以条文中提出要"先温其里"，用四逆汤温里扶阳，等里气回复，清便自调。待抗邪能力增强后，再用桂枝汤治其表。这是治疗表里同病兼见里气虚的原则。如果先攻表，误发虚人之汗，可能会造成亡阳虚脱的厥阴死证。所以在临床治疗之前我们要先判断病势，再开展治疗。

　　下利，欲饮水者，以有热故也，白头翁汤主之。（373）

　　【解析】关于白头翁汤的解读，见第371条。

　　下利，谵语者，有燥屎也，宜小承气汤。（374）

　　下利后，更烦，按之心下濡者，为虚烦也，宜栀子豉汤。（375）

【提问】怎么理解这个条文？

【回答】这个条文是在讲阳明下利与厥阴下利的鉴别。在早期厥阴热证下利不严重的时候，邪气可能聚集在肠道，可以使用阳明泄热通腑的方法来排邪，从而截断病程。这个治疗的窗口期比较短，临床上要注意把握。这时候厥阴病症状还不很明显，而谵语和燥屎的阳明病症状十分显著，所以通过通泻大便解阳明之燥而使病情缓解。在厥阴下利十分严重的时候，也可以使用通腑泻下的方法，这时候辅以温下焦之阳，也能起到救急而不伤正的作用。

375 条讲的是用了小承气汤后，可能因苦寒伤及脾胃出现腹胀。这时候腹部虽胀，但是按压柔软，属于虚性腹胀。一般说来，用了大黄等苦寒药后可能会出现胃肠蠕动变慢，这时候改用栀子豉汤、栀子干姜汤等方子来调理胃肠的功能，可起到善后的作用。

呕家，有痈脓者，不可治呕，脓尽自愈。（376）

【提问】如何理解"有痈脓者，不可治呕"？

【回答】这条还是在讲厥阴病的排病反应，自内而外进行排邪（结合第 19 条学习）。患者自身正气充盛，通过呕吐排出脓液，脓液排净后病就好了。所以在六经辨证中要注意顺势而为，不能违背病势强行对症治疗，这样可能会起到相反作用。

呕而脉弱，小便复利，身有微热，见厥者，难治，四逆汤主之。（377）

【提问】为什么这里要用四逆汤？怎么理解这个条文？

【回答】此处的厥冷是比较严重的，但是没有前面条文里那种喘脱、大汗淋漓以及脉绝的临床表现。这里的厥冷一定是冷过肘膝，所以说难治，但并非是厥阴死证，因此选用四逆汤。《伤寒论》中治疗呕吐的几张方子中，吴茱萸汤以治呕为主，通脉四逆汤以治脉不出为主，四逆汤以治厥冷为主，所以这里选用四逆汤为宜。

干呕，吐涎沫，头痛者，吴茱萸汤主之。（378）

【提问】怎么理解吴茱萸汤的止呕作用？

【回答】吴茱萸汤是治疗厥阴脏证寒厥的方子。肝为风木之脏，只有厥阴肝经能上巅顶。吴茱萸汤首先出现在阳明病篇，但应该是厥阴病的主方。肝郁克脾就会出现呕吐，所以吴茱萸汤与阳明、厥阴都有关系。冲脉与肝脾相互关联，冲脉上逆则会导致肝脾气机上逆，就会出现条文中所说的"干呕""吐涎沫"等表现。所以，吴茱萸汤对治疗冲脉上逆的妇科病疗效较好。在临床上治疗妊娠呕吐，就可以通过调理冲脉来治疗，选方常用吴茱萸汤。

呕而发热者，小柴胡汤主之。（379）

【提问】小柴胡汤与吴茱萸汤的区别是什么？

【回答】小柴胡汤与吴茱萸汤最大的区别就是一个在阳经，一个在阴经。小柴胡汤治疗肝阳上亢，可以通过解决少阳胆经来疏通厥阴肝经；吴茱萸汤治疗肝阴以及肝血不足，直接解决厥阴肝经的问题。在治呕方面，小柴胡汤可以治疗热性呕吐、胆经呕吐、外感呕吐；吴茱萸汤治疗寒性呕吐、肝经呕吐、冲脉上逆之呕吐。

伤寒，大吐大下之，极虚，复极汗者，其人外气怫郁，复与之水，以发其汗，因得哕。所以然者，胃中寒冷故也。（380）

伤寒，哕而腹满，视其前后，知何部不利，利之即愈。（381）

【解析】《伤寒论》厥阴病篇共五十六条。厥者，极也，厥阴即是阴之极。患者阴寒极盛，因阴极生阳，故而厥阴寒极生热，阳热来复，因此有寒热错杂之证。如少阴病则只有寒极的格阳、戴阳，没有寒极生热。

厥阴病的寒热错杂证包括乌梅丸证、干姜黄芩黄连人参汤证、麻黄升麻汤证。乌梅丸具有酸收之性，能治蛔厥、气上撞心、心中疼热；干姜黄芩黄连人参汤具有苦降之性，是治呕吐最理想的方药；麻黄升麻汤可宣发郁遏的阳热，能治寸脉沉迟、下部脉不至的厥利，服用时要出汗，汗出则解。由于厥阴病寒热错杂，需要通过厥与热的权重判别阴阳消长的情况。

厥证也是厥阴病的内容。厥证依照八纲辨证的内容，可分为寒厥、热厥以及寒热错杂的厥证。寒厥包括阳虚厥和血虚厥，其中阳虚厥可用四逆辈治疗，如四逆汤、通脉四逆汤等；血虚厥用当归四逆汤治疗；热厥可用清法或下法治疗；寒热错杂的厥证，则多用乌梅丸或麻黄升麻汤治疗。

下利是厥阴病常见的表现，其中寒性下利多用四逆辈，热性下利则用白头翁汤，寒热错杂性质的下利则用麻黄升麻汤和乌梅丸治疗。除此以外，厥阴病还可表现为实性下利，症见下利、呕吐、谵语、腹满，多选用小承气汤治疗。

厥阴热证往往与阳明病相兼为病，治疗当下之。治疗厥阴病还可用厥阴逆治法截断病程，防止病情进一步发展。

【提问】如何理解厥阴致哕的病机及治疗？

【回答】哕有两种症状，一是干呕，二是呃逆。这里的哕更像是干呕。吐下之后再用热水发汗，本来热水可以起到温胃阳的作用，但是发汗后伤及胃阳，所以导致胃中虚冷，胃气上逆呃逆。六经病皆可致哕，第98条少阳病致哕，第209条、第231条阳明病致哕。本条与第226条的阳明病致

哕相类似，皆因寒邪伤及胃阳所致，处方上还是可以选用吴
茱萸汤治疗。后一个条文是在论述哕而腹满的辨证与治法，
从条文中可看出当属太阳病或阳明病致哕的范畴，前者可选
用五苓散，后者可选用承气汤类方，使二便通畅，气机通达
则哕可止。

辨霍乱吐利病脉证并治

问曰：病有霍乱者何？答曰：呕吐而利，此名霍乱。（382）

【提问】如何鉴别霍乱吐利与其他吐利？它的病机是怎样的？

【回答】宋本条文过于简单，不便于理解霍乱的病机，可结合桂林古本的原文来分析。

"师曰：霍乱属太阴，霍乱必吐利，吐利不必尽霍乱。霍乱者，有寒热杂合混乱于中也。热气上逆故吐，寒气下注故利，其有饮食不节，壅滞于中，上者，竟上则吐，下者，竟下则利，此名吐利，非霍乱也。"

【解析】根据以上条文，我们可以鉴别霍乱与其他吐利。其他吐利是中焦、上焦有热则呕吐，下焦寒气下注则下利，这与因寒热错杂于中焦所导致的霍乱吐利有着根本的不同。霍乱病位虽在太阴，但是病性也分寒热，寒热都在中焦。霍乱更像是现代医学中感染沙门氏菌导致的食物中毒，病机为外邪直中脾胃，导致脾胃升降功能受损，故见吐利。

问曰：病发热，头痛，身疼，恶寒，吐利者，此属何病？答曰：此名霍乱，自吐下，又利止，复更发热也。（383）

【提问】外感所致的吐利是否属于霍乱范畴？临床上如

何治疗？

【回答】此处部分条文有争议，我们需要结合桂林古本原文"故知非霍乱也。霍乱呕吐，下利，无寒热，脉濡弱者，理中汤主之"来解读。

发热、身疼、恶寒表示这个患者有外感，这里的吐利也是因患外感病所致，常见如胃肠型感冒的呕吐、下利，而不是霍乱患者外邪直中于中导致吐利。外感吐利有从阳经向阴经传变的表现，但霍乱吐利则属于外邪直中太阴，往往没有三阳经传变的表现，所以察看是否恶寒发热也是鉴别霍乱吐利与其他吐利的一种方法。外邪直中中焦，导致中焦气机紊乱，影响脾胃升降，出现吐利，中焦虚寒则患者脉濡弱，可选用理中汤治疗。

【提问】如何理解"自吐下""又利止"？

【回答】结合条文来看，霍乱属温病范畴，"自吐下"可理解为排病反应，但"又利止"则是排病不畅，所以就会再次出现发热。

伤寒其脉微涩者，本是霍乱，今是伤寒，却四五日，至阴经上，转入阴者，必利，本呕下利者，不可治也。欲似大便而反矢气，仍不利者，属阳明也，便必硬，十三日愈。所以然者，经尽故也。

下利后，当便硬，硬则能食者愈；今反不能食，到后经中，颇能食，复过一经能食，过之一日，当愈。不愈者，不属阳明也。（384）

【提问】如何鉴别霍乱与伤寒？

【回答】此条仍然是在讲霍乱与伤寒的鉴别。"脉微涩"是霍乱的一种脉象，但也可能是伤寒脉象，如果发病几天后病邪传变到太阴，就会出现腹泻；如果传到阳明则大便实，有这样一个传变的过程就说明这是伤寒而不是霍乱。伤寒有两种情况：伤寒四五日，入阴经，少阴、厥阴、太阴层面都会出现吐利；如果入阳经，便会在阳明经结束病程，阳明病以潮热、便硬为特征，所有毒邪入肠道，与燥屎相结，之后排出体外。如果是身体素质比较好的人，大便畅通后就会病愈，因为邪气在阳明终止，没有传入阴经；如果是身体素质较差的人则还是会邪入三阴。

【提问】为什么仲景在这里要讨论是否"能食"？"能食"对病情有何意义？

【回答】条文后半段是对前半段的一个补充。排出硬大便后，阳明邪气被逐出体外，脾胃机能恢复，因此能食是机能恢复的体现，说明疾病即将痊愈。但如果泻出硬质大便后，胃口仍然没马上恢复。"后经""复过一经"可以理解成下利硬质大便后的时间，意思是经过一段时间后胃口还能恢复，病程还是可以在三阳经终结，而不进入慢性期。如果患者始终食欲没恢复，那疾病就传入三阴经，不在阳明经，意味着疾病从急性期进入慢性期。这个条文就是在讲通过判定患者胃口的恢复情况来了解病邪是否传到三阴经。

恶寒，脉微，而复利，利止，亡血也，四逆加人参汤主之。（385）

四逆加人参汤方：

甘草二两（炙）　附子一枚（生用，去皮，破八片）　干姜一两半　人参一两

上四味，以水三升，煮取一升二合，去滓，分温再服。

【提问】如何理解这里的"亡血"？

【回答】通过"恶寒，脉微，利止"分析，此条当属霍乱重症。这里的"亡血"有一种说法是亡津液，取"津血同

源"之意。患者亡失津液严重到连腹泻都停止了，因为"有形之血不能速生，无形之气需当速固"。四逆汤中附子、干姜、甘草是温热药物，组方中有阳无阴，在治疗上要兼顾阴阳。加入人参的目的一是为协助四逆汤回阳固脱，二是补气以生脉，这与第370条通脉四逆汤加人参作用类似。

霍乱，头痛，发热，身疼痛，热多，欲饮水者，五苓散主之；寒多，不用水者，理中丸主之。（386）

理中丸方：

人参三两　干姜三两　甘草三两　白术三两

上四味，捣筛，蜜和为丸，如鸡子黄大，以沸汤数合和一丸，研碎温服，日三服，夜二服，腹中未热，可益至三四丸。

若脐上筑者，肾气动也，去术加桂四两。吐多者，去术，加生姜三两。下多者，还用术；悸者，加茯苓二两。渴欲得水者，加术，足前成四两半。腹中痛者，加人参，足前成四两半。寒者，加干姜，足前成四两半。腹满者，去术，加附子一枚。服汤后，如食顷，饮热粥一升许，微自温，勿发揭衣被。

【提问】如何鉴别理中丸证与五苓散证？理中丸要服用到什么程度才能起效呢？

【回答】这是在讲理中丸与五苓散的主治区别。那么我们如何鉴别呢？一般来说，我们把理中汤作为治疗太阴病的处方。但太阴病篇只谈及建中汤或桂枝汤，建中汤是桂枝汤的变方。那么五苓散也是桂枝汤化裁过来的，因此五苓散和理中丸就属于"近亲"关系。五苓散可治疗太阳经气不利，膀胱蓄水，常可伴见水郁所致的热象；而理中汤治疗的太阴病一般没有热象。

五苓散证在太阳病篇的描述是"水入即吐",因此患者是不欲饮水的,但为什么这里是"欲饮水"呢?五苓散证有水液代谢不畅,患者肯定有口渴的表现,所以说"欲饮水"是五苓散的适应证;理中丸是寒多,不口渴,所以"不用水"是理中丸的适应证。这里作为理中丸与五苓散的鉴别之用。

理中丸方证的患者经常会出现腹中寒冷的表现,这种冷对应的部位是大腹,正是太阴所主。所以服用此药一定要腹中自觉温暖才起效。理中丸加减法"若脐上筑者,肾气动也,去术加桂四两"是针对奔豚病而言;"吐多者,去术,加生姜三两"是为适当减少方中补益之品;"下多者,还用术"是运用白术健脾燥湿之能;"悸者,加茯苓二两"是针对水饮凌心之用;"渴欲得水者,加术,足前成四两半"也是用白术燥湿、祛湿的作用;"腹中痛者,加人参,足前成四两半"代表其腹痛为虚性腹痛,故而加大补益之品;"腹满者,去术,加附子一枚"亦是为减少方中补益之品。

吐利止,而身痛不休者,当消息和解其外,宜桂枝汤小和之。(387)

【提问】吐利之后当如何防复?

【回答】这里是在讲霍乱的病愈后防复问题,吐利已止,但是营卫未和,体表还是略有疼痛。这里的"消息"是稍稍、轻微、少许的意思,"当消息和解其外"顾名思义就是采用小和解营卫的方法,方用桂枝汤。

吐利汗出,发热恶寒,四肢拘急,手足厥冷者,四逆汤主之。(388)

【提问】霍乱吐利伴手足厥冷时应如何处理?

【回答】这里患者吐利兼发热恶寒,还有四肢拘紧、手足厥冷的表现，既有里证又有表证，类似于第 372 条中的厥阴吐利，条文中提出要"先温其里"用四逆汤温里扶阳，等到里气回复、清便自调、抗邪能力增强后，再用桂枝汤攻其表。这是治疗表里同病兼见里气虚的原则。如果先攻表，误发虚人之汗，可能会造成亡阳虚脱的厥阴死证。

这条是承接的上一条桂枝汤的。这里的患者里寒情况很严重，甚至到了危急的程度。那么在治疗上就应当先用四逆汤温里，再用桂枝汤解表。这也是在讲霍乱的防复问题。这个条文出现在这里，其实体现出仲景在防复问题上选方用药的主次思想。有表证用桂枝汤，表里同在就根据表里缓解情况，决定解表攻里的先后次序。

既吐且利，小便复利，而大汗出，下利清谷，内寒外热，脉微欲绝者，四逆汤主之。（389）

【提问】对于"内寒外热，脉微欲绝"的霍乱吐利证应当如何治疗为妥？

【回答】"内寒外热，脉微欲绝"说明内寒较上一条更加严重，已经到了阴盛格阳的程度，脉象又很微弱，条文中所述的"既吐且利，小便复利，而大汗出，下利清谷，内寒外热，脉微欲绝"类似于第 370 条厥阴吐利的危重症，所以这里应该用通脉四逆汤为妥，而不宜再用四逆汤。另外在通脉四逆汤基础上加入人参效果可能会更佳。

吐已下断，汗出而厥，四肢拘急不解，脉微欲绝者，通脉四逆加猪胆汤主之。（390）

通脉四逆加猪胆汁汤方：

甘草二两（炙）　干姜三两　附子大者一枚（生用）　猪胆汁半合

上四味，以水三升，煮取一升二合，去滓，内猪胆汁，分温再服，其脉即来，无猪胆，以羊胆代之。

【提问】这里加入猪胆汁有何意义？"四肢拘急不解"对临床有什么启示？

【回答】"吐已下断，汗出而厥"说明体内阴亏至极，呕吐都无法完成，脉象也较上一条更加恶化，病情更加危重。此时就该加入猪胆汁这种血肉有情之品，起到急救回阴的作用，还可以防止药物格拒。同时，选用通脉四逆加猪胆汁汤也可以佐证上一条应该是选用通脉四逆汤。我们是通过"汗、利、吐、脉微、四肢厥冷"这五条线索来进行判断厥阴危重症的。本条虽属霍乱吐利，与厥阴吐利的处理原则基本类似。这里"四肢拘急不解"是为了说明津液丢失，亡阴很严重，在临床上我们也可以在危急重症中看到这种现象。所以除了前面描述的判断厥阴危重症的五条线索之外，还可加入"四肢拘急不解"作为判断标准。

吐利，发汗，脉平，小烦者，以新虚不胜谷气故也。（391）

【提问】霍乱吐利如何防止食复？

【回答】本条即是讲如何防止食复。在霍乱吐利的恢复过程中，脾胃功能尚未好转。一旦进食大量肉类以及补品，本来就较为虚弱的消化功能就会受到影响，导致机体恢复变慢，幼儿更是如此。这时候正常饮食就可以了。这与下文"患者脉已解，而日暮微烦者，以病新差，人强与谷，脾胃气尚弱，不能消谷，故令微烦，损谷则愈"的意思大致相同。

辨痉阴阳易差后病脉证并治

伤寒阴阳易之为病，其人身体重，少气，少腹里急，或引阴中拘挛，热上冲胸，头重不欲举，眼中生花，膝胫拘急者，烧裈散主之。（392）

烧裈散方：

上取妇人中裈近隐处，剪烧灰。以水和服方寸匕，日三服，小便即利，阴头微肿，则愈。妇人病，取男子裈裆烧服。

【提问】怎么理解这里的"阴阳易"？

【回答】烧裈散治疗的症状"身体重，少气，少腹里急，或引阴中拘挛，热上冲胸"与男性急性前列腺炎的症状类似；"头重不欲举，眼中生花，膝胫拘急"与男性慢性前列腺炎、长期遗精患者的症状类似。关于烧裈散，注家及后世医家对此争议颇多，我在临床中也没有验证过，故不做评论。但临床中我常选用猪苓汤加味来治疗急性前列腺炎，用桂枝加龙骨牡蛎汤来治疗慢性前列腺炎及遗精患者，收到较好的疗效。我对阴阳易的理解大致可分为以下四种：①阴重（雌激素过多）。②杀阴（雌激素过少）。③阴易（女性雄激素过多）。④阳易（男性雌激素过多）。

大病差后，劳复者，枳实栀子豉汤主之。（393）

枳实三枚（炙）　栀子十四枚（擘）　香豉一升（棉裹）

上三味，以清浆水七升，空煮取四升，内枳实、栀子煮取二升，下豉，更煮五六沸，去滓，温分再服，覆令微似汗。若有宿食者，内大黄如博棋子大五六枚。

伤寒差以后，更发热者，小柴胡汤主之；脉浮者，以汗解之；脉沉实者，以下解之。（394）

大病差后，从腰以下有水气者，牡蛎泽泻散主之。（395）

牡蛎泽泻散方：

牡蛎（熬）　泽泻　栝蒌根　蜀漆（洗，去腥）　葶苈（熬）　商陆根（熬）　海藻（洗去咸）

上七味等分，异捣，下筛为散，更入白中治之，白饮和服方寸匕，日三服。小便利，止后服。

大病差后，喜唾，久不了了，胸上有寒也，当以丸药温之，宜理中丸。（396）

伤寒解后，虚羸少气，气逆欲吐者，竹叶石膏汤主之。（397）

竹叶石膏汤方：

竹叶二把　石膏一斤　半夏半升（洗）　人参二两　麦门冬一升（去心）　甘草二两（炙）　粳米半升

上七味，以水一斗，煮取六升，去滓，内粳米，煮米熟，汤成，去米，温服一升，日三服。

病人脉已解，而日暮微烦，以病新差，人强与谷，脾胃气尚弱，不能消谷，故令微烦，损谷则愈。（398）

【提问】《伤寒论》中对于六经病善后防复的方法有哪些？

【回答】以上六条是在讲《伤寒论》六经病的收尾善后方。枳实栀子豉汤用于阳明病防复，阳明病的正方是大承气汤。当用了大承气汤后，患者热退但仍不能进食，甚至还有低热，这时候就不能再用大承气汤了，应该选用枳实栀子豉汤来调养脾胃；如果病情又有复发倾向或出现宿食积滞，再加少许大黄通便排邪。

小柴胡汤是针对少阳病的善后方，同时也可作为三阳病的善后方。"脉浮者，以汗解之"是说如果有表证可以用桂枝汤，"脉沉实者"是说兼有里实证，但这里不是指阳明腑实证，而是指少阳阳明合病，可选用大柴胡汤。

牡蛎泽泻散是少阴病水肿的善后方。少阴病善后一般是选用金匮肾气丸，但在出现水肿的情况下也可以选用牡蛎泽泻散。牡蛎泽泻散含有的葶苈子、商陆、蜀漆有小毒，逐水消肿的作用较强，适合短期使用，长期应用可换金匮肾气丸。商陆和蜀漆都是治疗肿瘤的，现在牡蛎泽泻散多用于治疗癌症水肿或者肝硬化水肿，用栝楼根是考虑到这个方逐水能力太强，因而防止伤阴。

理中丸常用于太阴病的善后。不论是急性病或慢性病的发生发展或用药过程中都可能伤及脾阳，导致疾病恢复缓慢。因为脾胃为后天之本，在疾病恢复期常常使用理中丸善后调理脾胃，防止疾病反复，达到治未病的作用。

竹叶石膏汤常用于阳明病伤阴的善后。竹叶石膏汤的治疗范围很广，除了阳明病伤阴善后可以使用之外，六经疾病后期多耗气伤阴，所以外感疾病后期气阴两虚者都可以用这个方。竹叶石膏汤与白虎加人参汤虽然都是治疗气阴两虚，但是竹叶加石膏汤治疗的气阴两虚是虚多实少，白虎加人参汤是实多虚少。

"患者脉已解，而日暮微烦者，以病新差，人强与谷，脾胃气尚弱，不能消谷，故令微烦，损谷则愈"这句话是在讲有大病之后如何防止食复。特别是幼儿，在疾病恢复的过程中脾胃功能尚未好转，一旦进食大量肉类、补品就会妨碍本来虚弱的中焦运转消化功能，导致疾病恢复更慢，这时候正常饮食就可以了。这与霍乱病篇"吐利后，汗出，脉平，小烦者，以新虚不胜谷气故也"是一样的意思。

厥阴病一般会传入少阴经，甚至导致患者死亡，因此很难善后，所以《伤寒论》中没有厥阴病的善后。

经方实践病案示例

病案一　太阴虚劳月经不调

冯某，女，46岁，于2020年9月22日前来就诊。患者几个月以来每次经期总是提前或延后10天，月经量少，色黯，无凝血块，无痛经。午后头昏，自觉双腿乏力，诉"提重物时下腹无力"，伴食欲下降，夜间难以入睡，潮热汗出。大小便基本正常。舌淡，湿滑苔，舌体胖大有齿痕，脉弱。末次月经时间为2020年8月9日。西医诊断为月经不调，中医辨证为肝肾亏虚，拟用理中建中汤：

干姜 9g	白术 10g	红参 10g	炙甘草 6g
桂枝 12g	白芍 20g	生姜 6g	大枣 10g
黄芪 30g	当归 10g	补骨脂 20g	菟丝子 30g
巴戟天 30g			

7剂，水煎服，日1剂，分3次口服。

【学生按语】

月经不调是妇科常见病，指月经周期、经期、经量异常以及出现明显不适症状的疾病。沈金鳌《妇科玉尺》云："经贵乎如期，若来时或前或后，或多或少，或月二三至，或数月一至，皆为不调。"女性体内雌激素水平的变化会扰乱正常的月经，其主要与精神、药物、疾病等因素相关。辨证论治方面，月经不调多责之于肝、脾、肾三脏，因肝藏血且主疏泄，肾藏精而精血相生，脾统血且为气血生化之源。

西医方面，该病主要由药物治疗和手术治疗，药物治疗多针对孕激素、雌激素、甲状腺激素异常，手术治疗多针对器质性疾病导致的月经不调。

【教师评语】

患者主诉为月经量少、先后不定期，伴见头昏，自觉双腿乏力，其中叙述了一个重要线索：提重物时下腹无力。结合患者舌淡，湿滑苔，舌体胖大有齿痕，脉细弱。中医判断为虚劳是明确的。

从六经辨证角度来说，虚劳常见于太阴病和少阴病，从脏腑辨证角度来讲多属脾肾亏虚。首先，从太阴角度来讲，虚劳从气、从血论治者多。从气者，常从小建中汤或四君子汤入手；气血两虚者，归芪建中汤或归脾汤可酌情选用；太阴虚劳日久常伴阳虚，可从理中汤入手。其次，从少阴角度来讲，虚劳从气、从阳、从精论治者多。从气、从阳者，可以金匮肾气丸入手；从精者，当以左归丸、右归丸入手。

结合患者所述"提重物时下腹无力"，提示患者当以太阴虚劳为主，因人力之所出即气之所出，道家讲"气归丹田"，所以人一旦用力则气由丹田而出，此乃医易同辄之理。丹田居大腹，而大腹为太阴所主，所以本证当以补太阴为要，故用理中汤补脾阳，黄芪建中汤补脾气，加当归、黄芪气血双补。丹田为先天之气所居，与肾气相通，道家有所谓"胎息"之法。所以，方中适当加入补骨脂、菟丝子、巴戟天一类补肾精之品，取"以精化气，以精填血"之意。

从本病中，应学会虚劳的六经辨证分治原则，同时体会精、气、血相互转换的中医原理。

病案二 肺部结节

傅某，女，55 岁，于 2020 年 10 月 10 日前来就诊。患者 3 年前无明显诱因出现左侧胸部隐痛，无咳嗽咳痰，呼吸时无胸闷胸痛感。2020 年 6 月 26 日体检时发现肺部多发结节，未予重视，10 月 13 日于我院复查时发现肺部结节较前有所增大，遂于我处寻求中药治疗。刻下见左侧胸部隐痛，无咳嗽咳痰，抵抗力较差，平素易感冒、怕冷，偶有头昏不适，饮食可，大便正常，小便偏黄，舌淡红，苔黄，边有齿痕，右寸脉大。西医诊断为肺部结节病，中医辨证为痰瘀互结，拟用柴胡桂枝干姜汤加减：

黄芩 10g	桂枝 12g	干姜 6g	天花粉 15g
牡蛎 30g (先煎)	甘草 6g	柴胡 24g	葶苈子 10g (包煎)
瓜蒌皮 10g	桔梗 10g	牡丹皮 10g	乳香 6g
没药 6g	丹参 10g	当归 10g	

15 剂，水煎服，日 1 剂。

二诊（2020 年 11 月 3 日）：患者诉左侧胸部隐痛较前有所改善，自诉患老年性阴道炎 5 年余，外阴有持续性胀痛伴有烧灼感，平时自用红霉素软膏可缓解，但反复发作，食欲正常，大小便正常，夜间睡眠充足，但白日仍有嗜睡感。拟用柴胡桂枝干姜汤合龟鹿二仙胶：

黄芩 10g	桂枝 12g	干姜 6g	天花粉 15g
牡蛎 30g (先煎)	甘草 6g	柴胡 24g	葶苈子 10g (包煎)
瓜蒌皮 10g	桔梗 10g	牡丹皮 10g	乳香 6g
没药 6g	丹参 10g	当归 10g	鹿角胶 10g (烊化)
石菖蒲 30g	醋龟甲 10g (先煎)		

15 剂，水煎服，日 1 剂。

三诊（2020 年 11 月 19 日）：服用上方 15 剂后，患者左侧胸痛基本消失，外阴肿痛、烧灼感有明显改善，下肢乏力、嗜睡感较前亦有明显好转。但是自诉服用第二次处方后鼻根出现肿胀感，牵连头部前额、巅顶部胀痛，经某医院耳鼻喉科检查未发现明显异常。稍有干咳，咽干，腹部偶有胀感，食欲正常，大小便正常，脉濡滑，舌淡红，苔薄白稍腻，边有齿痕。拟用柴胡桂枝干姜汤加减：

黄芩 10g	桂枝 12g	干姜 6g	天花粉 30g
牡蛎 30g (先煎)	甘草 6g	柴胡 24g	瓜蒌皮 10g
葶苈子 10g (包煎)	桔梗 10g	牡丹皮 10g	乳香 6g
没药 6g	丹参 10g	当归 10g	石菖蒲 30g
苍耳子 10g	蝉蜕 20g		

7 剂，水煎服，日 1 剂。

四诊（2020 年 11 月 27 日）：患者述鼻根肿胀感及巅顶部胀痛症状消失，其他如胸痛及外阴肿痛、烧灼感亦未复发，继续以柴胡桂枝干姜汤数剂善后，嘱其定期复查胸部CT。

【学生按语】

患者老年女性，体型较肥胖，长期患有老年性阴道炎，平素气虚，容易感冒，嗜睡。患者气虚，痰湿阻滞于胸中，影响血脉运行，出现痰瘀互结，导致肺部出现多发性结节，伴胸部隐痛；湿邪下行，黏滞缠绵，导致患者老年性阴道炎反复发作，难愈。选用由柴胡桂枝干姜汤化裁而来的肺部结节经验方，在柴胡桂枝干姜汤中加入当归、牡丹皮、丹参、乳香、没药活血化瘀消肿，葶苈子、瓜蒌皮、桔梗祛逐痰饮、消肿散结，使得该方可以广泛适用于各种病理产物导致的结节。患者平素气虚，痰湿阻滞肝经，带下黏稠，阴道炎反复发作，故从厥阴肝经论治，用结节方可收到较好疗效。

第二次复诊加用龟鹿二仙胶补益气血，患者虽嗜睡、气虚好转，但是因为鹿角胶为血肉有情之品，性热，患者服用后出现鼻面烘热、肿胀感为补益太过的表现，因此停用。服用柴胡桂枝干姜汤后，肝胆气机得以疏通，患者出现腹中胀感为气机运行的表现，气机上冲咽喉则出现咽干，因此加大天花粉用量滋润咽喉，加用蝉蜕利咽，缓解咽部不适感。

【教师批语】

（1）如何看待少阳与肺部结节的关系：少阳为三焦枢纽，体内气、津、液经过三焦循环，完成人体内正常新陈代谢，也就是中医所谓的"气化"过程。通常，外邪侵袭的脏腑首先是肺，肺为水之上源，肺不能通调水道，故可出现痰液阻塞气道，日久便可由气分转入血分而成结节；另外，少阳为表里之门户，外邪从太阳侵入，或经少阳火化入阳明之里，而使疾病呈急性加重趋势，或经少阳湿化入太阴，而使疾病呈慢性迁延趋势。肺部结节为手太阴肺经的慢性疾病，部分患者可因此最终转化为肺癌。

（2）从少阳截断肺部结节的基本构思：因少阳为表里之枢，亦为三焦之枢，从少阳截断病势能使三焦通畅。另一方面，灵活运用和解少阳之法，可使疾病免于热化而不呈急性加重，也可使疾病免于湿化而陷入慢性迁延。柴胡桂枝干姜汤是小柴胡汤与理中人参汤的合方，通过扶太阴脾阳增强机体细胞免疫，防止结节进一步进展，同时开通少阳，给邪以出路。

（3）加用葶苈瓜蒌桔梗牡丹汤的基本思路：此方来源于《伤寒论（桂林古本）》："肺脏结，胸中闭塞，喘，咳，善悲，脉短而涩，百合贝母茯苓桔梗汤主之。若咳而唾血，胸中痛，此为实，葶苈栝楼桔梗牡丹汤主之。"结合临证所遇，肺部结节正切合"肺脏结"之病机，故与柴胡桂枝干姜汤合方，再加入张锡纯活络效灵丹以入血分，通过以上三个处方逐太阴肺部痰瘀互结之结节外出。

（4）该患者用上述合方之后，左侧胸部隐痛明显改善，考虑既往受老年性阴道炎长期困扰，以致外阴有持续性坠胀感及烧灼感，在原方基础上加龟鹿二仙胶后，不仅左侧胸痛进一步改善，而且述多年困扰的外阴肿痛、烧灼感基本消失，下肢乏力、嗜睡感较前明显好转。本方以柴胡桂枝干姜汤为底方，加入肺脏结方及活络效灵丹，上述诸方不仅切中太阴痰瘀互结之病机，而且加入龟鹿二仙之后荡涤下焦厥阴之诟病，且又使病灶转化到巅顶，再次证明冯世纶老先生所论"柴胡桂枝干姜汤属厥阴之方"的正确性。所以，下一步治疗仍以该方为主，适当加入通窍逐邪之品，定期复查肺部CT，以验证之前对此病机的种种揣测。

病案三　慢性前列腺炎

李某，男，51岁，因反复尿频8个月，于2020年10月20日就诊。患者无明显诱因出现反复尿频8个月，伴排尿灼热感和小腹坠胀感，大便及睡眠可。于某院查尿常规正常，经西医抗生素治疗数月（具体方案不详）效果不佳，苔薄白，脉沉。西医诊断为慢性前列腺炎，中医诊断为淋浊，辨证为湿热内蕴，拟用猪苓汤、蒲灰散合四逆散：

猪苓 10g	茯苓 10g	泽泻 10g	滑石 10g
阿胶 10g (烊化)	柴胡 12g	枳壳 10g	白芍 20g
甘草 6g	蒲黄 10g (包煎)	人参 10g	

二诊（2020年11月1日）：服用上方7剂后，患者自述排尿灼热感及小腹坠胀感均有明显改善，仍以原方15剂

善后。

【学生按语】

前列腺炎是指前列腺受到致病菌感染或者因某些非感染因素刺激而出现骨盆区域疼痛或不适、排尿异常、性功能障碍等临床表现。这是成年男性的常见疾病，主要表现为尿道口滴白、会阴下腹部隐痛不适、性功能减退等，同时可能会导致变态反应，如虹膜炎、关节炎、神经炎等。

本病分为急性细菌性前列腺炎（Ⅰ型）、慢性细菌性前列腺炎（Ⅱ型）、慢性非细菌性前列腺炎（Ⅲa型）/盆腔疼痛综合征（Ⅱb型）、无症状性前列腺炎（Ⅳ型）。中医认为慢性前列腺炎属于中医"淋浊"范畴，病机总体来说存在湿、热、瘀、虚四个方面。本病临床常见虚实夹杂，需与前列腺增生相鉴别，前者多见于青壮年，与相火妄动相关；后者多见于老年人，与肾气不充、瘀血阻滞相关。

治疗上，考虑患者为中老年男性，以湿热内蕴为主要病机，用猪苓汤利湿通淋，蒲黄散入血分化瘀通淋，四逆散作为和解剂而调节三焦。

【教师评语】

慢性前列腺炎无特异性症状，病因常不清楚，仅有5%～10%的患者可查出细菌原因，其他因素未明确或存在争议。目前学术界公认的分类标准是美国NIH前列腺炎分型：急性细菌性前列腺炎（Ⅰ型）、慢性细菌性前列腺炎（Ⅱ型）、慢性非细菌性前列腺炎（Ⅲa型）/盆腔疼痛综合征（Ⅲb型）、无症状性前列腺炎（Ⅳ型）。据调查，在泌尿科门诊患者中，前列腺疾病占25%～30%，年龄在18～50岁之间。据资料统计慢性前列腺炎发生率约为10%，是男性常见疾病之一。

慢性前列腺炎临床常见表现为：尿频，尿急，尿痛，尿不尽；会阴部、肛门、下腹部、腹股沟部、睾丸处坠胀疼痛或不适，常在二便后尿道口有滴白，有尿道口疼痛；性欲低，勃起功能障碍，早泄；精神抑郁，失眠多梦，神疲乏力，腰膝酸软等。部分患者合并男性不育症。

目前慢性前列腺炎的西医治疗主要有抗生素治疗、药物对症处理、理疗等方式。由于很大一部分慢性前列腺炎与细菌无关，并且发现多数慢性感染者已有细菌潜入前列腺深部，由于存在血前列腺屏障，相对于尿路感染来说，抗生素治疗效果不好。其他药物如 α 受体阻滞剂、非甾体类抗炎药、M 胆碱受体阻滞药、抗抑郁药及抗焦虑药等对于缓解疼痛、改善排尿症状有一定作用，但存在疗效不稳定、个体差异大等弊端。

考虑患者以下焦湿热瘀阻为当前主要病机，因病程已达 8 个月，目前以尿道阻塞、排尿不畅为主症，尚无肾虚症状，所以当前治疗需以破解下焦湿热瘀阻为主要目的。选方上，以猪苓汤针对下焦湿热病机，合蒲灰散入血分化瘀，加四逆散的目的是开三焦气道及血道，使得下焦气血通畅以破解"湿热瘀"之标，同时加用人参，仿春泽汤之意，其意专在助气化以生津，化气以行水。下一步当根据病情虚实转换，适当给予补肾、益气、健脾，或兼顾"湿热瘀"而达到标本兼治，也可适当选用柴妙饮等处方。

病案四　胃肠型感冒

潘某，女，57 岁，于 2020 年 10 月 10 日前来就诊。患者近几年背心发冷，腹部稍食即胀（牛奶、鸡蛋等尤甚），大便不成形（长期自服氟哌酸等药物），平素极易感冒，每个月皆有部分时间在反复感冒中度过。遇感冒则全身酸痛，长期自服力克舒与感康。昨日患者外感后出现背脊柱两旁酸痛（可活动），巅顶隐痛伴有头昏，眼睛自感肿胀，视物模糊，大便黏腻。患者自服力克舒无好转，后服用艾叶生姜水，背心发冷稍有缓解，今日就诊于我院。西医诊断为肠胃型感冒，中医诊断为感冒，辨证为寒凝三阴，拟用附子汤、真武汤、吴茱萸汤合曲麦二陈汤：

附片 12g（先煎）　红参 10g　　生姜 6g　　　白芍 30g

茯苓 30g　　　白术 12g　　陈皮 12g　　姜半夏 12g

大枣 10g　　　吴茱萸 10g　甘草 6g　　　神曲 10g

7 剂，日 1 剂，水煎服。

二诊（2020 年 10 月 18 日）：上方服用 7 剂后，患者全身酸痛、头顶胀痛以及胃胀症状基本消失，仍以原方加麦芽 30g，共 5 剂善后。

【教师评语】

肠胃型感冒是指由病毒感染引起的肠胃炎，因为跟感冒一样是由病毒感染引起，所以称为肠胃型感冒。引起病毒性肠胃炎的病毒包括轮状病毒、诺如病毒与腺病毒 40 型及 41 型等，好发于秋冬。

患者除了腹痛、呕吐与腹泻外，也会发热、疲倦、肌肉酸痛，而且若是腺病毒或轮状病毒，也可能会同时侵犯呼吸道，引起患者轻度流清涕或喉咙痛。中医认为，"肺与大肠相表里"，故而呼吸道和消化道容易同时发生疾病，相互影响。

由于病毒常可诱发体内产生干扰素，继而引起全身酸痛等不良反应，所以临床使用抗病毒药物效果并不理想。中医常用的成药是藿香正气口服液（丸），效果一般比西药明显。但该患者外感后并无明显发热，而且反复出现巅顶头痛（厥阴）、背心发冷（少阴）、胃胀（太阴），结合患者舌脉征象，基本考虑为三阴寒凝夹饮，选用附子汤（少阴）、真武汤（少阴）、吴茱萸汤（厥阴）、曲麦二陈汤（太阴），三阴同治，化痰与健脾兼顾。从脏腑辨证来讲，属于脾、肝、肾三脏同调。

通过本病的学习，学会运用六经辨证灵活处理外感疾病，要透过现象看本质，抓住六经方证要素，经方与时方结合，小方治大病。

病案五　功能性消化不良

汪某，女，53 岁，因上腹饥饿痛 1 年，于 2020 年 9 月 22 日前来就诊。患者 6 月份于某西医医院住院治疗 11 天，体重减轻 18 斤，症状无好转，口服奥美拉唑肠溶胶囊后稍好转，但后又病情反复，现上腹部饥饿痛，疼痛呈隐痛，食后好转，打嗝反酸，便后感胃中空虚，怕冷，纳差，眠可，大便不成形，每日一解，小便正常，舌红苔白腻，有裂纹，脉细弱。西医诊断为功能性消化不良，中医诊断为痞证，辨证为肝郁脾虚。拟用黄芪建中汤、栀子豉汤、良附丸合左金丸加减：

桂枝 12g	白芍 20g	生姜 6g	大枣 10g
炙甘草 6g	黄芪 30g	香附 10g	高良姜 10g
黄连 3g	制吴茱萸 6g	栀子 10g	淡豆豉 10g

7 剂，水煎服，日 1 剂。

二诊（2020 年 10 月 2 日）：服用上方 7 剂后，患者上腹部饥饿痛基本消失，偶有打嗝反酸，仍以原方加麦芽 30g，共 7 剂善后。

功能性消化不良在临床中是一种十分常见的肠胃疾病，它是由于胃部和十二指肠处发生功能紊乱而引起，属于没有产生器质性疾病的一组临床综合征。功能性消化不良可分为两种类型，分别是餐后不适综合征和上腹疼痛综合征，判断这两种类型主要是根据患者的症状是否与进食有关。当出现功能性消化不良的时候，患者需要及时去消化内科做一系列的检查，比如血常规检查、肝功能检查、B超检查、二便常规检查等，排除有器质性疾病的可能性，然后再根据患者的病情做出治疗方案。

功能性消化不良是中医的优势治疗病种，中医虽无此病名，但依据其表现可归属于"痞满""胃痛"的范畴，"痞满"最早的论述见于《素问·至真要大论》，"心胃生寒，胸膈不利，心痛痞满"，提出寒邪是发病因素。《伤寒论》载"但满而不痛者，此为痞"，提出了五泻心汤法，开创了寒热并用、辛开苦降的治疗大法。"胃痛"见于《灵枢·邪气脏腑病形》："胃病者，腹胀，胃脘当心而痛。"后世多以"通则不痛"为治疗原则，提出消食、理气、化瘀等通用治法。

从西医角度来说，要根据患者的不同情况选择药物，如果患者以腹痛为主要症状，可以采用一些抑制胃酸分泌的药物，如用 H_2 受体拮抗剂或质子泵抑制剂，可以有效地缓解患者的症状；如果患者是以上腹胀、早饱、嗳气等症状为主，则需要服用一些能够促进肠胃蠕动的药物，比如伊托必利、多潘立酮等等；还有少部分患者有幽门螺杆菌感染，这种情况可以采取根除幽门螺杆菌的治疗方法，能够有效地缓解患者的症状。还有一些患者用促进肠胃蠕动的药物效果不明显，而且精神上表现出低落的情绪，这时需要服用抗抑郁的药物，比如三环类抗抑郁药等。患者刚开始应该以小剂量服用，家属应该观察患者服用后是否出现不良反应，要跟医生保持多交流，对患者才有帮助，患者情绪才会有所好转，逐渐恢复正常的生活和工作。

【教师批语】

功能性消化不良是指一组无器质性病变或仅有慢性胃炎，以消化不良为表现的症候群，可反复、持续发作。功能性消化不良十分常见，各国报道的患病率在 20%～49%。一些资料显示其约占内科门诊总数的 30%，消化病专科门诊的 40%～50%。功能性消化不良分为两种类型，分别是上腹疼痛综合征和餐后不适综合征，两型可重叠存在，胃镜检查常提示为浅表性胃炎。该病与情志相关，一般无器质性病变，西医治疗措施常效果不佳。部分患者服用抗抑郁药有一定效果，但由于长期服用存在依赖性且不良反应较大，临床上基本无法推广。

功能性消化不良是中医的优势病种，本病病位在胃，与肝、脾关系密切。本病初期以寒凝、食积、气滞、痰湿等为主，尚属实证；邪气久羁，耗伤正气，则由实转虚，或虚实并见。病情日久郁而化热，亦可表现为寒热互见。久病入络则变生瘀阻。总之，脾虚气滞、胃失和降为本病的基本病机，贯穿于疾病的始终。

该患者出现上腹部饥饿痛，疼痛呈隐痛状，食后好转，喜温喜按，从六经辨证角度看来，当属太阴脾虚。脾虚具体有分脾气虚和脾阳虚，前者以小建中汤或四君子汤入手治疗，后者常从理中汤入手治疗。结合舌脉表现，可基本判断为脾气虚证，选用黄芪建中汤为底方。考虑患者饥而不欲食，心烦喜怒，有寒热错杂之"虚烦"存在，故加用栀子豉汤除烦，合良附丸和左金丸寒温并用，一方面控制反酸症状，另一方面可调气机升降。

下一步治疗可根据患者用药反应，考虑继续以调理中焦寒热、升降为主，适当加入疏肝理气之品，共破中焦之顽痼。

病案六 背心发凉

王某，女，80岁，因入睡后背心发凉2年，于2020年10月22日前来就诊。患者2年前入冬后出现入睡后背心发凉，在23点至次日凌晨1点时偶有全身抽动，遇寒加重，夏天转温后症状消失。无发热汗出，有口干、口涩，大便干结，每日2～3次，小便正常。舌淡苔白腻，脉沉细。既往有灼口综合征病史。西医诊断为亚健康，中医辨证诊断为三阴寒凝，拟用桂枝汤、附子汤合封髓丹：

桂枝 12g	白芍 10g	生姜 6g	大枣 10g
炙甘草 6g	附片 12g（先煎）	红参 10g	茯苓 30g
白术 50g	葛根 30g	黄芪 30g	黄柏 6g
砂仁 6g（后下）			

7剂，日1剂，水煎服。

二诊（2020年11月2日）：服用上方7剂后，患者夜间背心发凉症状基本消失，口腔烧灼感亦有明显改善，原方稍做调整善后。

【学生按语】

结合病史，患者年老体弱，以入睡后背心发凉为主症。23点至次日凌晨1点为子时，子时是阴阳转换的时候，阴气最重，阳气始生，是一天阴阳的临界点，使人易受寒邪。《伤寒论》304条云"口中和，其背恶寒者，附子汤主之"，故选用附子汤以温经散寒。人之后背乃足太阳膀胱经脉所过，故选用桂枝汤温通经脉、助阳化气，再合以封髓丹交通心肾。黄柏"味苦入心，禀天冬寒水之气而入肾"，黄柏之苦和甘草之甘相合，苦甘化阴；砂仁之辛合甘草之甘，辛甘化阳。

【教师批语】

患者主要表现为以入睡后背心发凉，发作时间为子时，即23点至次日凌晨1点。伴见大便干结，每2～3天一解。既往有灼口综合征，主要表现为口腔灼热难受。

《金匮要略·痰饮咳嗽病脉证治》云："心下有痰饮者，其人背寒如掌大。"意思是说水饮停于心下，阴寒之气偏盛，上凌于心。心之俞在背，心阳被抑，不能转输于背，故其人背寒冷如掌大。《伤寒论》第304条云："少阴病，得之一二日，口中和，其背微恶寒者，当灸之，附子汤主之。"《医宗金鉴》指出："恶寒一证，有表里、阴阳之辨。发热恶寒发于阳表也，有汗宜桂枝汤，无汗宜麻黄汤。无热恶寒发于阴里也，有汗宜桂枝加附子汤，无汗宜麻黄附子细辛汤。背恶寒口和，谓口中不燥而和也；阴，谓属少阴也，宜附子汤。背恶寒口燥渴，谓口中燥而汤也；阳，谓属阳明也，宜白虎加人参汤。"《伤寒论》275条云："太阴病，欲解时，从亥至丑上。"即21点至次日凌晨3点。《伤寒论》291条云："少阴病，欲解时，从子至寅上。"即凌晨23点至次日凌晨5点。

结合患者症状及经典原文分析，考虑存在少阴及太阴寒湿。从以上看出，太阴病与少阴病欲解时有别，但存在重叠现象。另外，患者既往有灼口综合征，主要表现为口腔灼热难受，即伴见少阴阴火上扰。选方上，桂枝汤调太阴，附子汤调少阴，封髓丹引阴火下行，重用白术目的在于运脾通便。

下一步治疗应标本兼顾，可根据寒湿标本演变以及太阴少阴阴阳虚实转换，适当选用上述诸方或苓桂术甘汤、真武汤等经方随证治之。

病案七　腹冷汗多

伍某，女，79 岁，于 2020 年 6 月 12 日前来就诊。患者全身汗出半个月，白天尤甚，怕冷，腹胀、腹冷，气短懒言，曾自行在药店购买解热镇痛药口服，大便可，小便黄，纳眠可，舌淡苔白，舌下脉络迂曲，右脉小于左脉，重按无力。拟用桂枝汤合补阳汤：

桂枝 12g	白芍 20g	生姜 6g	大枣 10g
西洋参 20g	黄芪 30g	白术 12g	甘草 6g
五味子 6g	龙骨 30g _(先煎)	牡蛎 30g _(先煎)	浮小麦 30g
附片 12g _(先煎)			

7 剂，水煎服，日 1 剂。

二诊（2020 年 6 月 19 日）：患者全身汗出半个月，上次服药后汗出、怕冷等症状明显缓解，仍有腹胀、腹冷，大便可，小便黄，纳眠可，舌淡苔白，舌下脉络迂曲，右脉小于左脉，重按无力。拟用桂枝汤合补阳汤，以前方稍做调整：

桂枝 12g	白芍 20g	生姜 6g	大枣 10g
党参 20g	黄芪 30g	白术 12g	甘草 6g
五味子 6g	龙骨 30g _(先煎)	牡蛎 30g _(先煎)	浮小麦 30g _(先煎)
附片 12g _(先煎)			

7 剂，水煎服，日 1 剂。

三诊（2020 年 6 月 30 日）：患者汗水不多，上次服药后汗出、怕冷等症状明显缓解，1 周前患者食用梨子后，出现中上腹部饱腹感，不易感到饥饿，大便每 2～3 天 1 次，小便稍黄，纳眠可，舌淡苔白，舌下脉络迂曲，脉弦滑。拟用加味香砂六君子汤加减：

檀香 6g	砂仁 6g (后下)	党参 10g	苍术 12g
茯苓 20g	甘草 6g	法半夏 12g	陈皮 12g
豆蔻 12g	生姜 6g	大枣 10g	吴茱萸 6g
柴胡 12g	白芍 20g		

7 剂，水煎服，日 1 剂。

四诊（2020 年 7 月 16 日）：患者服药后汗出、怕冷等症状较前明显好转，小便稍黄，食纳较前改善，睡眠可，但述胸部胀满不适，腹部仍有阵发性冷痛感。舌淡苔白，舌下脉络迂曲，脉弦滑。拟用瓜蒌薤白半夏汤：

瓜蒌皮 10g	薤白 10g	法半夏 12g	枳壳 12g
檀香 6g	砂仁 6g (后下)	川贝母 6g	黄芪 30g
广藿香 15g	佩兰 15g		

7 剂，水煎服，日 1 剂。

五诊（2020 年 7 月 23 日）：患者全身汗出半个月，现服药后汗出、怕冷等症状基本消失，胸闷消失，仍述腹胀、腹部发冷，大便 4 日未解，睡眠可，述夜间下肢转筋，舌淡苔白，右脉小于左脉，重按无力。拟用理中汤合千金薏苡仁汤：

干姜 9g	白术 40g	党参 10g	炙甘草 6g
白薇 10g	薏苡仁 30g	白芍 30g	肉桂 6g
牛膝 20g	附片 12g (先煎)	龙骨 30g (先煎)	牡蛎 30g (先煎)

5 剂，水煎服，日 1 剂。

六诊（2020 年 7 月 28 日）：现患者就诊，腹胀症状得到缓解，知饿能食，大便佳，每天一次，夜间下肢转筋愈，腹冷得到缓解但未痊愈，小便调。眠可。拟用理中汤、千金薏苡仁汤合五苓散：

干姜 9g	白术 40g	党参 10g	白薇 10g
薏苡仁 30g	白芍 30g	肉桂 6g	牛膝 20g
附片 12g (先煎)	龙骨 30g (先煎)	牡蛎 30g (先煎)	桂枝 12g
茯苓 10g	泽泻 10g		

7 剂，水煎服，日 1 剂。

七诊（2020 年 8 月 6 日）：患者出汗症状基本痊愈，现仍感脐周发冷，追问病史有 4 年，大小便可调，饮食可。舌淡红，苔薄黄，脉沉细。拟用当归芍药散、五苓散、小柴胡汤合真武汤：

当归 10g	白芍 20g	川芎 6g	茯苓 20g
白术 10g	泽泻 10g	桂枝 12g	猪苓 10g
干姜 9g	党参 10g	柴胡 24g	黄芩 10g
生姜 6g	大枣 10g	姜半夏 12g	附片 12g (先煎)

7 剂，水煎服，日 1 剂。

八诊（2020 年 8 月 18 日）：守方不变。现感脐周发冷较前明显好转。

九诊（2020 年 9 月 3 日）：守方加减。

十诊（2020 年 9 月 10 日）：守方加减。

十一诊（2020 年 9 月 24 日）：患者现咳嗽 1 日，打喷嚏，流清涕，畏寒，自汗出，汗多，饭后湿衣。大小便可调，饮食可。舌淡苔薄黄，脉浮。拟用香苏饮：

陈皮 12g	紫苏叶 10g	甘草 6g	桔梗 10g
苦杏仁 10g	薄荷 6g (后下)	辛夷 12g	白芷 12g
川芎 6g	醋香附 10g	茯苓 20g	枳壳 10g

5 剂，水煎服，日 1 剂。

十二诊（2020年10月16日）：患者服药4个月左右，畏寒怕冷、动则出汗的症状较前明显好转，无腹痛、腹泻，饮食稍差，大便干稀不调，无咳嗽咳痰等症状，舌淡苔白黄，两侧关脉沉取无力，小便正常，睡眠可。拟用附子理中汤、桂枝汤合补阳汤加减：

桂枝 12g	白芍 20g	生姜 6g	大枣 10g
炙甘草 6g	干姜 9g	白术 10g	党参 10g
黄芪 30g	五味子 6g	龙骨 30g (先煎)	牡蛎 30g (先煎)
浮小麦 30g	附片 12g (先煎)		

7剂，水煎服，日1剂。

【学生按语】患者为老年女性患者，平素易感冒，动则汗出，畏寒，以中上腹部为甚，进食生冷食物及多食后难以消化，腹部胀满不适。结合患者以上就诊情况来看，可归为太阴脾阳虚之汗证范畴，选用理中汤、桂枝汤合补阳汤以温阳健脾，调和营卫，固表止汗。太阴病主要是脾家阳气不足、运化失司、寒湿内盛、升降紊乱的病证，以脾虚脏寒证为主。该患者以脾阳虚弱、寒湿困滞为主要矛盾，治疗当以温阳健脾为主要治法，故选用理中汤以温中散寒，同时调节脾胃运化功能。结合患者多次就诊情况可以看出患者为脾肾阳虚的体质，阳虚为气虚基础上出现阳气衰弱，气血亏虚，卫阳不固。表虚故患者动则汗出，同时卫阳不固，不能温煦肌肉，无法抵御外来寒邪的侵袭，故畏寒，易感冒，采用补阳汤以益气敛阴，止汗固表。《素问·阴阳别论》记载："阳加于阴，谓之汗。"营卫失调，腠理开泄则汗出，故采用桂枝汤以调节营卫阴阳，使卫气固密以止汗。

【教师批语】

患者主要表现为全身汗出半个月，白天尤甚，气短懒言，提示太阴阳虚气虚；小腹冷，延及全身，右脉小于左脉，重按无力，提示少阴阳虚。桂枝汤补太阴，补阳汤太阴、少阴同调。

二诊服药后汗出、怕冷等症状明显缓解，但述厌食纳差，给予健脾化湿治疗，同时因左关脉大，加柴、芍防止肝郁克脾。三诊服用六君子汤加味后厌食纳差改善，但述胸部胀满不适，改用瓜蒌薤白半夏汤化痰、建胸阳，加藿香、佩兰芳香运脾阳。四诊后仍有小腹部冷，但与前对照有明显改善，现述大便难解（考虑脾气不足），下肢夜间有转筋现象（考虑脾阳不足），其他如舌淡苔白、右脉小于左脉、重按无力均为脾气、脾阳不足之象。所以，选用理中汤以补脾气（重用白术意在通便），千金薏苡仁汤为桂枝汤化裁意在缓急止痉补脾阳。六诊时下肢夜间"转筋"现象基本消失，腹冷症状进一步改善，续方合五苓散加强除湿健脾。第七诊起，仍以太阴、少阴阳虚伴水饮内生为基本病机，小柴胡汤开三焦水道，五苓散以桂枝通心阳，真武汤以附片通肾阳，当归芍药散促进水分与血分之间转换。四方共用，阳气得通，水饮得化。此后守方近1个月。十一诊时，患者感冒后出现畏寒加重，伴见流清涕，以香苏饮化裁解表通窍，避免使用发汗解表法而再伤脾肾之阳。

总结本案，患者经近4个月的调理后，太阴、少阴之阳得以逐渐恢复，以下治疗仍可以脾肾同调（先天与后天同调），进一步改善小腹冷及自汗、易感冒等相关症状。经过本案的学习，大家可以更好地理解如何把治病与调体质有序结合起来。

病案八　痰浊眩晕

向某，男，46岁，于2020年10月12日前来就诊。患者反复阵发性头昏伴呕吐6个月，加重2天，现述畏寒肢凉，口干口苦，食眠可，二便调，舌红苔稍白腻，右脉大于左脉，右脉弦滑，左手关脉独大。西医诊断为良性位置性眩晕（耳石症），中医诊断为眩晕，辨证为痰浊内蕴、肝风内动，拟用半夏白术天麻汤合真武汤：

姜半夏 12g	白术 12g	天麻 12g	茯苓 30g
陈皮 12g	甘草 6g	防风 10g	川芎 15g
钩藤 10g _(后下)	玉竹 20g	附片 12g _(先煎)	白芍 30g
生姜 9g			

二诊（2020年10月20日）：服用上方7剂后，患者头昏伴呕吐症状基本消失，原方维持7剂善后。后随访近3个月未见复发。

【学生按语】

良性阵发性位置性眩晕（BPPV），又名"耳石症"，是以头位改变所诱发的、反复发作的短暂眩晕和特征性眼球震颤为表现的外周前庭病变。因其具有自限性，而被称为"良性眩晕"。本病是最常见的前庭周围性眩晕疾病，其病因较为复杂，一部分患者病因不明，另一部分患者可能是继发于耳部或其他全身系统疾病。主要症状是头位变化时患者可出现短暂的（通常不超过1分钟）眩晕发作，可发生于患者抬头、翻身、弯腰等动作中，常有伴眼球震颤。主要症状包括：①眩晕：多为旋转性，少数为漂浮感，但无耳鸣、耳闷和听力下降。眩晕和眼震在保持头位不变后很快消失，单次发作持续时间常为数秒至数十秒，极少超过1分钟，再次变换头位时症状再现，发作过后可无任何不适或有头昏和轻度不平衡感。整个发病过程可为数天至数月，少部分患者达数年，多自然缓解，但可复发，间歇期长短不一，常有诱发动作。②其他症状：患者还可出现恶心、呕吐等自主神经症状，包括头重脚轻、漂浮感、平衡不稳感以及震动幻觉等。该疾病无明显并发症。

【教师批语】

良性阵发性位置性眩晕，又称耳石症，是一种头位的重力方向变化所诱发的，以易反复发作的短暂性眩晕和特征性眼震为表现的外周性前庭疾病，是最常见的外周性前庭疾病。数据表明，该病约占眩晕疾病的三分之一，目前对良性阵发性位置性眩晕的发病机理还没有统一的认识。

中医认为本病与痰浊与肝风内动相关，结合患者主要表现为眩晕伴呕吐，每次持续时间不长，能自行缓解的特点，再考虑到患者右手三部脉弦滑，《黄帝内经》指出："饮入于胃，游溢精气，上输于脾，脾气散精，上归于肺，通调水道，下输膀胱，水精四布，五经并行。"所以，本病内有痰饮为患。加之左手关脉独大，提示内有肝风，风气夹痰，上扰清窍，故见反复眩晕；肝郁克脾，故见恶心欲吐。以上诸症符合半夏白术天麻汤祛痰化饮之用。其他如畏寒、肢凉提示患者素体脾肾阳虚之本底，符合真武汤温阳逐饮之用，合方运用则温阳逐饮标本兼治，同时加用天麻、钩藤平肝息风，加适量玉竹滋阴息风。

通过本病的学习，掌握眩晕的常见病机及治疗大法，重视脉证相参而准确辨证。同时，学会灵活运用经方与时方结合标本兼治。下一步，针对可能出现的痰饮或风气流窜的各种症状，随证治之。

病案九　睡眠呼吸暂停综合征

邢某，女，50岁，于2020年9月22日前来就诊。患者2个月前无明显诱因出现睡眠中因憋气而觉醒，前后共有三次，平素患者睡眠打鼾，鼾声大，体型微胖，白日起后觉口干口苦，精神状态无异常，情绪偏焦虑，记忆力、注意力有不同程度的下降。近两日觉咽喉部不舒，偶有刺激性，咯后觉舒，无痰。近两个月患者未来月经，末次月经为2020年7月20日，无潮热、盗汗、心悸。大便微溏，食辛辣后大便有灼热感，稀溏粘便池，夜间有1～2次夜尿，食少纳呆。西医诊断为阻塞性睡眠呼吸暂停综合征，中医诊断为鼾眠，辨证为厥阴痰凝，拟用乌梅丸：

乌梅 10g	附片 6g (先煎)	干姜 6g	桂枝 12g
细辛 6g	黄柏 6g	黄连 6g	当归 10g
党参 10g	花椒 10g	瓜蒌皮 10g	薤白 10g
石菖蒲 30g	郁金 30g	射干 20g	

7剂，水煎服，日1剂。

二诊（2020年9月30日）：服用上方7剂后，患者睡眠中因憋气而觉醒的症状基本消失，咽部刺激症状及打鼾症状亦有明细改善，原方维持7剂善后。后随访近2个月未见夜间憋气症状复发。

【学生按语】

睡眠呼吸暂停综合征是一种睡眠时会呼吸暂停的睡眠障碍，常分为三种类型：阻塞性睡眠呼吸暂停综合征、中枢性睡眠呼吸暂停综合征、混合性睡眠呼吸暂停综合征。患者应当属于阻塞性睡眠呼吸暂停综合征。

阻塞性睡眠呼吸暂停综合征是指患者在睡眠过程中反复出现呼吸暂停和低通气。临床表现为打鼾，鼾声大且不规律，夜间有窒息感或被憋醒，睡眠紊乱，白天出现嗜睡，记忆力下降。本病与高血压、冠心病、心律失常、心力衰竭、糖尿病等密切相关。

治疗首先控制危险因素，对于超重患者应有效控制体重，同时戒烟戒酒、慎用镇静药物。纠正引起本病的基础病。进行体位睡眠法。无创气道正压通气治疗。咽部组织松弛、腭垂、扁桃体肥大导致呼吸道阻塞者，可行手术治疗。

结合本案，该患者主要问题有二：其一为睡眠呼吸暂停，其二为刺激性咽喉炎。患者月经2个月未来，年龄50岁，已进入围绝经期，部分围绝经期女性都常见刺激性咽喉部症状，阻塞性睡眠呼吸暂停综合征亦可能有咽部狭窄而导致刺激性咽喉炎的可能，且患者多次于睡眠中憋醒，故而不适合将咽喉症状当作第一要症治疗（小柴胡汤合半夏厚朴汤），故先从睡眠呼吸暂停入手。

【教师评语】

睡眠呼吸暂停综合征是一种曾经被忽视的、与睡眠相关的严重呼吸障碍，目前比较公认的呼吸暂停界定为睡眠过程中口鼻呼吸气流均停止＞10秒，低通气则指呼吸气流降至正常气流50%，并伴有血氧饱和度下降≥4%。睡眠呼吸暂停综合征中以阻塞性睡眠呼吸暂停综合征最常见，国外成年人的患病率为2%～4%，是多种全身性疾病独立危险因素，甚至发生夜间猝死。阻塞性睡眠呼吸暂停综合征常见于男性，在妇女绝经前，男性的发病率显著高于女性，男性与女性的发病比例约（2～3）：1；妇女绝经后，女性发病率明显增加，与男性发病率相近。阻塞性睡眠呼吸暂停综合征好发于中老年人群，且随年龄增加而加重。中老年阻塞性睡眠呼吸暂停综合征的高发生率与肥胖密切相关。常见原因为鼻息肉、鼻甲肥大及慢性鼻炎等疾病导致鼻腔阻塞，除此以外，包括神经系统疾病、妇女绝经后、肥胖、肢端肥大症及甲状腺功能减退等原因导致内分泌紊乱，均易引起夜间呼吸暂停。西医治疗以无创呼吸机正压通气为主，因呼吸机价格昂贵，且大部分患者难以适应夜间辅助通气治疗，故临床难以推广。

结合本病病史来看，患者无明显诱因出现睡眠中因憋气而觉醒，前后共有三次，平素患者睡眠打鼾，鼾声大，体型微胖，白日起后觉口干口苦，精神状态无异常，情绪偏焦虑，记忆力、注意力有不同程度的下降，近2个月月经延后量少，符合更年期睡眠呼吸暂停综合征的表现，可进一步通过睡眠监测明确诊断。

中医古代文献对本病描述不多，《诸病源候论》指出："鼾眠者，眠里喉咽间有声也，人喉咙气上下也……气有不和，则冲击咽喉，而作声也。其有肥人，眠作声者，但肥人气血沉厚，迫隘喉咽，涩而不利亦作声。"结合夜间突然出现憋气惊醒的症状，提示我们该病可能与"厥阴痰凝"相关。《伤寒论》厥阴病篇提到"厥阴之为病，消渴，气上撞心，心中疼热"，非常明确地阐述了夜间胸闷的发生机制。故本病选用乌梅丸作底方破厥阴气机不顺之局，加用瓜蒌、薤白化胸中之痰，预设石菖蒲、郁金防邪入心包之窍而变生恶疾（如猝死的发生），加射干利咽喉而使胸中之痰至咽喉而出，给邪以出路。

下一步治疗根据病情转化情况，酌情给予健脾温化痰饮，补肾阳以温心阳，或通过厥阴、少阴同调，彻底化解更年期睡眠呼吸暂停综合征可能出现的一系列症状。

病案十　冠心病、心衰、房颤消融术后

张某，男，75岁，因胸闷心慌不适、喘累半年，于2020年8月14日前来就诊。患者胸闷心慌不适、喘累，于2020年3月10日在某医院诊断为心房颤动，并行射频消融术。2020年4月因喘累不适于我院肺病科住院治疗，症状未见明显好转，后于某医院诊断为冠心病、心力衰竭，经住院治疗缓解。现感双下肢乏力，走路时加重，晚上睡觉时必须吸氧。平素不吸氧时，感胸部憋闷不适。四肢发冷，小便尚可，大便正常、饮食可，睡眠可。双侧尺脉弱，舌淡，苔薄微黄腻。西医诊断为冠心病、心力衰竭、心房颤动消融术后，中医诊断为胸痹，辨证为心肾阳虚，拟用破格救心汤加减：

附片9g（先煎）　干姜9g　　　炙甘草9g　　红参10g

山茱萸20g　　龙骨30g（先煎）　牡蛎30g（先煎）　磁石30g（先煎）

黄芪30g　　　升麻10g　　　葛根30g

二诊（2020年8月21日）：患者诉服上方后，心慌症状缓解不明显，但述四肢发冷有所改善，小便尚可，大便正常、饮食可，睡眠可。双侧尺脉弱。舌淡，苔薄白稍润。拟用破格救心汤加减：

附片15g（先煎）　干姜15g　　炙甘草6g　　　红参15g

山茱萸20g　　龙骨30g（先煎）　牡蛎30g（先煎）　磁石30g（先煎）

黄芪30g　　　升麻10g　　　葛根30g

三诊（2020年8月27日）：患者诉服上方后，症状缓解，胸闷心慌不适同前比较明显好转，快走后仍有喘累不适。但小便量有减少，双下肢稍浮肿，大便正常、饮食可，睡眠可。双侧尺脉弱，舌淡，苔水滑、薄白。今日复查心脏B超：左室壁运动减弱，二尖瓣中度关闭不全，左室收缩功

能重度减弱，心功能 EF：27%，左室舒张收缩比 63/55。拟用破格救心汤加减：

附片 15g (先煎)　　干姜 15g　　　　炙甘草 6g　　　红参 15g

山茱萸 20g　　　龙骨 30g (先煎)　牡蛎 30g (先煎)　磁石 30g (先煎)

黄芪 30g　　　　升麻 10g　　　　葛根 30g

7 剂，日 1 剂，水煎服。

四诊（2020 年 9 月 4 日）：患者诉久坐后起身伴双下肢麻木，行走后缓解，仍有胸闷心慌、气促不适，但较前有好转，小便量可，大便正常、饮食可，睡眠可。双侧尺脉弱，舌淡，苔水滑、薄白。拟用破格救心汤合桂枝茯苓丸加减：

附片 18g (先煎)　　干姜 18g　　　　炙甘草 6g　　　红参 20g

山茱萸 20g　　　龙骨 30g (先煎)　牡蛎 30g (先煎)　磁石 30g (先煎)

黄芪 30g　　　　升麻 10g　　　　葛根 30g　　　　茯苓 30g

桂枝 15g　　　　牡丹皮 10g　　　桃仁 10g　　　　白芍 15g

7 剂，日 1 剂，水煎服。

五诊（2020 年 9 月 11 日）：患者四肢较前暖和，诉久坐起身感头昏，胸闷心慌、气促不适较前缓解，小便量可，大便正常、饮食可，睡眠可。双侧尺脉弱，舌淡，苔水滑、薄白。拟用破格救心汤合桂枝茯苓丸加减：

附片 15g (先煎)　干姜 20g　　　　炙甘草 6g　　　红参 20g

山茱萸 20g　　　龙骨 30g (先煎)　牡蛎 30g (先煎)　磁石 30g (先煎)

黄芪 30g　　　　升麻 15g　　　　葛根 30g　　　　茯苓 30g

桂枝 15g　　　　牡丹皮 10g　　　桃仁 10g　　　　白芍 15g

7 剂，日 1 剂，水煎服。

六诊（2020 年 9 月 24 日）：

患者四肢较前暖和，久坐起身感头昏，稍站后好转，偶有胸憋闷不适，久走后述双腿乏力，小便量可，大便正常、饮食可，睡眠可。双侧尺脉弱。舌淡，苔薄白。9月18日心脏B超示二尖瓣轻度关闭不全，左室收缩功能中度减弱；心功能EF为32%，左室舒张收缩比为57/48，与8月27日比较有明显改善。拟用破格救心汤、桂枝茯苓丸、当归四逆汤合通脉四逆汤加减：

附片15g(先煎)	干姜20g	炙甘草6g	红参20g
山茱萸20g	龙骨30g(先煎)	牡蛎30g(先煎)	磁石30g(先煎)
黄芪30g	升麻15g	葛根30g	茯苓30g
桂枝15g	牡丹皮10g	桃仁10g	白芍15g
川牛膝30g	细辛6g	当归15g	

14剂，水煎服，日1剂。

【学生按语】

心房颤动（房颤）是慢性心衰患者最常见的房性心律失常，以心房活动不协调，继而心房功能恶化、丧失为特点。心电图表现为正常P波消失，代之以大小、形态及时限不等的快速震荡波或颤动波。

临床症状表现多样，多数患者出现心悸、气短、呼吸困难、不能平卧而端坐呼吸、乏力、头晕、黑蒙、浮肿、咳嗽、咳痰、咳血、少尿等症状，冠心病患者还可能出现胸痛。部分房颤患者也可无任何症状，仅在发生房颤严重并发症如卒中、栓塞或严重心力衰竭时才被发现。

关于房颤治疗的一般原则是寻找和祛除各种引起心律失常的原因，重视病因治疗，如治疗基本疾病、控制心衰、改善心功能等。注意寻求和纠正心衰的可能诱发因素，如感染、电解质紊乱（低血钾、低血镁、高血钾）、心肌缺血、高血压、甲状腺功能亢进症、药物致心律失常作用等。除此以外，应注意使用电复律、导管消融、药物治疗等方式直接控制心脏节律异常。

破格救心汤是山西名中医李可先生所创的经验方，可用于救治严重心衰。早期李可先生用四逆汤救治危重症，虽见效迅速，但不治死亡者仍多。后来李可先生读张锡纯著作《医学衷中参西录》，方知人之元气将脱，先脱在肝，因而悟出四逆汤只能救亡阳而不能救肝脱，阳回之后不能永固，而来复汤只能救肝脱不能救亡阳。故将四逆汤、参附龙牡救逆汤及来复汤三方合而化裁，并破格重用附子、山萸肉，加入麝香，历经40余年的修正完善和千余例心衰抢救后，终于成功研制出了这张能够破阴回阳、起死回生的名方。

方中破格重用附子，因其为纯阳之品，具有大辛大热之性，力能破阴救阳，是为君药；干姜助阳胜寒，协助附子逐阴回阳救逆；甘草既能解附子之毒，蜜炙之后，又具扶正作用，调和诸药；重用生山萸肉，"尤能收敛元气，固涩滑脱，收涩之中，兼具条畅之性，故又通利九窍，流通血脉，敛正气而不敛邪气"，可助附子固守已复之阳，挽五脏气血之脱失；龙牡二药为固肾摄精、收敛元气要药；活磁石吸纳上下，维系阴阳；麝香为急救醒神要药，开中有补，对一切脑危象（痰厥昏迷）有斩关夺门、辟秽开窍之功；人参大补元气，滋阴和阳，益气生津；麝香辛香走窜，助搜捕阴邪，并能开窍醒神。诸药合用，则可获"挽垂绝之阳，救暴脱之阴"之佳效。

【教师批语】

患者主要表现为心慌、乏力、四肢欠温，伴见头昏、胸闷、双下肢无力，于2020年3月10日在某医院就诊行射频消融术，2020年4月因喘累不适于我院肺病科住院治疗，5月因冠心病、间质性肺疾病伴感染在某医院住院治疗。患者

8月27日心脏B超示左室壁运动减弱，二尖瓣中度关闭不全，左室收缩功能重度减弱；心功能检查示EF 27%，左室舒张收缩比63/55。综合来看，西医诊断为冠心病心衰房颤消融术、间质性肺疾病是明确的。

患者自8月14日求治于我院门诊处，到现在共就诊6次。第一次就诊主要表现为心慌、乏力、四肢欠温，伴见头昏、胸闷、双下肢无力，给予破格救心汤加升麻、葛根7剂，患者自觉症状无明显改善；二诊、三诊起逐渐加大破格救心汤中附子、干姜、甘草剂量，于三诊开始患者自觉胸闷心慌不适同前比较明显好转，头昏有所改善，但快走后仍有喘累不适，双下肢乏力；四诊起原方基础上加桂枝茯苓丸，五诊加大干姜用量，变为通脉四逆汤，六诊在五诊基础上加当归四逆汤，其后患者心衰症状逐步改善，四肢变温，头昏、心累、胸闷明显减轻，双下肢乏力亦有逐步改善。9月18日心脏B超示二尖瓣轻度关闭不全，左室收缩功能中度减弱，心功能检查示EF 32%，左室舒张收缩比57/48，亦有明显改善。

从中医角度来说，该患者属少阴寒化范畴，结合症状及舌脉考虑同时存在太阴阳虚夹瘀证候，选方上考虑以四逆汤、参附龙牡救逆汤及张锡纯氏来复汤三方合一的破格救心汤。破格救心汤是山西名中医李可集40年临证经验，经千余例心衰抢救，反复摸索，精心创制的用于救治严重心衰的经验方。

在本案随症加减的过程中，考虑太阴少阴阳虚，在使用破格救心汤过程中，通过加大附片、干姜剂量以及改变附片、干姜的配伍比例，太阴少阴同调，先后加用桂枝茯苓丸祛太阴瘀血，加当归四逆汤经寒、脏寒同治。

从患者症状反馈及复查心脏 B 超结果看来，本次诊疗辨证准确，用方恰当，下一步仍可以破格救心汤加减，定期复查心脏 B 超、动态心电图以及胸部 CT 情况，从以往经验来看，调治太阴瘀血可能对间质性肺疾病也是有好处的。